JN308850

Katharine Kolcaba

Comfort Theory and Practice:
A Vision for Holistic Health Care and Research

コルカバ
コンフォート理論
理論の開発過程と実践への適用

著　キャサリン・コルカバ
監訳　太田喜久子　日本赤十字看護大学特任教授
訳　　川崎　由理　愛媛大学医学部附属病院看護師
　　　髙橋香代子　慈泉会相澤病院看護部副部長，老人看護専門看護師
　　　丸谷　美紀　国立保健医療科学院特任研究官

医学書院

Authorized translation of the original English language edition
"Comfort Theory and Practice A Vision for Holistic Health Care
and Research" edited by Katharine Kolcaba
Copyright ©2003 by Springer Publishing Company, Inc., New York

All right reserved
ⒸFirst Japanese edition 2008 by Igaku-Shoin Ltd., Tokyo

Printed and bound in Japan

コルカバ　コンフォート理論
理論の開発過程と実践への適用

発　行　2008年11月15日　第1版第1刷
　　　　2023年 7月15日　第1版第5刷

著　者　キャサリン・コルカバ

監訳者　太田喜久子
　　　　　（おおたきくこ）

発行者　株式会社　医学書院
　　　　代表取締役　金原　俊
　　　　〒113-8719　東京都文京区本郷1-28-23
　　　　電話　03-3817-5600（社内案内）

印刷・製本　横山印刷

本書の複製権・翻訳権・上映権・譲渡権・貸与権・公衆送信権（送信可能化権を含む）は株式会社医学書院が保有します．

ISBN 978-4-260-00565-4

本書を無断で複製する行為（複写，スキャン，デジタルデータ化など）は，「私的使用のための複製」など著作権法上の限られた例外を除き禁じられています．大学，病院，診療所，企業などにおいて，業務上使用する目的（診療，研究活動を含む）で上記の行為を行うことは，その使用範囲が内部的であっても，私的使用には該当せず，違法です．また私的使用に該当する場合であっても，代行業者等の第三者に依頼して上記の行為を行うことは違法となります．

|JCOPY|〈出版者著作権管理機構　委託出版物〉
本書の無断複製は著作権法上での例外を除き禁じられています．複製される場合は，そのつど事前に，出版者著作権管理機構（電話 03-5244-5088，FAX 03-5244-5089，info@jcopy.or.jp）の許諾を得てください．

監訳者まえがき

　看護にとって，看護の対象である患者がコンフォートな状態であることは重要なことである。長い看護の歴史の中で，患者がコンフォートな状態を得られるよう看護師は日夜ケアを行ってきたし，看護教育ではコンフォートをケアの原則として常に教授・学習されてきた。このように，看護師にとってケアにおけるコンフォートは当たり前のこととして浸透している。しかし，コンフォートの状態はどのようなものであり，どのようにしたらこれを把握できるのか，改めて問うことはあっただろうか。

　コルカバは，コンフォートという，この古くて新しい概念に真正面から取り組んだのである。コルカバは，幅広い学問分野の文献検討からコンフォートを多角的に捉え直し，その特質を明らかにした。コンフォートには強化するという特徴があり，コンフォートな状態は人をより良い状態にさせる。コルカバはコンフォートをケアによってもたらされるアウトカムとして明確に位置づけた。さらに，コンフォートの状態を知るために，測定尺度を開発したのである。この測定尺度を用いて対象のコンフォートの状態を評価することができれば，看護ケアの影響や効果を知ることができる。

　看護臨床家の方には，本書の用語で難しいところは巻末の「用語解説」にあたってみてほしい。ケアの質を高めるためにもコンフォートへの理解を深め，測定尺度の適用範囲を広げている本書を，看護実践の場でぜひ活用していただきたい。

　コルカバは，博士課程からコンフォートの理論化に向けた研究を行っている。本書では中範囲理論としての理論開発の過程が，概念分析から実に生き生きと述べられている。他の看護理論書にはみられない内容である。抽象的で理解しにくいと思われがちな理論開発の過程を，具体的にどのように進めていくものなのかを教えてくれる貴重な資料でもある。一人でも多くの大学院生，看護研究者・教育者に読んでいただきたい。

最後に，本翻訳書は3人の訳者の熱意と努力が結実したものであり，ここに敬意と感謝を申し上げたい。

2008年10月

太田喜久子

2001年9月11日，Lynn Slepski（看護学修士，登録看護師）は準備万端だった。彼女の仕事は，米国公衆衛生局の指揮官として，米国のあらゆる大きな災害現場に緊急物資を送り，かつ医療・看護従事者を派遣することだった。2機目の飛行機が，ニューヨークの世界貿易センタービルの南タワーに激突したとき，物資を満載した海軍病院船は直ちに行動を開始した。その船名は…コンフォート(Comfort)。

Kennedy, M. (2002). Nurses making a difference : Our worst disaster's first Nurse. *American Journal of Nursing* 102(2) 102-103. より改変。

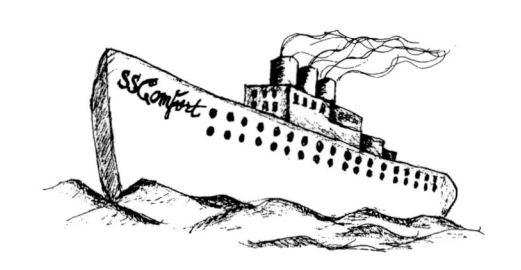

推薦の序

　Katharine Kolcaba（キャサリン・コルカバ）博士は，ケース・ウェスタン・リサーブ大学（Case Western Reserve University）の博士課程で研究を始めた1987年から，患者のコンフォート（comfort）のアウトカムについて研究を続けている。彼女の発表した研究論文は，コンフォート理論のための概念開発の過程を，時間を追って示している。Kolcaba博士は今回出版されるこの『コルカバ　コンフォート理論　理論の開発過程と実践への適用 Comfort Theory and Practice : A Vision for Holistic Health Care and Research』で，まず患者の観点からコンフォートを定義し，次にこの概念を検証するための測定システムや，ヘルスケア領域でのその重要性と位置づけ，21世紀の看護理論の発展について述べている。本書は実践，教育，研究，質の向上における，コンフォート理論の適用の青写真を示している。

　看護では，患者にコンフォートを提供することは，必要不可欠なことである。コンフォートは，患者のケアにおける，スピリット的，精神的，身体的な側面の統合を含んでいる。Kolcaba博士によれば，ヘルスケア領域での患者のコンフォートは複合的で，豊かで，尊重されるべき優れた概念である。コンフォートという特性を強化することは，とくに以前の機能レベルに回復しようとしている患者，つらい治療やリハビリテーションに取り組んでいる患者，あるいは尊厳を保持したまま死にゆく患者にとって大変重要なことである。Kolcaba博士がコンフォート理論で示唆しているように，コンフォートな状態の患者はより良い状態になり，より早く治るので医療費も抑えられる。

　強化されたコンフォートは，看護ケアで即座に求められる望ましいアウトカムとしての，望ましい健康探索行動へと理論的に結びつけられている。同様に，患者の健康探索行動は，施設の基準（ヘルスケア組織全体としての価値基準，財政の安定性）ともちろん関係している。ヘルスケア組織は削減された人員と財源で，高いレベルのケアを維持しようと努力しているので，コンフォートというアプローチは，それらの組織に費用対効果の高いモデルを提供する。

本モデルの枠組みは，看護師や他のヘルスケアチームメンバーに対して，ホリスティックなアセスメントのためのガイドラインと，患者への介入と評価，ケアプラン立案のためのデザインを提示する。

Kolcaba博士はまた，看護師のためにコンフォートな雰囲気の労働環境を作り出すことも提唱している。そうすれば，看護師は患者のコンフォートを高めるための資源を手にすることになる（これについては第9章で述べられる）。看護師にとってのコンフォートとは，少し例を挙げると，自立，最高の実践モデルに適した人員配置，管理者の支援，継続教育，思いやりのある指導などである。

患者を気遣いながらケアしているすべての看護師とヘルスケア提供者に，本書を推薦できることは，私にとって喜びであり誇りである。

May Wykle, RN, PhD, FAAN
オハイオ州クリーブランド
ケース・ウェスタン・リザーブ大学
フランシス・ペイン・ボルトン看護学部長

著者まえがき

　本書は，患者のコンフォートのアウトカムに関する研究をまとめたものである。手軽に使えるテキストとして，コンフォートに関する研究のさまざまな側面を，主題別に，そして時間の経過に沿って示している。本書は個人で活用でき，読者に親しみやすいものであること，かつコンフォートを志向し，理論を基盤とした実践が，患者や実践家，ヘルスケアを担う組織にとって大切だと考える看護師やヘルスケアチームのメンバーが，自信を持てることを目指して書かれたものである。

　自分の業績に加えて，本書の巻末に掲載した長い参考文献リストを見れば，看護界とその関連分野の多くの執筆者たちのエビデンスが，私のコンフォート理論を構築するためにいかに貢献してきたかは一目瞭然である。何もないところからは，いかなる理論も生じない。本理論も，ヘルスケアにおけるコンフォートの重要性に対して，多くの人々が再び新たな関心を寄せたところから生み出されたものである。理論開発中は気づかなかったが，思い起こせば，米国のヘルスケアと大学院教育の充実が，患者のコンフォートに対する洞察力に関して，身近な協力仲間と「ひらめき」を私にもたらしてくれた。誰もが共に理解し，アイデアをもたらすことができるよう，私はここにその状況を再現した。

　本書を書くことは私にとって，コンフォート理論の一貫性や示唆と適用を再検討する機会となった。検討する中で，コンフォートの可能性について，私は新たな洞察と見解を得た。また，吟味と考察という作業が系統的に行われる執筆行為の中で，その相互作用的思考を楽しんだ。これはヘルスケアの変革やグローバルな現実に照らして，新しい考えを生み出すのに必要な統合や議論，洗練のための価値ある時間であった。今にしてみれば，コンフォート理論と共に過ごした年月ほど成長したときはなかった。このことは，概念のダイナミクス，私たちの言語，看護学や一般のヘルスケア領域，コンフォートのニュアンスを言及したいという私の切なる願いについて当てはまる。

　編集者は本書が臨床看護師向けとなるよう望んでおり，私もそれに同意した。

理論書の主たる読者は看護師であり，もし彼らが活用し，理解することができなかったら，コンフォート理論は姿を消してしまうだろう。そこで，本書はとくに看護師に向けて著した。また，編集者の要望を超えてさらに何歩か先へと，本書を著すという作業と人生経験の進展に応じて進めていった。最初のステップは本書を執筆中，看護領域外の組織から招待を受けたことをきっかけにしている。これら全国的規模の組織の人を前にして何を話そうかと考えたときに，コンフォートケア(コンフォート理論が適用されたときの名称)は，看護に限定されないことをはっきりと理解した。本書からもわかるように，たしかにこれは看護から始まり，伝統的なルーツを誇っている。けれども，これはまたヘルスケアの学際的なモデルにもなり得るので，将来的にそうなることを心から願っている。コンフォートケアはこれらの領域が持つ共通点，つまり患者志向であるため，ヘルスケア実践を統合するものである。ヘルスケアニードのある患者や集団を対象とする実践者は誰もが予防，安全，慢性疾患管理，急性期治療，生命誕生からターミナルに至るまで，コンフォートケアの枠組みが使えるのである。将来は学際的なヘルスケアの時代になると考えられるが，私たちが皆，同じ思いのもとに立てば，それはさらに容易になるに違いない。

　追加した2つ目のステップは，病院の人員配置についての研究発表を聞いた後に起こった。発表者は看護のアウトカム研究に尽力してきた看護統計学者のPeter Buerhausだった。彼は患者のアウトカムに対し，看護師がさまざまな価値ある貢献をしていることを実証してきた。私は彼の発表と論文から，臨床看護師が自らの実践の質改善(quality improvemennt；QI)に関与するであろうことを確信した。看護教育としては，教育現場や職場研修でこれらの技術を教授することになるだろう。質改善には当然，看護や学際的なケアに関する，患者の肯定的・否定的なアウトカムの記述や測定が求められる。この考えは言うまでもなく，あなたの病棟で患者の否定的なアウトカムを減らし，肯定的なアウトカムを増やすということなのである。

　コンフォートは確かに患者の肯定的なアウトカムであり，私はすべての看護師や他のチームメンバーがこれを高め，記録に残したいと思うようになることを望んでいる。看護師は質改善を実証するために利用できるよう標準化され，コンピュータ化されたデータセットを用いることが可能であり，また，そうするべきである(データについての詳細は第9章参照)。しかし，ここで重要なのは，看護と学際的なケアはもはや研究から切り離せないということだ。むしろ，あまり威圧的に聞こえないような他の呼び方をする必要があるとしても，私た

ちの日々の実践の一部がアウトカムを測ることとなっているのである。そのようなことから，本書は実践と研究を統合し，願わくばヘルスケアにアウトカム研究を調和させるためのガイドとなることを，私は望んでいる。

　編集者の要望を超えて追加した3つ目のステップは，2001年9月11日のテロ攻撃の結果として生じた。私は攻撃はどうなっていくのだろうかと思いながら，最終章に力を注いでいるところだった。そこで第10章は，危険に直面したとき，いかにしてお互いをコンフォートできるのか，そして人間のコンフォートへのニード，言わば，米国の新しいヒーローであるコンフォートについて深く考えた。また，この章で私は平穏，協力，理解，忍耐，そして，まさに世界中の友人のコンフォートへの願いを綴った。私は本書を，世界中のコンフォートのための「神話的なビジョン」で締め括る。それは読者がいつも心に持ち，それに向かって努力しながら考察を深めて欲しいと願うビジョンである。

　あなたが本書の読者となって下さったことに感謝します。どのような方法であれ，あなたがコンフォートチームのメンバーになりたいと感じてくれますように。あなたの実践，教育，生活，そして研究や倫理的問題への取り組みにおいて，コンフォートがあなたの未来と共にありますように。

Kathy Kolcaba

謝辞

　本書の執筆は，多くの愛とご支援によって成し遂げることができました。まず本書をあなたへ，私の学生と研究仲間，インターネット接続をして下さった方々，そしてコンフォート理論の全ユーザーに捧げます。皆様からのフィードバックやリクエストによって，患者のコンフォートについて私が実践してきたことや今理解していることすべてを，この手頃な1冊の本に収めることができました。あなた方の抱える課題，臨床でのイニシアチブ，あるいは研究に必要なすべてのことを，本書から得ることができるでしょう。これで文献検索の手間も複写費用も不要となります(それがどういうものであるか私は忘れません！)。だからこそ本書が現在も将来も，さまざまな方法でコンフォート理論を用いることに関心を持つあなた方すべてにとって，手軽に参照できるものとなって欲しいと願っています。

　次に，多くの方々にご支援をいただいたことに感謝します。Springer社の編集者 Ruth Chasek 氏は親切で，機敏で，熟練した決断力のある方でした。アクロン(Akron)大学の看護学部長である Cynthia Capers 博士は，私が本書執筆のための長期休暇取得を快諾して下さいました。彼女はその他の多くの面で，私のコンフォートへの取り組みに理解を示してくれました。本学の技術支援者である John Gurnak 氏は，不愉快なコンピュータウイルスの影響を受けてしまったときにもすぐに対処してくれました。義理の息子 Rick VanDerveer は，私がファイルのバックアップをとれるようにしてくれました－そんなことまでしてもらって，もう！それはタイムリーで，文書を保存するのに助かりました！義理の息子の Dave Jansen も表紙の絵をセンス良く描いてくれました*。友人でもあり，研究のパートナーである Therese Dowd 博士は，コンフォートについて私をおだてつつ議論し，患者や学生へのコンフォート適用をサポートし，思慮深くていねいに各章の下書きに手を入れてくれました。そして，イラストレー

---

*訳者注：原書の表紙イラストは本書には用いていない。

ターであり，友人であり，看護師である Karen Crabtree は各章で私がイラストにして伝えたかったことをしっかりと理解し，その才能を発揮して描いてくれました。

大学院生時代，ケース・ウェスタン・リザーブ（Case Western Reserve）大学の教授の方たちは，適切な時期に適切な課題を与え，必要とあらば十分なサポートをして下さいました。May Wykle 博士は，私にとって常にコンフォートの模範であり，すべてにおいて私の教育者でした。つまり，ホリズムがそれほど一般的でないときに，私のホリスティックの考え方を守ってくれる立役者でした。最初の統計学の教授であった Richard Steiner 博士は，私に統計学を伝授し，その上，患者のコンフォートの測定の複雑さを本当によく理解されていました。フランシス・ペイン・ボルトン大学看護学部（Frances Payne Bolton School of Nursing）のアルム企画と，シグマ・シータ・タウ（Sigma Theta Tau）〔アルファ・ミュー・アンド・デルタ・オメガ支部〕は，業績のための重要な時期に資金援助をして下さいました。これらすべての人々と組織に，永遠に感謝を捧げます。

家族は私にとって休息であり，拠り所であり，いつもそばにいてくれました。心から感謝します。私の母は無条件の愛と，性差，年齢，収入にとらわれることなく，私の将来の可能性を信じてくれたことでは，最初に私にコンフォートを示してくれた人でした。母は忍耐力のモデルでした。哲学者でもある私の夫 Raymond は，私が修士課程を修了したばかりのとき（15 年前），初めての論文執筆を手伝い，患者のコンフォートと計り知れないほどの難題解決に情熱を持ち続けてくれました。夫は，とくに第 6 章と第 8 章に貢献してくれました。彼は本当にコンフォートを理解し信じてくれました！　娘の Christine, Jill, Liz と 7 人の孫は，チアリーダーとなって，私が今この瞬間に生きていることに気づかせてくれました。娘や孫たちの健康と活力が私に可能性を与え，奮い立たせてくれました。

最後に，非常に若くして他界した私の兄弟 John Arnold, III と，父 John Arnold, Jr. に本書を捧げます。何年もの間深い悲しみにありましたが，彼らは夢の中で私に微笑みかけ，励ましてくれました。私は彼らに再会できることを信じています。

すべての人たち，1 人ひとりに感謝を捧げます。

目次

監訳者まえがき ……………………………………………… iii
推薦の序 …………………………………………………… vii
著者まえがき ……………………………………………… ix
謝辞 ………………………………………………………… xiii

Chapter 1　コンフォート研究との出会い ────── 1
　経歴 ………………………………………………………… 2
　コンフォートを図式化した当初の状況 ………………… 3
　概念分析 …………………………………………………… 7
　コンフォートの3つのタイプ …………………………… 9
　経験の4つのコンテクスト ……………………………… 11
　コンフォートの分類的構造 ……………………………… 15

Chapter 2　ミッション ─────────────── 21
　1900年代の注目すべき看護のコンフォート …………… 22
　共通認識：過去の研究と理論 …………………………… 25
　洞察の要約 ………………………………………………… 37
　1992年：看護の意識の頂点に浸透したコンフォート … 38

Chapter 3　コンフォートの測定 ──────────── 41
　コンフォート質問票の最初の原案作り ………………… 42
　コンフォートの解決すべき問題 ………………………… 43
　一般コンフォート質問票(GCQ)の予備調査 …………… 49
　博士論文の経過 …………………………………………… 53
　コンフォート研究方法の提案 …………………………… 59
　母集団のコンフォート測定 ……………………………… 60

Chapter 4　哲学的観点 — 67

- 哲学的観点の階層 … 68
- ホリスティックなコンフォートの本質を得るためのエビデンス … 77
- ホリスティックなコンフォートの数量化に関する考察 … 81

Chapter 5　理論の探求 — 85

- 博士論文の続き … 85
- コンフォートの中範囲理論の発展 … 87
- コンフォートケアとコンフォートを与える手段 … 94

Chapter 6　コンフォートの属性 — 99

- 概念分析の本質 … 101
- 概念とは何か … 103
- WalkerとAvantによる概念分析の課題 … 104

Chapter 7　実験 — 123

- コンフォートの概念的・操作的定義 … 124
- 4つの質的研究 … 125
- 前述の研究からの学び … 137

Chapter 8　コンフォートケアの倫理 — 141

- 倫理の研究 … 142
- 健康分野全体としてのコンフォートケア … 145
- 倫理的義務 … 146
- 委ねられたケアの倫理的結末 … 148
- 終末期のコンフォートケア … 153
- ケアとあわれみにおける徳の倫理 … 158
- 心に残る看護師 … 159

Chapter 9　ミッションの更新 — 163

- アウトカム研究へのコンフォート理論の展開 … 164
- 看護を反映するアウトカム … 170
- 標準化された看護を反映するアウトカム測定法の必要性 … 171
- 疼痛とコンフォートの臨床実践ガイドライン … 173

	看護師の生産性	178
	施設の統合性に有用なコンフォートケアの革新的モデル	179
	看護師のコンフォート	195

Chapter 10　将来へのコンフォートのビジョン　201

	患者/家族レベルのコンフォート	204
	病院/施設レベルのコンフォート	205
	地域レベルのコンフォート	208
	国家レベルのコンフォート	210
	世界レベルのコンフォート	212
	将来に向けたコンフォートの働き	216

文献	223
付録 A　一般コンフォート質問票	235
付録 B　放射線療法コンフォート質問票	238
付録 C　コンフォートライン	240
付録 D　周術期コンフォート質問票	241
付録 E　修正版 Karnofsky 一般状態スケール	243
付録 F　ホスピスコンフォート質問票(患者様用)	244
付録 G　アメリカ看護師協会　看護のための倫理綱領	247
付録 H　国際看護師協会(ICN)　看護師の倫理綱領(2005年)	248
付録 I　ウェブサイト「コンフォートライン」の「よくある質問」	251
付録 J　コンフォート理論の評価	259
用語解説	263
訳者あとがき	273

索引	275

Chapter 1
コンフォート研究との出会い

> コンフォートは，毛布やそよ風
> 膝の痛みを和らげる塗り薬
> 泣き言を聞いてくれる耳
> つま先を暖めるもの
> 苦痛を解き放す薬
> 生きる勇気を与えてくれる人
> そして，人生に幕を下ろすとき聞こえてくる
> 医師，友人，わが師，聖職者たちの声
> コンフォートは，どんなものであれ
> 私だけにわかる，とても大切なもの
> S.D.Lawrence（看護学生）
> （Kolcaba, 1995 b, p.289）

　患者のコンフォートとコンフォートケアは，複雑で個別的，ホリスティックな概念である。15年ほど前，私は看護実践を通してこの概念を「発見」して以来，探求し続けている。そして，コンフォートの分析，定義づけ，適用，理論化，適用対象者の焦点化に多くの年月を費やしてきた。本章では，いつ，なぜこの研究に力を注ぐこととなったのか，まずは私の道程を振り返りたい。そして一般的な意味としての「コンフォート」に始まり，看護援助のアウトカムとしてのコンフォートの定義づけ，学際的な保健医療での適用に至るまで，私

を惹きつけたこの研究を細部まで解き明かしていく。そうすることで，コンフォートの分類学的構造(taxonomic structure)と内容領域の図式化という，この意味深く多次元的な概念を，専門的に定義づけることができる。分類学的構造は，その後のすべての研究の基盤であり，それは章を読み進むことで明らかになるだろう。最後になったが，各章の冒頭では，私が日頃思いめぐらしているコンフォートを，引用という形で紹介する。

経歴

　私はオハイオ州のクリーブランドに生まれ，そこで人生の大半を過ごした。1965 年にクリーブランドの聖ルカ病院付属看護学校(St.Luke's Hospital School of Nursing)を卒業し，3 人の娘を育てながら，内科-外科看護，長期療養ケア，在宅ケアなどの分野で，常勤または非常勤として長年勤務した。1980 年代半ばに娘たちが独立すると，私はさらに上を目指すようになり，そのためには学位取得が必要であったので，一大決心をした。あらかじめ必要とされる基礎科目を修めた後，ケース・ウェスタン・リザーブ大学(Case Western Reserve University；CWRU)のフランシス・ペイン・ボルトン(Frances Payne Bolton)看護学部に入学した。1987 年に最初の登録看護師のクラスを卒業し，老年看護学専攻の看護学修士課程に進学した。大学院に通いながら，同時に認知症病棟の主任看護師を務め，コンフォートのアウトカムの理論化に着手した。

　看護学修士課程を修了後，アクロン大学(University of Akron；UA)看護学部の教員となった。大学で専任教員をしながら，職務資格として必要な看護学博士号取得のために，CWRU の定時制課程で学んだ。その後 10 年にわたり，博士課程での研究と，CWRU や UA の学生からのフィードバックを活用して，コンフォート理論の構築と展開を行った。そして 1997 年，看護学博士号を取得した。

課題を乗り越えて

　私が研究者として駆け出しのとき，人生でよくあるような私のその後の研究につながる出来事が起こった。おそらくそれは 1 年目の授業で，私は当時，その授業の重要性に気づいていなかった。しかし，15 年にわたる私の看護におけるコンフォートの研究は，まさに Rosemary Ellis 先生の看護理論概論の課題がきっかけとなり始まったのである。先生は看護実践の図式化という，簡単そ

うに思える課題を出した。私たちは文献から、看護に特有な状況に当てはまる概念を探した。それらは、概念間の関係性を矢印や、肯定・否定を示す印を用いて簡潔に図式化された。この課題は、看護実践を考えるきっかけとなった。特定の状況で患者が何を望んでいるか、それを実現するためにどのように援助したらいいのか。これらすべての情報を簡単に図式化することは、現象を細部にわたって考える訓練となった。この意義ある課題を出したEllis先生には感謝している（それ以降、私は自分の修士課程の学生にもこの課題を出すようにしており、創造的で示唆に富んだすばらしい図ができあがっている）。それを機に私は、看護観や看護実践を綿密に振り返るようになり、現在に至っている。

コンフォートを図式化した当初の状況

　1980年代後半、私はアルツハイマー病病棟の主任看護師だった。私が認知症ケアを好きになったたくさんのことがあった中で、Ellis先生の課題が具体化された興味深い出来事があった。15人の療養者は、いわゆる一般的感覚から見ると、言葉を使いこなせていなかった。患者らは話してはいるのだが、いつも「言葉のごちゃまぜ」状態であり、認知症後期になると、英語にはならず、ただの音の寄せ集めになっていた。その上療養者らはもろい存在であり、「ささいな」身体的・感情的変化でもすぐに平静さを失い、その結果、障害の助長（excess disability）がもたらされる。これまで認知症ケアにおいて障害の助長とは、もとから個人の持つ障害の望ましくない一時的な悪化であり、可逆的な症状であると定義されてきた(Schwab, Rader, & Doan, 1985)。障害の助長の例としては、興奮、他者への攻撃性、協力の拒否、易怒性、破壊行為などがある。もともとの障害は何らかの器官系の失調や、外傷、感染症、心的外傷、脱水、便秘などの結果として起こる。ある療養者が障害の助長を示すと病棟全体はすぐに混乱状態となる。1人の興奮が他の療養者にも広がるからである。だからこそ、できるだけ効果的に障害の助長を予防・対処することが重要なのである。

　当然のことだが、問題は療養者は身体的・精神的な障害を感じても、何が悪いのかを伝えられないことにある。私たちは探偵のようになって、療養者のボディランゲージや長年の健康状態、情緒面の経過、またそのとき療養者らは何をしていたのか、その日に何があったのか、誰が面会に来たのか、陥りやすいリスクは何かを推測しなければならなかった。例えば軽い尿路感染症の場合、興奮するくらいしか他覚症状は現れない。（この病棟で私たちは、なんとたく

さんの「尿検査キット」を使用したことか！)とにかく私たちは細かく言葉でコミュニケーションがとれない状況で，療養者のニードや生活背景を把握することにとても敏感になった。

最初の論文：環境の枠組みにおけるコンフォートの概念

　私は認知症ケア実践に関する専門用語はよく知っていた。障害の助長に加え，促進的環境(facilitative environment)と至適機能(optimum function)については，頻繁に討論されてきた。これらの3つの専門用語は，私の考える図式の基本であり，私は与えられた課題を果たすためにこれら相互の関係性を図示した。促進的環境とは，虚弱な患者のニードを満たすために適用される治療環境のことである(Wolanin & Phillips, 1981)。

　図式では，障害の助長の出現を身体的なものと精神的なものに分類した。なぜなら，実践の場での私たちの探偵のような役割は，これら2つの異なるけれども相互関係のある要因を検討することから始まるからである。また，障害の助長を予防するために病棟で実践していたことについても考慮した。障害の助長を予防・対処するこれらの看護行為は，介入もしくはコンフォートの手段と呼ばれた。

　至適機能は，病棟内での具体的活動に参加する能力として概念化されてきた(Wolanin & Phillips, 1981)。それはテーブルセッティング，入浴，更衣，サラダの調理，プログラム活動の最後まで座っていられることなどである。療養者は多くの課題に耐えられず，このような活動は1日2回が限度だった。療養者らはプログラム活動以外の時間に何をしていたのだろうか。主任看護師の私が，至適機能に関する課題に取り組んでいた頃，私が療養者に望んでいたいわゆる正常な状態とは，どのようなものだったのだろうか。障害の助長が存在していないことを示すものとして，スタッフや私は療養者にどんな行為を求めていたのだろうか。私の看護実践で大変重要で，かつ療養者が認知症であるがゆえにうまく表現しがたいこの状態を，何と呼べばいいのだろうか。

　哲学者である夫，Ray Kolcaba博士との長い討論と熟考の末，「コンフォート comfort」という言葉が思い浮かんだ。私はこの言葉の一般的意味はわかっていたが，この意味からもこの概念は，療養者に多くの時間そうあって欲しいと願う望ましい状態を，とても的確に表現していた。この言葉自体が安心感や健康，平和，そして，療養者1人ひとりの個別性に配慮した状態を表現していた。療養者にとってコンフォートな状態とは，他者と心を開いて親しみ，気軽

に歩き回り，休み，居眠りをし，スタッフとうちとけ合い，笑ったり，鼻歌を歌ったりして，その環境の中で安心と満足を表現することだった。

　加えて，コンフォートな状態とは，至適機能を必要とする特別な活動を行うために，欠くことのできない状態であるように思う。何か難しいことをしようとするとき，あらかじめコンフォートな状態にあるということは，療養者らを落ち着かせ，過去の社交的気品や振る舞いを思い起こすために必要な手段を与え，その結果として，プログラム活動中，他者とうまく溶け込めるようにする。私はコンフォートという概念が療養者の捉えどころのない，しかし重要な状態を表現する力を持つことに気づいて気分が高揚し，コンフォートという言葉を私の最初の図式に導入した。この言葉は，患者が特別な活動に参加していないときや参加する以前の，患者にとって望ましい状態を指し示しているように思えた。

　この概念枠組みを組み立てることは，コンフォート理論へ向けての，また概念の複雑さについて考察する最初のステップとなった(図1-1)。この課題が収束する頃，Ellis先生の病状は悪化し，教壇に立つことができなくなっていた。けれどもEllis先生は，この枠組みを論文の形に仕上げるサポート役として，私にMary Adams博士を紹介する労をとってくれた。Adams先生にその枠組みを見せたとき，彼女は即座に返答した。「コンフォート？　コンフォートに関心があるの？　なんて美しい看護の概念なのでしょう。ぜひコンフォートについての研究を続けるべきです。」私は驚きと幸せを感じたが，「コンフォートについての研究」がいったいどんなことになるか，何もわからなかった。要求されていなかったこともあり，当時の私はコンフォートを定義づけしておらず，この概念を自分の図式に用いることの効果がまったくわからなかった。その上，その先の研究に本格的に取り組むにはほど遠い状態だった。

　修士課程修了前，トロントでの老年学会に，認知症ケアの枠組みを記述した抄録を投稿した(CWRUの教授はこのような試みを推奨した)。抄録が受諾されたとき，私はまさに汗だくになった。初めての看護学会であったし，修士を修了したばかりだった。そしてその先の見通しもまったく立っていなかった。私は新参者であり，経験豊富な看護師が，興味を持つ概念であるのかそうでないのかもわからなかった。

初めての学会：トロント大学での老年学会

　どの看護学会でも同じだろうが，トロントの学会では考え深く刺激的なフィー

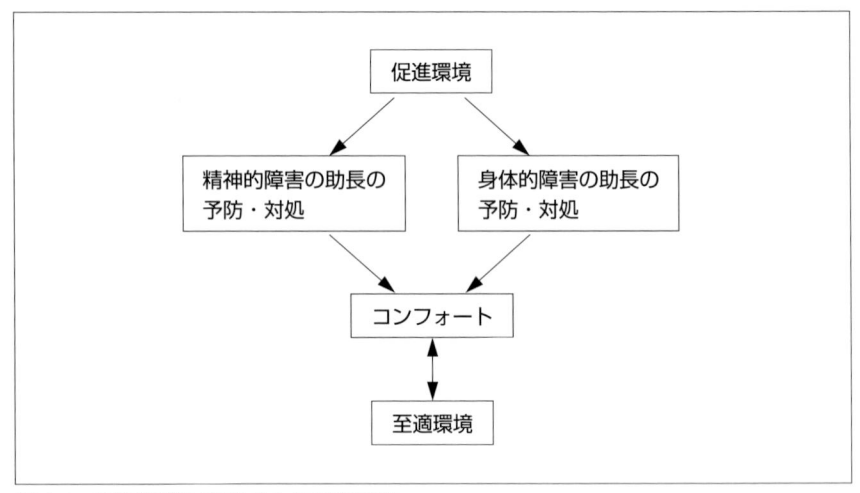

```
        ┌─────────────┐
        │  促進環境    │
        └──┬───────┬──┘
           ↓       ↓
    ┌──────────┐ ┌──────────┐
    │精神的障害の│ │身体的障害の│
    │助長の    │ │助長の    │
    │予防・対処 │ │予防・対処 │
    └────┬─────┘ └────┬─────┘
         ↓            ↓
         ┌──────────┐
         │コンフォート│
         └─────┬────┘
               ↕
         ┌──────────┐
         │  至適環境  │
         └──────────┘
```

図 1-1　老年看護におけるケアの枠組み

Kolcaba, K(1992 a). The concept of comfort in an environmental framework. *Journal of Gerontological Nursing, 18*(6), 33-38.
(Slack Corporation の許諾を得て掲載)

ドバックが得られた。聴衆の意見は，この枠組みは多くの看護実践の場に適用できるものであり，認知症ケアに限定する必要はないというものだった。しかしながら，ある聴衆からの「コンフォートの概念分析をしたのですか」という質問は，その後の私の看護師人生を決定づけた。そのとき私は，概念分析がどんなことかをほとんど知らず，ましてやコンフォートという複雑な概念についてそれをすることの重要性には何も気づいていなかった。私は，はっと息を飲み込み，そして答えた。「いいえ，まだです。でも，次にやります。」（どこからそんな言葉が出てきたのだろうか。私は学校に戻るかどうかさえまだ決めていないのに。）

　学会では，経験豊富な看護師たちが私をあたたかく迎えてくれたので，何とか乗り切ったものの，私は戸惑いながら学会を後にした。聴衆の中の名も知らぬ人と交わした「約束」——コンフォートの概念分析を実際にやってみること。けれど実は，概念分析とやらをどのようにするのかさえわからなかった。概念枠組みを書き上げて公表するまでに 2 年の月日を要した(Kolcaba, 1992a)が，結果としてできあがった論文は，コンフォートの研究を続けていく勇気を私に与えた。

概念分析

　トロントから戻った私は，コンフォートの概念分析の方法を真剣に考え始めた。まだ博士課程に入学していない私には助けが必要だった。幸運なことに，夫は知識の理論である認識論を専門としており，概念分析をどのようにするかを知っていた。夫からの最初の課題は，看護と看護以外でコンフォートに関わっていると考えられる学問領域から，コンフォートの使われ方を探し出すことだった。そうしてコンフォートに関する看護学，医学，心理学，神学，精神医学，人間工学の分野での広範囲な文献レビューが始まった。また，現代英語と古典英語でのコンフォートの使われ方も調べてみた。その中には，この語のあらゆる表現形式を愛したシェイクスピアによる使用法も含まれた。ウェブスター辞典(1979)だけでも，6つの異なるコンフォートの定義が示されていた。

　看護学での豊富なコンフォートの使用に関する歴史的記録は，Nightingaleの『看護覚え書き(Notes on Nursing)』(1859)や古い教科書，最近の教科書，看護理論書の記述から見つかった。看護診断は「コンフォートの変調」に焦点を当てており，コンフォートの3つの阻害要因として，疼痛，嘔気/嘔吐，掻痒感が挙げられていた(Carpenito, 1987)。コンフォートをその阻害要因との関連で議論する動向は，1988年に開かれた「コンフォートの重要な側面：疼痛，倦怠感，嘔気の管理(Key Aspects of Comfort : Management of Pain, Fatigue, and Nausea)」という会議で明らかにされ，その議事録は同じタイトルで出版された(Funk, Tornquist, Champagne, Copp, & Wiese, 1989)。現代の看護の教科書には，患者のコンフォートの重要性が記述されてはいるが，そのほとんどは疼痛コントロールとして挙げられていた。

　概念分析を展開する段階で，コンフォートの3つの根源から1つの重要な構成要素が浮かび上がってきた。それは看護の意義の中核をなすもの，つまりコンフォートを強化するという要素だった。この構成要素の第1の源泉は，コンフォートという言葉の語源，大いに強めることを意味するラテン語の「confortare」にあった。第2の源泉はPaterson(Paterson & Zderad, 1976/1988)の文献にあり，コンフォートとはいかなるときも患者がありたい自分でいられるよう救うことであり，この考え方は言葉の由来と一致する。コンフォートを強化する要素を明らかにする第3の源泉は，学問的なものでにあった。人間工学と心理学では特別な課題の達成が要求された際の生産性，能率性，効果の増強

に関心があった。効果を上げる手段は，環境や備品の改善や心理的メッセージなどを通して，働く人やスポーツ選手のコンフォートを増すことであった。こうして高められたコンフォートは，働く人やスポーツ選手を強化，激励し，より良い結果をもたらした（Kendall, Hrycaido, & Martino, 1990；Lee, 1990；McClelland, 1988；Suin, 1972）。コンフォートの語源や他の学問領域で使われる際，強化するという要素を必ず伴うということの発見は，大変興味深いことであった。なぜならそれは，看護理論家が主張する利他的な根拠を超えて，看護職者や他のチームメンバーが患者のコンフォートを向上するための，新たな論理的根拠を生み出したからである。

概念分析 ― 第2段階

　概念分析をさらに複雑にしたのは，コンフォートが名詞，動詞，動名詞（comforting），形容詞（comfortable）という品詞であり，プロセスでも産物（アウトカム）でもあり，過去，現在，未来という時制でもあるという事実であった。次の段階となった2年間は，これらすべての使われ方や言語を構成する要素を理解し，そこでわかったことの構造化に費やした。

　看護の論文を作成する過程で，夫と私では書き方や取り組み方が異なることがわかった。私はコンピュータを使いすばやく手短に完璧さを求めずに進める傾向がある。細かいことが好きではないし，「机に縛りつけられないように」したいからだ。私は概観や全体像を考え，独創的でたいていのことは妥協点を見つけて苦境を乗り越えられる。しかし，夫のRayは私とまったく反対のアプローチをする。彼はテーマを数か月もかけて深く考え，頭の中で作業のほとんどを行った。そして長い時間をかけて哲学的思索をめぐらせた後で，結論を考察したり，それらを論文に書き下ろすのである。私はコンフォートが使われているたくさんの引用文を見つけ出しては夫に見せたものだ。そして，それらのもつ意味や適用について，夫が頭の中で分類するのを待ってから考察を進めた。夫がすべての原稿に完璧を目指している一方で，私は編集者がゴールへ導いてくれることに頼っていた。

　こうしてコンフォートに関する最初の（そして唯一の）共著論文は，完成までに2年かかった。私にとっては未だかつてない忍耐の経験であり，夫にとっては学問を深めるために必要なコンフォートへの専念だった。できあがった論文は，複雑で密度が濃く，発行にこぎつけるには難しいものだった。なぜなら，言葉の多くは夫が自分の学問領域で用いている難解な哲学用語や言い回しの組

み合わせであり，それらを用いることに彼は妥協を許さなかったのである。「やっかいな論文だ」という批評を得るためだけに，米国内の専門誌に論文の投稿を繰り返しているようなものだった。しかしながら，英国の出版社に投稿したとき，『Journal of Advanced Nursing』誌にすんなり受諾されることになった。先方からの唯一の要求は，結末をもっとエキサイティングにすることであり，それは私が熱望していることでもあった。看護におけるコンフォートは本格的に動き出していた。そしてコンフォートに疲れ，燃え尽きた夫 Ray は，「もうたくさんだ」と口にした。今日でも，この論文(Kolcaba & Kolcaba, 1991)は複雑で読みにくいものではあるが，完璧で正確であることがわかる。それは時を経た今日でも，忘れられずに生き残っている。

　概念分析を完成させた後(出版社が見つかる前のことであるが)，インディアナ州でのシグマ・シータ・タウ・インターナショナル(Sigma Theta Tau International)の学会へ向けて，発表用の抄録を送った。抄録は，看護におけるコンフォートの概念の定義づけへの提案であり，それは簡略化されたものであるが，概念分析を論理的にも無理なく発展させたものであった。その抄録が受理されたとき，私は分析をやり直し，看護に直接関連する当時最新の3つのコンフォートのタイプにたどりついた。

コンフォートの3つのタイプ

　私たちがシグマ・シータ・タウ(Sigma Theta Tau；STT)で発表したコンフォートの3つの専門的意味は，<u>緩和</u>(relief)，<u>安心</u>(ease)，<u>再生</u>(renewal)であった。再生という用語は後に超越(transcendence)に変えられた。その時点では，<u>緩和</u>は，具体的なコンフォートニードを満たすことのできた患者の経験として定義された。<u>安心</u>は，平静あるいは満足した状態として定義された。再生(<u>超越</u>)は，問題あるいは疼痛を克服した状態として定義された。これらコンフォートの3つのタイプを発表した論文は，その後に続くホリズム(holism)の研究とも合わせ，執筆から発表までにさらに2年を要した(Kolcaba, 1991)。

2度目の学会 ─ シグマ・シータ・タウ

　シグマ・シータ・タウの参加者は3つのコンフォートのタイプについてどう思っただろうか。この考えに反対だっただろうか，それとも何か異なった考えを思いついただろうか。私たちの分析が公表され，学問的に吟味されるのは初

めてのことであり，私はこの「テスト」に神経を尖らせていた。そこで，抄録の第2著者である夫 Ray への正当な要求として，発表時に付き添ってくれるように頼んだ。

　研究結果は私が発表した。参加者の反応は大きく率直で，敵対的だった。「なぜ，コンフォートをそんなに複雑にするのですか。それがどんな意味かは誰もが理解しています。」これはまさに恐れていたことであった。論文のレジュメもなく，私をバックアップする学問的な実績もほとんどなかった。けれども，Ray は 20 年間の哲学者および教育者たる自信を持って，それらの批評に穏やかに対応することができた。「もし，あなた方の専門領域が科学として発展しようとしているのなら，その中心的な用語は正確に定義しなければなりません。そうすることで互いに理解することがき，それらについての研究方法が発展していくのです。」(Ellis 先生もこの 5 年間，同じようなことを言っていた。しかし，発表の間この言葉を思い出すことはなかった)。Ray は続けた。「いかなる専門領域もそれぞれの概念を定義しなければなりません。私たちは『コンフォート』がさまざまな使われ方と意味を持っていることを示してきました。私たちの研究は，あなた方が患者のコンフォートについて考え，取り組む際に，どのような意味で用いているのかを明らかにしていくことです。」参加者は静かになった。その後の私たちの討論は活発だが自由な雰囲気のもとに進行した。

　私は発表とその後続いた討論が嬉しかった。その経験はとても刺激的であったので，その夜はなかなか寝つけなかった。実際，「『あ，わかった！』という瞬間」が午前 2 時にあったことをはっきりと覚えている。目が覚めるとなぜか，初期の看護理論家である Orlando の言葉を思い出した。私は思った。「コンフォートは，身体的なものでもあり，そしてまた精神的なものでもあり得るのだ！」私はベッドから起きて，一番上に 3 つのコンフォートのタイプ（緩和，安心，再生）と，左側に「身体的」「精神的」という言葉を並べ，「コンフォートの格子」となる 6 つセルを持つ二次元の図表を描いた。私の考えでは，これら 6 つのセルが，コンフォートのすべての側面を表現していた。

後日談

　家に戻り，博士課程の看護概念の授業で Beverly Roberts 博士に，コンフォートの格子状分類を見せた。「おもしろいわね」と彼女は言った。「来週，授業に博士を取得したばかりの人が，分類的構造(taxonomic structure；TS)を検討しにやって来るのよ。あなたのコンフォートの格子状分類は，彼女のしたことと

よく似ているわ。」実際に，Margaret England が分類的構造の定義と論理的根拠を発表したとき，私の描いたコンフォートの格子状分類とよく似ていると感じた。分類的構造は，Margaret が提言し，後に Ray によって推敲され，概念を科学的なものとして価値づけたり，定めるための 1 つの方法となる。それは，概念（コンフォートや苦悩など），種（植物や動物など），物体（岩など），複雑なシステム（看護診断など）を分類する方式である。これは前途有望なようだ！

授業の後，Margaret に頼んで会うと，彼女はコンフォートの格子状分類にていねいに目を通し，これは分類的構造であると断言した。だが，「身体的」と「精神的」ではホリスティックとは言えず，看護はそのような分類体系以上のものであると指摘した。「ホリズムに関する文献を調べ，本当のホリズムとは何かをさらに明確に描写すべきだわ」と言った。さらに彼女は，「超越（transcendence）」という言葉は Paterson と Zderad（1976/1988）によってすでに看護用語となっているので，「再生」の代わりに「超越」という言葉を用いることを提案した。

経験の 4 つのコンテクスト

翌年はホリズムに関する看護文献の検討に費やした。文献を徹底的に調べると，分類的構造が真にホリスティックであるために，どのように展開させていけば良いかがわかった。このようにして，私が最初に思い描いた単純な身体的・精神的な体系から，人間の経験の 4 つのコンテクストが詳細に明らかにされたが，それにはさらにもう 1 年かかった。これら 4 つのコンテクストを次に示す。

身体的コンフォート

ホリズムに関する看護文献検討を始めたとき，はっきりしていることが 1 つあった。私は身体的コンフォートが最も明白で，見解の一致したコンフォートのコンテクストであることはわかっており，自分の実践を図式化するという修士課程での課題で，その複雑さについてはすでに記述してきた。私は「生理学的側面では休息やリラクセーション，症状への対処，栄養や水分摂取状況，排泄などのような，クライエントの身体的状態に影響を与える要因を扱う」と書いた（Kolcaba, 1992a, p.34）。この幅広い身体的コンフォートの扱い方は，私自身の身体的コンフォートへの内省，そして Joan Hamilton，Patricia Benner，Marilyn Donahue ら看護の著述家の見解によって強化された。分類的構造の完

成後に，彼女らの取り組みを知った。彼女らの見解は，私が本筋をそれていないことを示してくれた。

　分類的構造を裏付ける貴重な研究として，Hamilton は 30 人の 65 歳以上の長期療養施設入所者にインタビューを行った。彼女は以下の 4 つの質問をした。(1)あなたにとってコンフォートとは何ですか。(2)あなたにコンフォートをもたらすものは何ですか。(3)あなたのコンフォートを損なうものは何ですか。(4)あなたはどうしたらよりコンフォートになれますか(Hamilton, 1989)。対象者の回答から，等しい重要性を持つコンフォートのテーマが 5 つ明らかになった。私はこれらのテーマを分類的構造の経験の 4 つのコンテクストに関連づけることにする。Hamilton は，それぞれのテーマについて詳しく記述しながらコンフォートのホリスティックな本質をより深く見抜くために，その表の中にコンフォートをもたらす要因，損なう要因，促進する要因を含めた。

　第 1 のテーマは，コンフォートのニードは疾患の経過に関連しているということであり，コンフォートを損なう最も一般的な要因は，痛みであるということであった。これは私たちが予測していたことではあったが，対象者の示した身体的コンフォートをもたらす重要な要因のリストを見れば，そこにもまた，規則的な排便，医学的問題(足や目の痛みなど)に関連した不快(discomfort)の予防や治療，そのような不快の発生原因のより的確な診断が挙げられていた。患者の言葉による Hamilton の知見は，直ちにそれが身体的感覚をもたらすにせよ，もたらさないにせよ，身体的コンフォートは医学的問題によるすべての生理学的影響を受けているという私の見解を支持した。このような一般的感覚としての身体的コンフォートに必要な条件の例としては，水分/電解質バランス，安定して正常な血液生化学，十分な酸素飽和度，その他健康の指標となる代謝機能のような，ホメオスタシス機構がある。身体的コンフォートを維持するためには，これらの生理学的メカニズムの異常は対処し(緩和)，または寄せつけない(安心)ようにしなければならない。

　身体的コンフォートに関する追加の洞察は，Hamilton(1989)のポジショニングをテーマにした研究がもととなった。研究の対象者らは，椅子に正しく腰掛け，椅子の上で自由に自分で動けること，身体に合った椅子やソファーで妥当なポジショニングでいること，ベッドに戻りたいときに戻れることがコンフォートに欠かせないと述べていた。この種のコンフォートの重要性は，人間工学では最も注目されており，機能と生産性の向上に関連していた。また，さまざまな選択肢があることも配慮すべき重要項目である。Hamilton とそれに続く研

究者らから発展した身体的コンフォート(physical comfort)の定義は,「特定の診断に関連するにせよ,しないにせよ,身体的感覚とホメオスタシス機構に関係する」とされる(Kolcaba, K., 1997)。

サイコスピリット的コンフォート

Hamilton(1989)の第2のコンフォートのテーマは自尊心(self-esteem),つまり神への信仰,自立していること,リラックスした感情,情報が与えられていること,役に立つ存在であると感じられることを含んでいる。ここには,霊的(spiritual)なものと精神的(psychological)なものが入り交じっており,それは私がホリズムに関する文献検討をしながら直面したジレンマだった。ホリズムに関する文献からは,霊的なもの(spirit)や感情的なもの(emotions)から心(mind)の経験を分けて考えることは不可能だった。例えば,Howarth(1982)は,ホリスティックな枠組みでの単一化された概念は,身体的概念,知的概念,霊的概念であるとしたが,霊的概念とは包括的感覚であり,そこに信仰心は関与していないと述べた。霊性(spirituality)の定義は幅広く,心(mind)を概念化することと共通するところがあった(Labun, 1988)。また,信仰心という狭義の経験的指標によって操作可能な,霊性の広範な定義にも直面した(Reed, 1987)。加えて,霊的な人間であることの重要な恩恵である超越についての特有な経験的指標も見当たらなかった(Labun, 1988 ; Reed, 1987)。これらの理由から,精神的コンフォートと霊的コンフォートのコンテクストを結合させ,サイコスピリットというコンテクストを作ったのである。サイコスピリット的コンフォート(psychospiritual comfort)は,自己の心理的,情緒的,霊的要素を結びつけたものである。このように進化した定義は,何よりも個人の人生に意味を与えるものであり,自尊心,自己概念,セクシュアリティ,高次の秩序や存在との関係性を包含している(Kolcaba, K., 1997)。

環境的コンフォート

Myra Levine(1967)はホリズムのモデルを提案した。これは個人が環境との間に基本的相互作用を持つということに基づいている(Florence Nightingale に類似する)。同様に Fuller(1978)は,看護の焦点は環境と相互作用を持つ個人の全体像に向けられていると述べた。Wolanin と Phillips(1981)は治療的環境が混乱した患者のケアの中核を成すと述べた。Burkhardt(1989)もまた彼女の提唱するホリズムのモデルに,環境をその構成要素として明確に取り込んでい

る。彼女によると，ホリスティックな見方とは「単一体としての人の人格は身体，心，精神，環境という因子の相互作用によるものという見解を含意する」と主張した(p.60)。ホリスティックなケアに関心を抱く看護師が，癒しと健康増進のための適切な環境がコンフォートの重要な根源であると考えていることは明らかである。

　今日では，病棟が入院中の高齢者の身体機能と認知機能を増進するようデザインされることが，環境的コンフォートの鍵となる側面となっている。これらの病棟は高齢者急性期ケア acute care for elders の頭文字をとって ACE 病棟と呼ばれている。壁の手すり，まぶしくない照明，室内に置かれた時計やカレンダー，安全バーの付いた高さのある便座，最小限の騒音，高齢者に親しみやすい家具などの環境的補助具が，高齢者の機能を最大に引き出せるよう至るところにそろっている(Panno, Kolcaba, & Holder, 2000)。この種の病棟は，患者のコンフォートと機能を高めるためにケアの環境にいかに働きかけることができるかを示すのに申し分のない例である。

　展開された環境的コンフォート(environmental comfort)の定義は，「外的な環境，条件，影響力に関係する」(Kolcaba, K., 1997)。この定義は，色，音，光，周囲の雰囲気，気温，窓からの景色，自然との触れ合い，自然か人工的要素かを含意している。

社会文化的コンフォート

　Hamilton の研究対象者は，スタッフすべての親しみやすさやケアリングが，社会的コンフォートへと導く中核となったと述べた。これにはスタッフの働きかけや態度，ケアの継続性，意味を持ったイベントやアクティビティの設定をも含む。これらの高齢者たちは，十分に説明を受けることや，自分たちのケアやケアプラン，意思決定の場面により多く参加することも望んだ。注目すべき点として，対象者らは社会的コンフォートを得るため，看護師ら他者には期待しているが，コンフォートへの寄与として家族による社会的サポートを挙げていないということである。このように患者が限られた支援ネットワークしか持たない場では，看護師が最も重要な社会的コンフォートの資源かもしれないし，「自己治癒力の活用」は，看護師が思っている以上にコンフォートを高めるのかもしれない。

　今日では，これらのことは，急性期ケアと長期療養ケアでは異なるかもしれ

ないし，また「必要最低限の」スタッフ配置基準かどうかでも異なるかもしれない。後者の状況では患者の擁護と安全のために，たいてい家族の存在が必要となる。しかし，彼らをくつろいだ気分にさせたり，大切で聡明な価値ある存在であると感じさせることによって，看護師や他のチームメンバーは，家族単位での社会的コンフォートを促進させることができる。

　社会的コンテクストにおいては，経済的な手続きや情報の伝達，退院計画などが問題になる。よって，これらの因子は社会的コンフォートの要素であると考えられる。患者や家族が経済的アドバイスを求めた場合には，看護師は適宜，ソーシャルワーカーに援助を要請することができる。患者や家族に新しい制度を紹介するときには，「デザイナー・メッド designer meds（デザインされた医療）」を受ける際の経済的負担について聞くことが必要になる。治療費のプランや，あるいはまた浴室の手すりや適切な車椅子などのような補助具についても，看護師やソーシャルワーカーは適任者の紹介や，事務手続きをサポートすることができる。

　このように展開された社会文化的コンフォート（sociocultural comfort）の定義は，「個人と個人の関係，家族関係，そして財政や教育，サポート体制を含む社会的関係に関わる。」最近になって文化という考えが付け加えられたが，これには家族歴や伝統，言語，衣類，習慣も含まれている（Kolcaba, K., 1997）。社会的コンフォートを高めるために，在宅療養中であっても入院中であっても，ヘルスケアチームとしてこれらの慣習を継続できるよう働きかけることが重要だろう。

コンフォートの分類的構造

　3つのコンフォートを上段横並びに，人間の経験の4つのコンテクストを左側縦並びに配列すると，12の碁盤状の格子（セル）が得られる。それは初期の6つのセルから発展したものである。England博士の提案により再生という言葉は超越に変えられたが，このコンフォートのタイプの定義に変更はない。分類的構造と文献検討によって明らかになったコンフォートの側面の本質から，ホリスティックなコンフォートの専門的定義が導き出された。**コンフォートは，緩和，安心，超越に対するニードが，経験の4つのコンテクスト（身体的，サイコスピリット的，社会的，環境的）において満たされることにより，自分が強められているという即時的な経験である**（Kolcaba, 1997）。これが，本書を通

じて私が用いるコンフォートの定義である。

　分類的構造は，ホリスティックなコンフォートの内容領域の視覚化とコンフォートの専門的定義の視覚化に加え，以下のコンフォートの特性を説明するのに有効である。

1. コンフォートはヘルスケアに必要不可欠なアウトカムである。それは患者に焦点を当てており，看護師のコンフォートについて述べているのではないが，患者を効果的にコンフォートにしているとわかった看護師のコンフォートは，多くの場合高められる。
2. コンフォートはホリスティックで複合的な状態であり，ケアの受け手はコンフォートの各側面を同時に知覚する。
3. コンフォートの側面(格子のセル)は相互に関係しているので，それぞれを特化させる方法で側面を限定したり測定することは，時間の浪費と不正確な結果を引き起こす。ケアのパターンは，患者のコンフォートニードが4つのコンテクストの中で直観的にアセスメントされることによって確実なものになる。

　コンフォートの3つのタイプと4つのコンテクストを記憶しておくことによって，看護師や他のチームメンバーは，アドバンス・ディレクティブ(advance directive*)に応えるという点にとどまらず，先を見越して癒しや回復を目指したコンフォートケアを実践することができる。いかなる状況や対象においても，コンフォートケアは，患者の全体的なコンフォートニードがアセスメントされ，従来のサポート体制では満たされなかった患者のコンフォートニードに応える介入計画がなされ，そして，その介入効果を評価することが求められている。介入の評価は，介入の実践前後のコンフォートスコアの比較によってなされる。

　コンフォートの分類的構造を用いるときは，患者の安心の状態を保つためにあらゆる不快やリスクファクターへの留意を忘れないことを除いては，緩和と安心の違いはさほど重要ではない。また，緩和や安心が達成されないときでさえ，患者がそれまでしてきたことができるよう超越を目指し，患者が不安を乗り越えられるよう動機づけて励まして，コンフォートを与える手段を介入できることを覚えておくことが大切である。これは，患者が化学療法やリハビリテー

---

*訳者注：医療に関する本人の意思を事前に示しておくこと，またはそれを記した文書

	緩和	安心	超越
身体的			
サイコスピリット的			
環境的			
社会文化的			

コンフォートのタイプ
緩和―具体的なコンフォートニードが満たされた状態
安心―平静もしくは満足した状態
超越―問題や苦痛を克服した状態

コンフォートが生じるコンテクスト
身体的―身体的感覚，ホメオスタシス機構，免疫機能などに関わるもの
サイコスピリット的―自尊心，アイデンティティ，セクシュアリティ，人生の意味などの自己の内的認識に関わるもの；高次の秩序や存在に関わるもの
環境的―人の経験の外的背景に関わるもの(温度，光，音，匂い，色，家具，風景など)
社会文化的―個人，家族，社会的関係に関わるもの(財政，教育，ヘルスケア従事者など)；家族の伝統，儀式的行事，宗教的慣例

図1-2 コンフォートの分類的構造
Kolcaba, K.,& Fisher, E.(1996). A holistic perspective on comfort care as an advance directive. *Critical Care Nursing Quarterly, 18*(4), 66-76. (Aspen Publishers の許諾を得て改変)

ション，悲嘆に伴う痛みや不愉快な状態を乗り越えなければならないとき，とても役に立つ。

　患者がコンフォートのすべてのセル，あるいはコンフォートの側面を経験したならば，コンフォートの状態にあるということができる。しかし，そのような状態は，ストレスが多くコンフォートニードの高いヘルスケアの現場では稀なことであろう。よってヘルスケアが目指すものは，それ以前のベースライン

と比較してコンフォートを増進させることになる。これがコンフォートケアを実施するヘルスケアチームにとっての，即時的で利他的なアウトカムである。

　個別的なコンフォートのアセスメントや介入をするとき，単独あるいは一連の介入を用いて，4つのすべてのコンテクスト(身体的，サイコスピリット的，社会文化的，環境的)におけるコンフォートニードに取り組むことは，最も有効なことである。例えば，背部マッサージだけでも，あたたかくケアリングアプローチがなされ，リラクセーションのための環境が整えられていれば，コンフォートの4つのコンテクストすべてを増進させることができる。これは患者と看護師がより満足できるような効果的な患者ケアへと導く。実践，教育，研究のガイドとして，分類的構造は時を経ても忘れられずに生き残ってきた(Kolcaba, 1991)。幸運なことに，それはまたヘルスケアにおいて新しい洞察と現実を生み出しながら，時間をかけて少しずつ発展する力を秘めている。

コンフォートの引用文をめぐる思索(第1章)

　　　　　　　　　　　　コンフォートは，毛布やそよ風
　　　　　　　　　　　　膝の痛みを和らげる塗り薬
　　　　　　　　　　　　泣き言を聞いてくれる耳
　　　　　　　　　　　　つま先を暖めるもの
　　　　　　　　　　　　苦痛を解き放す薬
　　　　　　　　　　　　生きる勇気を与えてくれる人
　　　　　　そして，人生に幕を下ろすとき聞こえてくる
　　　　　　　　　　　医師，友人，わが師，聖職者たちの声
　　　　　　　　　　　　コンフォートは，どんなものであれ
　　　　　　　　　　　　私だけにわかる，とても大切なもの
　　　　　　　　　　　　　　　　S.D.Lawrence(看護学生)
　　　　　　　　　　　　　　　　(Kolcaba, 1995 b, p.289)

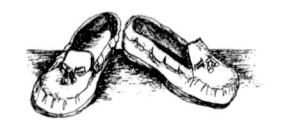

　この詩は，コンフォート理論を8週間使ってみた看護学生によるものである。言うまでもなく彼女はこの理論に深く関わり，患者と看護師の微妙な差異を理解していた。私はこの詩が大好きである。なぜならこの詩は，コンフォートを与える手段に対する個人の好みやニード，必要なときに最適なコンフォートを与える手段を受けることの重要性(たとえ取るに足りないことのように見えて

も），コンフォートがケアの本質的要素であること，コンフォートは患者（またはケアの受け手）の観点から評価されるべきであるという最も重要な考え方を象徴しているからである．

Chapter 2

ミッション

> 看護師には，団結して未来へと果敢に突き進んでいって欲しい。人々のコンフォートへのニード，痛みの緩和へのニードを理解してなすことは，まさしく看護の領域なのである。
>
> P.Chinn (1992, p.vii)

　私のミッションは，初期の看護を支えたコンフォートの重要性に常に立ち戻り，臨床現場の看護師や他のヘルスケア提供者に対して，コンフォートケアを提供できること，提供すべきであることを確信させることである。(すべての人が同じ考えを持っていたなら，なんとすばらしいことだろう。)この概念をアルツハイマー病患者に初めて適用したときから探究の時期を通して，コンフォートという言葉の豊かさと奥深さに心を打たれた。今日，その豊かさはコンフォートケアとしてポジティブな意味合いを持つが，奥深さゆえにそれを用いるための系統的アプローチが必要となる。看護学に始まり，今ではヘルスケアチームにまで広まった，コンフォートに対する私のミッションを支えるために，本書がその真相の基盤と構造を確立することを願っている。

　コンフォートの分類的構造(TS)は概念の多くの側面を明らかにし，コンフォートの専門的定義づけを促進した(第1章)。この定義はコンフォートの最初の専門的定義であるが，コンフォートという概念はNightingale以来，健康に関わるものとされてきた。実は当初，コンフォートは身体的・心理的であると考えられており，身体的・心理的コンフォートと不快(ディスコンフォート)の相互

作用についても認識されていた。技術の進歩につれて、患者のホリスティックではあるが暗黙の了解であるコンフォートの評価が影をひそめ、コンフォートは一時期、主に特定の不快感を取り除いた状態であると考えられるに至った。私の現在のコンフォートの解釈では、初期の頃のさまざまな著作はヘルスケアにおけるコンフォートの起源はよりホリスティックな意味を含んでいる、という洞察と確信を持っている。私の解釈を読者へ伝えるために、第2章ではコンフォートが看護でどのように用いられてきたかを、遡及的に見ていくことから始める。

本章の最後の部分には、現代の看護師によるコンフォートについての見解を取り上げた。これに取り組み始めた1980年代には、Hamilton、Benner、Morse、Donahueの貴重な業績が公開されていなかったために、私はまだこれらに気づいていなかった。当時は、ホリスティックなコンフォートに関する看護の文献がなく、まさにコンフォートの孤独なパイオニアのようだった。後に、数人の看護師による共通の見解を持った業績を発見したが、それらは見たところ孤立したものだった。そこで本章の後半部分では、後になって発見したものではあるが、私の現在のコンフォートの解釈に影響を与え、確固たるものにした論文について簡潔に述べる。この遡及的な見直しには1982～1992年、つまり私がコンフォートに関する論争を巻き起こしたと思われる論文を発表し始めた当時のものを含んでいる。第2章は、全体を再検討して得られた見解で締め括る。

1900年代の注目すべき看護のコンフォート

私は看護のコンフォートに関する情報収集をする中で、初期には果たしてコンフォートが定義づけされていたのか、もし定義づけられていたなら、それがホリスティックなものとして定義されていたのかを確認したかった。早くも1859年にNightingaleは、コンフォートが患者にとって不可欠な要素であることを認め、「何のために観察するのか、その視点を見失ってはならない。観察は、雑多な情報や好奇心をそそる事実を寄せ集めるために行うのではなく、命を救い、健康とコンフォートを増進させるために行うのである」と説いている(Nightingale, 1859, p.70)。これは、言葉の意味に制約のない一般的な意味でのコンフォートである。

同様に20世紀初頭になっても、コンフォートという言葉は一般的な意味で用いられていた。例えば、Aikens(1908)は、患者のコンフォートに関すること

で，わずかであっても無視できるようなことは1つもないと述べている。患者のコンフォートは看護師が第一に考慮すべきことであり，同時に最後まで考慮すべきことであった。優れた看護師は患者をコンフォートにする。コンフォートを与えることが看護師の能力と特性を決定づける最も重要な要因であった。1926年にHarmerは，看護ケアは「コンフォートが行きわたった雰囲気」を提供することであり，患者への個別的ケアを行うことは休息と睡眠，栄養，清潔，排泄に加えて，「身体と心理の両側面の幸福，コンフォート，安らぎ」(p.25)に注意を払うことであると述べている。Goodnow(1935)は，その著書『看護の技術 The Technique of Nursing』の中で，「患者のコンフォート」に関して1つの章を充てている。彼女はそこで，「看護師は，患者をコンフォートにする能力があるかどうかで評価される。コンフォートは身体的なものと心理的なものの両方であり，看護師の責任は，身体のケアだけに終わらない」(p. 95)と述べている。

　初期の頃は，コンフォートの提供が看護独自のミッションであるとわかっていた看護師によって，患者のコンフォートが大いに尊重されていた(McIlveen & Morse, 1995)。医師の治療をほとんど受けられなかったため，看護によるコンフォートは重要であった。患者のコンフォートはポジティブなものであり，看護師の援助によって達成され，促進され，場合によっては以前の状態からの改善を示すものであった。コンフォートは，身体的，情緒的，環境的介入と，医師の指示によるコンフォートを与える特定な手段の結果として生じた。この時期によく見られたコンフォートの指示は，湿布の貼布や保温，ベッド上での体位を整えることであった。

　当時は，患者との健康に関する会話は医師の仕事であり，看護師は関わってはいなかった。情緒的ケアは看護師特有の役割の1つではなかったが，身体的なコンフォートを与える手段は，患者の心理的コンフォートをもたらすものとして認識されていた。初期の看護の教科書では，コンフォートの意味は暗示的で文脈の中に隠されており，複雑で一般的なものだった。コンフォートを与える(comforting)，コンフォートになるため(to comfort)，コンフォートにおいて(in comfort)，コンフォートな(comfortable)のように多くの意味論的バリエーションがあり，それらは，動詞，名詞，形容詞，副詞にもなり，プロセスもしくはアウトカムにまで適用された。

　当初からコンフォートの意味と重要性は，ヘルスケアの発展に並行して変化を余儀なくされた。20世紀初頭，コンフォートは一般的な意味と，看護とし

て重要な価値とを持っていたが，その後，より身体的な感覚に特化され，重要な看護としての価値は少なくなっていった。コンフォートは単なる健康増進に必要とされるいろいろな方策の1つとなり，合併症の予防のような他の目標の次に位置づけられた。1950年代，疼痛コントロールに鎮痛薬が普及すると，コンフォートのための対処についてはほとんど記述が見られなくなった(McIlveen & Morse, 1995)。この頃，看護師は患者の感情面に対して責任を負うようになったが，感情に伴う患者の医学的な状況については語ることができないままだった。

1970年代までには，看護師はさらに自律性を高め，医師の指示なしでコンフォートを与える手段を実践することができるようになっていた。しかし，医師の指示なしでコンフォートを増進させようとする動機や認識は減少した。さらに科学技術が進歩するにつれて，多くの伝統的なコンフォートを与える手段は重要性が低いものとして格下げされ，簡単にできるものとみなされたため，補助的なスタッフによって行われるようになった。誰でもコンフォートを提供することができる。よってコンフォートはもはや看護に特定の目標ではなく，技術を要するケアの定義にも含まれなくなった。この時点ではコンフォートという言葉はまだ看護の領域の中で定義されておらず，意味論的には多様なままであったが，一方では狭義に解釈されるようになり，めったに論文に取り上げられず，もちろん測定されることはほとんどなかった。

1980年代になると医学が進歩し，手術，抗生物質，放射線療法，化学療法による治療がさらに可能になった。麻薬が激痛の治療に用いられるようになった。こうしてコンフォートは効果的な治療という大きな目的に対して，二次的な方策という位置づけになった。看護におけるコンフォートの記述は，ほとんどが患者の身体的なものに限定され，論じられた(McIlveen & Morse, 1995)。一方，家族のコンフォートの重要性がこの頃取り上げられるようになり，家族はケアやコンフォートを与える手段の正当な受け手として考えられるようになった(McIlveen & Morse, 1995)。患者のコンフォートと家族のコンフォートの相互作用が示唆された。

患者のコンフォートが，機能回復への意欲の増進につながることについては，数は少ないが看護文献の中で絶えず指摘され続けていた。Nightingaleは，患者が健康回復にふさわしい状況であるために，看護師によってコンフォートな状態(comfortable)に保たれることが必要だと述べた。1931年にHarmerは，看護におけるコンフォートと，人を強化するという要素を含んだ辞書上の定義との

つながりに言及した。コンフォート，中でもとくに情緒的コンフォートと強化するという要素とのつながりは，1980年代の看護文献の中でも示唆され続けてきた(McIlveen & Morse, 1995)。例えば，よく読まれる雑誌のある事例検討では，病気と闘う患者の強さと勇気が母親の面会によって得られるということについて，看護師がどのように気づいたかが記述されていた(Oerlemans, 1972)。PatersonとZderad(1976/1988)によると，看護師は精神疾患の患者ができるだけ高いレベルの機能を発揮できるように，「よりよい存在」(存在価値)を獲得するための援助を行っていた。

1980年代，看護師はセルフケアを促進させ，コンフォートはあまり重要な目標ではなかった。実際にコンフォートが看護の中心的目標となったのは，終末期の患者に対してだけだった。有効な治療法がない場合に，看護の目標がコンフォートに立ち返るということは以前から示唆されており(Glaser & Strauss, 1965)，この傾向はこれらの所見にも表れている。また，ホスピスや長期療養ケアなどのように，技術的手法による管理が少ない看護の現場では，コンフォートは看護の目標としてより重要とされた。McIlveenとMorse(1995)は，最期を迎える数か月は技術的な対応よりも，よりコンフォートであることを望む高齢者が多数を占めるという人口統計学上の推移が見られるので，この傾向は21世紀の看護へ幅広い示唆を持つと提言した。

共通認識：過去の研究と理論

知識の発展は孤立した状況では起こらない。1980年代初頭，コンフォートの種子は外見上は隔離された場所に蒔かれたが，それらは結集することでより深い理解と理論的発達を可能にした。そして10年の月日を経て機が熟し，看護におけるコンフォートが新たな方法で拡大と促進を迎える時期となった。

後に私の仕事を支持し影響を与える基礎となった文献検討は，Morseが現代の看護をコンフォートへの注目に導いた1982年から始まり，私が最初に概念化した1992年で終わる。この項では，Morse, Benner, Rankin-Box, Donahue, ArringtonとWalborn，AndrewsとChrzanowski，Hamilton, Gropper, Neves-Arruda, Larson, Meleisの研究業績を年代順に示していく。

Morse(1983)：「コンフォートの民族科学的分析：予備調査」

看護師であり文化人類学で博士号を取得したMorseは，コンフォートを与

える看護師の行動の研究を始めるにあたり，質的な「民族科学的」手法を用いた。注意深い観察と記録から，さまざまな状況での看護師の行為に関する現象学的研究が生まれた。Morseは看護師のコンフォートを与える行為に焦点を当て，これらの行為は看護の中核をなすものであり，あらゆる側面から解釈・理解されなければならないと考えていた。1983年のMorseの最初の論文では，看護師の行動が患者に触れること(touching)と話しかけること(talking)から成り立ち，それらよりも少ないが聞くこと(listening)も含まれていた。彼女は，コンフォートの意味論に関しては具体的に明らかにしておらず，comfort, comforting, comfortable, comfortedを，しばしば置き換え可能なものとして用いているが，看護ケアという状況下でのコンフォートの<u>プロセス</u>について述べていた。

　Morseが大学院生と共に行った質的研究の大半は，新生児室や救急外来，外科-内科病棟などのさまざまな患者と，コンフォートを与える看護の相互作用の特性を記したものであった。彼女の研究では，触れること，聞くこと，安心させる言葉をかけることといった観察可能なコンフォートを与える行為(comforting)を測定する目的はなく，また，患者のコンフォートを増進するための構造を示す意図もなかった。

　Morseのコンフォート研究の手法は，数年後に私が看護実践の図式化とともに着手した調査の手法とはかなり異なっていた。私の研究は特定のコンフォートを与える手段(介入)のアウトカムとしてのコンフォートに焦点を当てていた。私は，私たち2人が同じ概念について研究を進めているのにかかわらず，2つの異なるアプローチを融合させる方法には取り組んでいないことに悩んだ。そこで私は哲学的アプローチに戻り，このジレンマを認識論的に解決する方法があるか夫に尋ねた。数日後，夫はDretskeの論文を私に見せてくれた。

プロセスと成果の区別

　1988年，哲学者のFred Dretskeは，その言葉自体が活用変化しない場合のプロセスと成果との間に，重要な言語学上の区別を設けた。彼がそのような言葉の例として挙げたのは<u>decay</u>(腐敗)であった。「その木は腐敗している」(動詞またはプロセス)と，「腐敗の量」(名詞または成果)の違いは明らかだ。<u>comfort</u>(コンフォート)という言葉はもう1つの例であった。「看護師は患者をコンフォート(動詞またはプロセス)にする」と，「患者のコンフォート(名詞あるいは成果)は高まった」である。

日常会話では腐敗やコンフォートなどのような言葉は，一般常識や文脈が正しい意味を示すので，通常戸惑うことはない。しかしDretske(1988)はコンフォートの意味論的構造を解明するために，プロセスと成果をある程度区別することが重要だと結論づけている。私の解釈ではプロセスは何かをする方法でありすべてのステップが含まれる。しかしDretskeは，プロセスが成果を<u>規定する</u>という警告を加えた。成果はプロセスの成り行きか，または産物である。それらは対応しているので，プロセスであるコンフォートは最終的な成り行きとしてのコンフォートの成果を<u>規定する</u>だろう。けれども腐敗という言葉とは異なり，コンフォートという言葉自体は厳密には最終的成果としての意味を持っていない。むしろ，以前の基準と比較して増進したコンフォートが，コンフォートのプロセスの望ましいアウトカムであると言える。しかしここで重要な点は，第1に，プロセスは成果から分離した存在として生じるのではないということ。プロセスはコンフォートの増進という成果が得られるまでは不完全なのである。第2に，個々の成果はプロセスの終わりもしくは完了を指すものである。プロセスでの個々の出来事は，成果をもたらすためのステップである。第3に，成果はその後，原因に起因する連鎖として継続するか，またはより大きなプロセスの中に収められる。第4に，成果はプロセスの目的であり，そのために成果はプロセスの論理的根拠を伴っている(Dretske, 1988)。よってコンフォートの増進という望ましいアウトカムの質を評価せずにコンフォートのプロセスを研究することは，不完全な取り組みである。

　コンフォートを与えることは，対応する成果つまりコンフォートの増進がもたらされるという，1つのプロセスである(Kolcaba, 1995a)。コンフォートの増進という望ましい目的を介入変数が妨げたとしても，あるいはまた，コンフォートが増進したかどうかを判定する方法でそれが測定されなかったとしても，個々の行動がコンフォートを目的としているならば，コンフォートを与えることは1つのプロセスとなり得る。Morseは20年間のコンフォート研究の中で，コンフォートの成果ではなくそのプロセス(看護師の行為)を研究した。私はコンフォート研究の最初の10年間で，コンフォートのプロセスではなく成果(定義と測定)を研究した(第3章参照)。

　Morseと私はコンフォートを取り巻く問題に異なる視点から取り組み，本章に登場する人たちに加わることになった。私たちは共通して，患者のコンフォートの定義づけと言葉での表現，患者のコンフォートに関与する因子，そしてこれらの因子の相対的効果の測定に取り組んだ。私の知っている他のコンフォー

ト研究者の業績を精力的に統合して、看護におけるホリスティックなコンフォート理論(Theory of Holistic Comfort)を 1994 年に発表した(Kolcaba, 1994)。この理論は Dretske の洞察を取り入れた後の論文で活用された(Kolcaba, 1995a)。その論文では Morse の記述的研究と、測定に関する私の量的研究との関係性を述べた。Dretske が提言したように、コンフォートを与える行為や介入が結果としてコンフォートを増進させる場合に限り、それらは成功したとみなされる。したがって、患者のコンフォートがいつ増進されたかを確かめるために、必要に応じて介入の修正を行い、患者のコンフォートの継続したモニタリングを行うことが求められた。Morse の業績は、私がコンフォート理論の冒頭で述べたように、ストレスの多いヘルスケアの現場で、看護師が患者のニードを解決するためにコンフォートを与える手段を提供しているということを支持し、発展させた。

　コンフォートへの取り組みの次の 10 年間に、私はさまざまな対象に対してのコンフォートを増進させる介入について調べ始めた。私は効果的な介入がなされれば、コンフォートが時間経過に伴って増進し得るのかどうかを知りたかった。これは Murray (1983) が提唱し、私が第 4 章、第 5 章で念入りに検討した現象である。私は「コンフォートケア」という用語には、3 つの要素があることを提案した。それは(a)適切でタイムリーな介入、(b)ケアリングと共感を与える伝え方、(c)コンフォートにするという目的、である(Kolcaba, 1995b)。コンフォートケアという用語は、こうして Morse と私自身の業績を包括するものになった。この用語はまた、アドバンス・ディレクティブとして用いられるコンフォートケアの消極的な意味合いを超えた、先見性と相互作用のあるクリエイティブなテクニックを指すものであった。

Benner(1984):『初心者から達人へ』

　最初に Benner の名著に出会ったのは、私が教鞭をとっていたアクロン大学(オハイオ州)看護学部の授業に Benner のモデルを適用したときであった。学生の能力を高め、卒業生のイメージをつかむために、彼女の看護教育モデルを用いた。達人の技術の 1 つにコンフォートが含まれているという事実は、アウトカムとしてのコンフォートの重要性を公表するという私の取り組みと、学生に患者へコンフォートケアを実践させようとする私の取り組みに信頼性を与えた。

　Benner は看護師の「援助役割」の中に、コンフォートを与える手段を含め

た。彼女は援助役割とは，「意味の変容を伴う変化をもたらすことや，時には状況が許す限りどんなコンフォートをも提供しようと患者と共にいる勇気を含む(1984, p.49)」と述べている。そして援助役割に伴う8つの能力を挙げている。(1)癒しの環境を作り，癒しに対する責任を負う，(2)コンフォートを与え，疼痛や衰弱に直面した患者のその人らしさを守る，(3)患者に寄り添う，(4)回復していく患者本人の関与や自己管理を最大限に活かす，(5)痛みの種類を判断し，疼痛管理の適切な対処法を選択する，(6)患者に触れることでコンフォートを与え，コミュニケーションを図る，(7)患者の家族を情緒面と情報面で援助する，(8)情緒面や発達面の変化に合わせて患者を指導する。これらの能力は相互関係を持ち，ホリスティックで非技術的であり，患者の希望や回復，平穏な生活を支えるのに重要なことである。これらは看護のアートであり，学生が身につけたいと切望する技術的なスキル以上に重要とまでは言わなくとも，達人看護師になるために非技術的なスキル(コンフォートを含む)が同等に重要だと学生が理解することの大切さを示していた。

　Bennerは挿管中の患者に，触れることとコミュニケーションを通じてコンフォートを与えた1つの事例を紹介した。彼女は達人看護師にインタビューを行った。「患者の手を握り『何もかもうまくいっていますよ』と言いました。そうすることが最も大切なことだと感じたのです。［患者は］誰かを必要としていたし，触れることと視覚を通してしかコンフォートやケアを受けることができなかったのですから」(Benner, 1984, p.64)。Bennerは触れることを通じてコンフォートを与えるということは，患者に直接手を添えること，つまり「看護ケアのまさに中心をなすもの」と述べている(p.64)。看護師は思いやりとコンフォートの提供を行動に表す方法として，直観的に，文字通り手を差し伸べてきた。Bennerの表明はさらに当時の看護師に，看護におけるコンフォートを再浮上させようという気運を高めた。

Rankin-Box(1986)：「コンフォート」

　このイギリス人看護師は，コンフォートとは身体と情緒の両面のwell-being(健康で幸福な状態)に関連するという見解を彼女の短い論文の中で述べた。しかしその時点では，看護におけるコンフォートの明らかな定義づけがどこにもなされていないことに言及し，定義がないのにどのようにしてコンフォートの重要性についての主張を説明できるのかと疑問を投げかけた。彼女は例えば，「最適でコンフォートな環境は，術後の患者をより早く容易に回復させること

を可能にする」という文章を取り上げた。明らかにこの提言の中でコンフォートは重要であり，患者はコンフォートによって元気づけられた。しかし，その言葉はどういう意味なのか，また看護ケアでコンフォートをどのように達成できるかと疑問を投げかけた。

また，共感的で思いやりのある方法でケアを提供することの重要性が述べられていた。Rankin-Box(1986)は看護師の介入には多くの方法があるが，コンフォートを与えようとしない介入は，患者のコンフォートをまったく増進させないだろうと述べている。それゆえ患者にコンフォートを提供することは，プロセスとアウトカムであると同時に，アートでありサイエンスであると述べている。

Rankin-Boxはまた，自らの論文作成中にコンフォートに関する論文が不足していることに気づいた。ほとんどの看護文献は痛みや吐き気，褥瘡，不安，ストレスなどのような不快症状の管理に関するものであった。彼女は，「看護師は特定の不快の原因は何か，それらをどのように軽減するのかということだけでなく，患者をコンフォートであると感じさせる要素は何か，患者のコンフォートをどのように維持するかについても探求すべきではないか」と提案している(1986, p.340)。ここでは，彼女はコンフォートをアウトカムとして用いていた。これらの問いの答えは，患者との対話ばかりでなく私たち自身のコンフォートの経験の振り返りから洞察されるであろう。

Rankin-Boxの他の洞察は，(a)看護師にとって患者がリハビリテーションの試練を乗り越えられるよう動機づけることが重要である(私が超越と名づけたコンフォートのタイプに対応する)，(b)コンフォートを与える行為の一部として看護師がアセスメントし，取り組むべき変数には，身体的，心理的，社会的，環境的なものがある。私がもっと早く彼女の小論文を見つけていたならば，ホリズムに関する文献検討はもっと簡単だっただろう！　けれども，彼女と私の考えが一致しているとわかったことは「励みになった(comforting)」。

Donahue(1989)：看護：『最高のアート，巨匠の名作』

この名作の編集目的は「看護と看護ケアの感動的な美」を表現することであった(序文)。Donahueは看護領域で普及したヒューマニスティックな概念を図示した巨匠の美術作品を選んだ。私の見解としては，このコレクションは看護の美的で倫理的な学識を典型的に示している。これらの作品を通して彼女は，看護の本質を解説し，その価値を描写し，その使命を高めた。看護のアートの例

として選ばれた概念には，優しさ，技術，誠実，強さ，愛，ケア，思いやり，奉仕，霊性，卓越，献身，規律正しさ，寛容，科学，専心，勇気，革新，関心，もてなし，責任，配慮，信用，気品，慈しみ，専門職としての意識，コンフォートがある。

「コンフォートの赤十字」と題する作品は，1939年，John Morton-Sale によって描かれた。そこには長く青い流れるようなドレスもしくは制服の上に，大きな赤十字の描かれた長く白いエプロンをつけた女性がいる。彼女の服装とタイトルから，彼女は眼に包帯をした男性の世話をする看護師，すなわち赤十字の従事者であることが推察される。Donahue はこのようにさまざまな環境災害の場で，「コンフォートを与える人（comforter）としての役割を果たす」看護師について伝えている。洪水や地震，鉱山の陥没，伝染病流行後などの荒れ果てた状況での即座の行動は，看護ケアの重要な役目である。Donahue のそれぞれの概念についての短いエッセイは，私たちを奮起させると共に知識を広げる。コンフォートについて彼女は記している。

> この概念は，患者ケアの霊的・情緒的・身体的側面への関心の統合を包含する看護の世界の創造を促進する。看護師も自らの人生で数多くの経験をしながら，コンフォートとコンフォートを与える手段を通して，個人や集団，コミュニティに，強さや希望，慰め，支持，励まし，援助を提供する (p.27)。

これらの言葉を，コンフォートの分類的構造を展開させた後に発見し，私はとても感激した。これらの言葉は，コンフォートのホリスティックな概念化の正当性を立証した。さらに，作品とそこに添えられた言葉から創造されるイメージは，コンフォートとは何か，それが患者にとっていかに重要か，そして看護においていかに中心を成すものかという点で私の信念をとらえた。

Arrington と Walborn(1989)：「コンフォートケア提供者の概念」

この論文には，Mary という名のがん患者が始めた1つのプログラムが書かれている。Mary はボランティアや知人が自分を支援してくれるにあたり，コーディネーターによるスケジュール調整を頼んだ。「コンフォートケアの提供者たち」は毎日数時間 Mary の家を訪問し，彼女の望む方法で援助した。このプログラムは，Mary が契約した定期の熟練した在宅看護サービスを補完した。

この論文を読んだとき，看護師が在宅ケアなどの状況でこのようなコンフォートケアを提供しても報酬を得られないという現実に，私はかなり頭を抱えた(そして未だに悩んでいる)。看護師はコンフォートを与えるケアの提供に責任を感じても，そのような行為が看護業務として明文化されていないため，時には雇用主の怒りを買うリスクを冒しながらコンフォートケアを提供している。現在の緩和ケアでは，コンフォートが第一の目標となるため，おそらくこの区別はあいまいになっている。

これらのコンフォートケア提供者たちの行動を考えることで，ホリスティックなコンフォートに関する私の理解はさらに深まった。彼らのケアは，歩行介助，電話の対応，診察や郊外への外出時の運転，食事の準備，穏やかに眠るような最期を迎えるための援助，Maryの喜びや失望の傾聴，彼らの個人的な試練をMaryとも分かち合うことから成り立っていた。このような活動は，"「普段通りの営み」をすることで，社会とのつながりを感じられるコンフォート(comforted)"というさらなる意味をMaryにもたらした(Arrington & Walborn, 1989, p.26)。ケア提供者は「情緒的な支えと外界とのつながり」を提供することで，「全人格(Maryの言葉)」を満たし，「コンフォートと強さ，そしてMaryの癒しと回復に焦点化した援助」を提供した(p.26)。ここでもまた，コンフォートケア提供者は，必ずしも看護師である必要はなかった。

最後に著者らは，援助が加わったことでMaryが日々の問題にうまく対処できたこと，治療や回復の過程で常に楽観的であったことを報告している(Arrington & Walborn, 1989)。初期の看護の教科書や概念の意味論的な起源で広く認められてきた，コンフォートと人を強化することのつながりが，ここで改めて確認された。こうしてコンフォートは看護師が促進を図る「すばらしい」ものであるが，そこには同時にコンフォート提供のための実践的な理論的根拠がある。すなわち，コンフォートの特性を強めるということは，より良いアウトカムをもたらすということである。Maryの場合，それらのアウトカムとは生活の質の改善であり，コンフォートの提供がなければもっと困難であったろうと思われる過程においても，コントロール感を得られたことである。

AndrewsとChrzanowski(1990)：「産婦の体位，陣痛，コンフォート」

最初に私は，この論文のタイトルに興味を持った。タイトルの中にコンフォートを見つけたことは嬉しかった半面，15年ほど前の私自身の出産体験とは矛盾しているように感じた。しかし，すぐにこの著者らのコンフォートの考え方

が，ホリスティックではないことがわかった。(分娩中のコンフォートの考えは，第6章で考察したように，21世紀になってよりホリスティックな意味で再浮上してきた。)しかし，1990年代初頭には，患者のコンフォートの概念化はまだ混乱した状態であった。例えば，著者らは陣痛は広範囲にわたるさまざまな心理的・身体的要因が関連していると述べているが，まだ産婦の体位に関することしか研究されていなかった。産婦用コンフォートアセスメントツール (Maternal Comfort Assessment Tool)は，産婦のコンフォートの評価に用いられていたが，産婦の関心の焦点，陣痛中のアイコンタクト，陣痛中の筋肉の緊張や動き，呼吸パターンや声の調子，分娩を継続できるようにする声かけに限定されていた。なぜこれらの観察可能な行為がコンフォートの包括的，または論理的指標となるかについて説明はなく，さらに興味深いことに産婦はコンフォートについてまったく尋ねられていなかった。また，平穏や信頼，エンパワメント，明るい見通しを表現するような心理的コンフォートの指標は，アセスメントに含まれていなかった。

　結果は，体幹直立位の産婦のほうが水平位よりも有意に分娩の極期が短いというものであった。コンフォートスコアの平均値に差はなかったが，体幹直立位のほうがよりコンフォート(comfortable)であるように「見えた」体幹直立位の産婦は分娩時間が短縮したことに加えて，分娩中に自己コントロール感や身体に備わった自然の力のような，自分にとってプラスの心理的状態を経験していたのかもしれない。このようなコンフォートの心理的側面は測定はされなかったものの，体幹直立位の産婦を水平位の産婦よりもコンフォート(comfortable)にできたのかもしれない。

　研究の最後に寄せられたコメントは，陣痛時に体幹直立位の産婦は，陣痛の最もつらい局面では水平位の産婦と変わらず，身体的に不快(uncomfortable)だった可能性があるということだ。しかし明らかなのは，これらの対象の心理的・身体的因子を正確かつ直接的に測定するホリスティックなコンフォート測定用具が必要であるということだった。産婦自身から直接コンフォートに関する情報を得られれば臨床的意義がもたらされたであろうし，これらの報告を分娩に関連したビジュアル・アナログスケールや，簡略式コンフォート質問票によって定量化できたに違いない。

　コンフォートは複雑かつ多次元的でホリスティックであるという考え方は，初期のこの研究によって強化された。臨床現場に見合った方法でコンフォートを測定する必要性についても強化された。分娩はある種のエンパワメントする

看護ケアによって，超越的な体験となり得る。

Hamilton(1989)：「コンフォートと入院中の慢性疾患患者」

　1989年6月号の『Journal of Gerontological Nursing』誌の表紙に出ていたJoan Hamiltonの論文名を見たとき，私は不安でいっぱいになった。私が着手したばかりの分類的構造は冗長で不正確で陳腐で過度に客観的なのではないかと感じた。しかしまもなく，私がアルツハイマー病患者のコンフォートに関する個人的な経験や2つの文献検討（第1章参照）からコンフォートの特性を図式化していくにつれて，Hamiltonの業績は私の業績を補完するものであることがわかった。一方でHamiltonは，半構造化面接によりデータ収集を行い，患者の観点からコンフォートを研究した。このようにしてHamiltonは直観的で学術的なアプローチを洗練させ強化した。最も良かったのはHamiltonの業績が問題の主体，つまり患者の立場から見たコンフォートを述べていることであり，それによって私が文献検討から得た知見の正しさを立証したことである（第1章参照）。彼女の業績は患者のコンフォートについての倫理的な認識を与えた。

　Hamiltonがその質的研究データから見出した5つのコンフォートのテーマは，コンフォートが経験されたときのコンテクストに関する私の説明を，以下の方法で支持した。第1に，<u>疾患の経過</u>，すなわち身体的コンフォートというテーマは，一般的な教科書以上に嘔気や痛みなどの不快の対処を強調していることを発見した。身体的コンフォートは，戻りたいときにベッドに戻ることができたり，身体にフィットした椅子にきちんと座っていること，規則正しい排泄をすることをその中でもとくに必要としていた。

　第2に，<u>家具や身の周りの私物</u>がコンフォートを増進させるというHamiltonの知見は，環境がコンフォートの重要な部分を構成することを支持した。さらに環境は看護師が患者のコンフォートと機能を向上させるために，操作でき，また操作すべきものである。これは看護が医療技術の進歩に魅了される中で見失ってきたNightingale(1859)の教えである。（1980年代には，患者が集中治療室で見当識障害を起こしたとき，患者が病棟のストレッサーに「適応」するまで，看護師は患者を身体的に，または薬物で抑制して「管理」した）。

　第3に，Hamiltonの<u>自尊心</u>というコンフォートのテーマは，まさに私のサイコスピリット的コンフォートのカテゴリーと一致した。しかも教会に行かずとも霊的であることができ，あるいはその逆もあるので，研究対象者は心理的コンフォートと霊的コンフォートの違いを区別していなかった。そこで私のサ

イコスピリット的コンフォートにはこれら2つのコンフォートの文脈を組み入れることが支持された。

　第4に、スタッフの接し方と心がけというコンフォートのテーマは、社会的コンフォートというコンテクストを支持するものだった。そして、Hamiltonが研究対象とした長期療養施設(long-term care facility；LTC)の入所者の社会的コンフォートは看護師に左右されていた。例えば、共感的で信頼できる看護師はコンフォートに貢献するが、近寄りがたく理解力に欠ける看護師はコンフォートを減じた。さらに入所者は、たとえ時間がかかっても自分のことは自分で行い、自分で物事を決め、選択することを望んでいた。

　第5に、Hamiltonの知見は3つの型のコンフォートを暗示した。緩和は、疼痛コントロールや便秘の治療という観点から考察された。安心は、興味を引き出し個別化された柔軟性のある入院生活を維持するという観点から考察された。超越は、意味を持った活動やスタッフとのケアの受け手としての関係という観点から考察された。入所者は、彼らの幸福にとって複雑かつ重要であるという観点からコンフォートを表現した。また、コンフォートについて話すことを喜んだ。

　第6に、5つのテーマは長期療養施設でのコンフォートのためには等しく重要であると入所者間の合意がある一方で、看護師がコンフォートに貢献する方法については、入所者それぞれの個人的な好みがあることが明らかになった。この論文の最後でHamiltonは以下のように述べている。「これらのことが明らかに示しているのは、コンフォートというものは多次元的なものであり、人それぞれに意味を持つものであるということだ」(Hamilton, 1989, p.7)。この提言はコンフォートケアの個別化したプロセスの重要性を表明した点で有意義であった。

Gropper(1992):「コンフォートの促進による健康の促進」

　Gropperはコンフォートは多次元的であり、人々は身体的、社会的、霊的、心理的、環境的な側面をそれぞれ独自の方法で統合すると提言した。また彼女は、コンフォートの構成要素を強化することにも言及し、子どもはコンフォートになると、不愉快さを訴えることよりも回復のためにより多くのエネルギーを使うことができるようになると述べた。看護師は患者をコンフォートにしようと意図するとき、あらゆる側面での顕在的・潜在的ニーズに着目していた。これには排泄や呼吸などの機能的な身体的ニーズが含まれた。また、霊的なコ

ンフォートは希望を与えることによって満たされ,「癒しのプロセスの必須要素」であった(p.7)。

　Gropperが提起した興味深い点には,それ以後今日まで出くわしたことが私はないのだが,看護行為や看護目標としてコンフォートを概念化したことに加え,コンフォートは患者にとって第一の目標であるという指摘であった。彼女は多くの人々にとって健康は身体的・情緒的コンフォートとして定義づけられていると確信した。また,ほとんどの人はある種の不快や苦悩を感じたときに,ヘルスケアを求めると結論づけた。「壊れていないものを修理するな(触らぬ神にたたりなし)」は,1990年代にヘルスケアシステムの利用を躊躇した人々にもてはやされた処世訓だった。

　さらにGropper(1992)は,ヘルスケアシステムの圏外で,人々が前向き・後ろ向きな方法で自身をコンフォートにしていると述べた。だからこそ看護の目的は自己のコンフォートを得るための前向きな方法を患者に教えることにあった。自分をコンフォートにする前向きな活動には,親密な家族関係,趣味,健康的な生活スタイルの選択,魅力的で意味を持った活動に携わることなどが含まれた。自分をコンフォートにする後ろ向きな活動とは,喫煙や薬物,酒の乱用,ギャンブルなどの嗜癖,摂食障害,不特定多数との性交渉,自殺などであった。これら後ろ向きな行動を自己をコンフォートにする活動とみなす考えは,人々は不快(discomfort)な感覚を得るために,まずはそのような行動の中に自分自身を巻き込むという,Gropperの観察から生まれた独創的な考え方であった。不快感(discomforts)が処理されると後ろ向きな行動のニードは縮小され,人々は健康を体験するであろう。

Neves-Arruda, Larson, Meleis(1992):「コンフォート:ヒスパニック系移民がん患者の考察」

　Neves-Arrudaは前述の業績同様に,異文化におけるコンフォートの質的研究を行った。テキサスのある病院の10人のヒスパニック系がん患者にコンフォートのニードとコンフォートをもたらしてくれるものについて母国語で挙げてもらい,それをスペイン語を話す研究者が聴き取り,記述した。コンフォートの複雑さが重ねて明らかになり,調査結果によるとヒスパニック文化におけるコンフォートの側面の多くは,分類的構造のそれらと大変よく似ていた(Kolcaba, 1991)。

　コンフォートに関する考え方のほとんどはすべての文化に共通していたが,

英訳が困難ないくつかの実際の言い回しからコンフォートの複雑さがさらに明らかになった。例えば，Comodo（気楽な感じ）はすべての患者が挙げ，住まいや正常な身体，身体の各部分のポジショニングとして示された。Animo（元気である）は，直面した問題を最後までやり遂げる積極性や原動力，エネルギーの必要性を説明するために用いられた。機能することと正常であることはヒスパニック文化ではとくに重要であった。もし患者がふだん通り日課を継続する力を発揮できたなら，たとえ痛みがあってもコンフォート（comfortable）なのだと彼らは述べた。「コンフォートでいること（being comfortable）とは，通常の生活を営み病人のようには感じていないことである」（Neves-Arruda, Larson, & Meleis, 1992, p.390）。

　ヒスパニック系の対象者全員が，コンフォートはケア提供者や友人，家族，自分自身，そして神から与えられるという，これまでの文化を超えた研究対象者の意見に合致した。看護師は社会的コンフォートの重要な資源であった。この研究の対象患者らはコンフォートについて楽しく語り，これは今回の研究概観で示した他の研究対象者とも一致していた。

　Neves-Arruda が紹介した新たな見解は，ヘルスケアを提供する場のありのままの姿が，患者のコンフォートに対する期待やコンフォートのニードに影響を与えるということであった。例えば，望まれ期待された分娩という状況でのコンフォートのニードは，がん治療中でのコンフォートのニードほど深刻ではないと彼女は確信していた。また，急激に悪化の一途をたどったり，耐え難い症状を呈する患者は，慢性的な経過をたどる患者よりもコンフォートに関してより綿密なアプローチが必要だった。したがって，どのようなタイプのコンフォートが提供されるべきかは，実際の不快の状況や強さに加え，健康問題の予後によって決定された。その上でさらに重要で状況に合ったコンフォートを提供することが付加的な課題として示された。その他の繰り返し出てくる根源的なテーマは，(a)コンフォートとは健康そのものである，(b)コンフォートのニードは普遍的である，ということだった。前掲のすべての研究において，コンフォートが患者にとって重要であるということは，まさに明白なことであった。

洞察の要約

　以上の文献検討の要約から，コンフォートに関する新たな洞察と確証が得られた。これらが与える影響は，今後の章で明らかにされるであろう。以下にそ

の洞察を示す。

1. 看護師や他のヘルスケアチームメンバーのコンフォートを与える言葉と行為は，コンフォートを与えようとする意図と共に，それらの介入がコンフォートをもたらす手段であると患者自身が気づくために重要である。
2. コンフォートはポジティブでダイナミックな状態であり，ヘルスケアチームは単に不快に対処するというレベルを乗り越え，さらにもっとコンフォートを増進させるために行動することができる。
3. コンフォートは人を強化するという特性によって，より良い患者のアウトカムを生み出す。
4. コンフォートを測定するには，そのホリスティックな本質を織り交ぜなければならない。
5. コンフォートケアのパターンは，個別性に合わせて適用されなければならない。
6. コンフォートはすべての人にとって重要である。
7. コンフォート探索行動は，前向きでもあれば，後ろ向きであったりもする。
8. 健康とはコンフォートそのものである。
9. コンフォートは，その背景や状況と関係している。
10. 達人看護師は，患者のコンフォートを増進させることを誇りに思っている。この能力が，彼らを達人にするためにある程度関与している。
11. コンフォートを増進させるための1つの方法は，環境を整えることである。
12. コンフォートケアは，他のヘルスケアチームメンバーと協調してなしうることである。

1992年：看護の意識の頂点に浸透したコンフォート

　過去30年ほどの間，コンフォートは単に1つの看護目標として軽視されていたのだが，そんな中，コンフォートが価値ある看護活動として再認識されなければならないと提起する数人の看護師がいた。1992年，4人の看護理論家がそれぞれに，コンフォートが看護にとって最も重要な意味をもつ概念であると主張した（Chinn, 1992 ; Gropper, 1992 ; Kolcaba, 1992a, 1992b ; Morse, 1992）。

看護師の先達である Peggy Chinn は,「看護師は人々にコンフォートを与え,その疼痛や苦悩を和らげるのに必要な知識がある。その知識を本気で発揮しようとするとき,いかなる障壁をも乗り越えようとする看護師らの一連の考えや価値体系の中に,看護研究家らがいったい何を見出すのか,私には興味がある」と述べた（Chinn, 1992, p.vii）。Morse はケアリングよりもむしろコンフォートこそが看護ケアの焦点にならなければならないと論じ,「看護の最終的な目的は,患者をケアするというよりも,クライエントのコンフォートを高めることである」（1992, p.92）と主張した。Gropper は「伝統的に見て,看護の目標はこれまで常にコンフォートを与え,それによって患者を疼痛や苦悩から解放し,健康を取り戻させることだった」と述べた（1992, p.5）。同年,私もまた他の論者の研究を知らないまま,コンフォートこそ患者が最善の機能を発揮するのに必須で重要な,看護師が敏感に反応する,測定可能な患者のアウトカムであると記したのである（Kolcaba, 1992b）。

　これらの研究論文から,ヘルスケア分野ではコンフォートが重要なミッションとして再浮上してきていることがわかる。さらにもっと重要なのは,コンフォートケアこそ患者が看護師に望んでいるものであるということである。このような重要点の変化は,私が患者ケアのアウトカムとしてコンフォートを操作可能なものにしようと努力していた時期に生じた。コンフォートを高めるためには,コンフォートを達成しようとする患者自身の努力を支えつつ,あるケアリングの方法におけるコンフォートの測定を実施する必要がある。患者のコンフォートにはケアリングが不可欠の要素であり,看護行為にケアリングの態度がなければ,患者がコンフォートを味わうことはあり得ないのである。

コンフォートの引用文をめぐる思索（第2章）

> 看護師には,団結して未来へと果敢に突き進んでいって欲しい。人々のコンフォートへのニード,痛みの緩和へのニードを理解してなすことは,まさしく看護の領域なのである。
>
> P.Chinn（1992, p.vii）

　ここでは Chinn は,コンフォートは痛みからの解放とは異なることを指摘している。彼女はまた,患者のため,看護のミッションを果たすためにコンフォートが重要であると語った。最も重大なことは,Chinn が看護の学術雑誌『Advances in Nursing Science』誌に載せるためのコンフォートに関する論文を募集したところ，ほとんど投稿がなかったという結末である。そのとき(1922年)以前には，患者のコンフォートに関する関心が欠如していたことを示していると思われる。

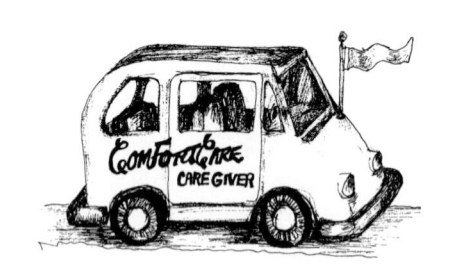

Chapter 3
コンフォートの測定

> もし彼が日々のコンフォートに
> 幻のコインを支払うとしたら，
> やがて日を追うごとに
> コンフォートをより重んじ，
> コインはさほど大切なものでは
> なくなってくるだろう．
>
> Edith Wharton(1904), *The Other Two,* Section V

　第1章で述べたが，分類的構造(TS)の研究はおよそ1988年に終了した．そのプロセスには2つの大がかりな文献検討が含まれていた．1つはコンフォートの3つのタイプを明らかにしたものであり，もう1つはコンフォートの4つのコンテクストを明らかにしたものである．これらの文献検討からは，他の看護師らによるコンフォートに関連した研究は見つからなかった．コンフォートの分類的構造についての最初の論文は，ようやく1991年後半に公表することができた(Kolcaba, 1991)．

　この章では，一般コンフォート質問票(General Comfort Questionnaire；GCQ)の展開のために，分類的構造をどのように用いたのか，またその間に私の直面した問題について述べていく．そして学位論文の計画・実行での奮闘と歓喜を読者の皆さんと分かち合いたい．アドバイザーであるRoberts博士は常に数歩先を進んでいたので，私の研究が実践的であることを望んだ．予定にはなかっ

たが最終的には，イメージ誘導法［guided imagery；GI］（ホリスティックな介入）の効果と，コンフォート（ホリスティックなアウトカム）を，介入群と非介入群の女性について比較検討した。読者の皆さんはこのプロセスを共有することで，将来より気軽に，より頻繁にコンフォートの研究ができる可能性を「十分に理解する」ようになるだろう。

コンフォート質問票の最初の原案作り

　最終的に12の碁盤状の格子（セル）になった分類的構造をRoberts博士に見せたとき，公表する準備はできていなかったのだが，彼女はすぐに「そのセルから質問票のデザインができますか。」と私に尋ねた。「はい。それは簡単だと思います」と私は自信を持って答えた。彼女が何を考えているのか，私にはまだわからなかった。私の計画では，コンフォートの内容と領域を示す地図として分類的構造を公表し，それぞれの看護研究者固有の状況に合わせた質問票をデザインするのに用いてはどうかと提案することであった。コンフォートの作業をやり終えた…，私はそう思っていたのだが，Roberts博士には他の考えがあった。「コンフォートの質問票を作ってみない？　入院患者や在宅療養者に適応可能な一般的なものを。各々のセルに対応する同数の項目や，同数の肯定的・否定的な項目を作成するためのガイドとして，分類的構造を用いることができるわ。仕上がったら見せてね」。

　数日のうちに，私は一般コンフォート質問票を作成した。私にとってそれは本当に簡単な作業であった。分類学的構造を導き出すことのほうがかなり困難で時間のかかる工程だったからだ。Roberts博士はその質問票を気に入ったが，それを専門家の委員会に送ることを望んだ。私は面食らった。コンフォートの専門家は誰なのか。誰1人として思い当たる者はいなかった。しかし，コンピュータによる検索の結果，見つかったのだ。また幸運にも，私が看護学部の常勤として教鞭をとっていたアクロン大学の司書から，献身的で有力な支援が得られた。彼らのおかげで私は名も知らなかったコンフォートの専門家を見つけ出すことができた。その専門家とはJanice Morseであり，コンフォートの質的研究の論文を公表したばかりだった。

　Morseのコンフォートに関する最初の論文は1983年に公表された。当時それは雑誌の索引に載せられていなかったので，最初に文献検討をしたときには見つけられなかった（もしその論文に遭遇していたら，私自身の研究の進行が

かなり違うものになっていたか，もしくは着手すらしていなかったかもしれない）。その論文を読んだとき，コンフォートを探求するためのアプローチが大きく異なっていることに気づいた。私はアウトカムの1つとしてコンフォートを測定していたが，彼女は看護師が患者にコンフォートを与えるための行為を観察していた。しかしながら，彼女は当時，私が探し当てることのできた唯一の専門家であったので，私は，空白の分類的構造と48項目の質問票を郵送した。そして質問項目を作成したのとは逆の形で，48項目の質問がそれぞれどのセルから導き出されたかを見つけて欲しいとMorseに依頼した。

　Morseからはすぐに返事が来た。彼女は私の論文に論評をつけて戻してきた。「私はあなたが何をしているのかわかりません。」（たしかに，それは彼女が行っていたこととはまったく異なっていた）。Morseとの関係は，それが最初で最後だった。しかし，1989年に公表された論文を書いたJoan Hamilton（1989）など他の看護師にも，同じ質問票を送った。私はHamiltonを含む約5人の専門家に，48項目の質問がコンフォートの内容領域をカバーしているかどうかを尋ねた。しかし，それぞれの質問項目が分類的構造のどこに適合すると思うかは尋ねなかった。私が抽出したのと同じ方法で分類的構造に質問項目を当てはめるよう専門家に依頼するのは，コンフォートに関する個人的な経験や分類的構造におけるセル間の相互関係によって，不可能に近いことがわかったからだ。こうした依頼に対する専門家からの論評は肯定的であり，私は励ましと一般コンフォート質問票がコンフォートの内容領域をカバーしているという全般的な合意を獲得した。

コンフォートの解決すべき問題

　最初にコンフォート質問票を作成していたとき，私自身の問題をいくつか明らかにしなければならなかった。1つは，「どの時点で質問すればいいのか。」ということであった。質問票を手にした患者に，各々の項目について自分が経験したコンフォートを振り返って欲しいのか，その質問票を読んでいるその時点で自分がどう感じているかを答えて欲しいのか。自分自身のコンフォートを考えてみると，少なくとも私の場合，状況が急速に変化するまさにその瞬間の状態であるということに気づいた。例えば，ソファーでくつろいでいるとき，おもしろいテレビ番組を見ているとき，私は本当にコンフォートでいられる。そんなとき私が困っている娘からの電話を受けたとする。私のコンフォートは

打ち壊され，おそらく夜はずっとその状態が続くだろう。悩みの種がどの程度深刻かにもよるが，ほんのわずかな時間でさえ完全にコンフォートであるとは感じないだろう。コンフォートの本質とは，患者にとってもまた同じようなものだと私は思った。後に，この壊れやすいコンフォートの本質を，「ダイナミック」で「状況特異的」と名づけた。その結果，一般コンフォート質問票の全項目は現在時制でなければならなかった。現在時制の項目の例としては「ここには助けを求めることができる人がいる」「そう考えると元気が出る」などである。

私の解決すべき第2の問題は，「コンフォートの受けとめ方は，その人の性格的な特徴に影響されるのだろうか。」ということであった。測定用具開発の授業で，心理学者 Charles Spielberger の不安に関する研究を学んだ。現在，ヘルスケアの現場で広く使われている，状態-特性不安一覧表(state-trait anxiety inventory ; STAI)の活用マニュアルでは，Spielberger(1983)がおよそ40項目の不安に関する質問票を，当初どのように開発したか記述している。彼は最初の段階では，不安の異なるタイプについて考えていなかった。彼はまず地域住民数百名に対して開発した質問票の予備調査を行い，得られた回答の因子分析を行った。この統計学的手法はすべての回答に対してなされ，それらがどのように凝集するのかを注目することで(私にとってはかなりミステリアスな手法であったが)，因子と下位尺度を導き出した。

Spielberger は回答の因子分析後，データが2つの下位尺度に集中していることを発見した。それはある状況から生じた急速に変化しやすい<u>状態不安</u>(state anxiety)と，永続的な人格特性で簡単には変化しない<u>特性不安</u>(trait anxiety)である。高い特性不安を持つ人間はすべてのことに対してより不安な見方をする傾向があるので，これは重要な識別となる。彼の質問票はその後，これら2つの下位尺度に分類された。下位尺度は調査のタイプによって，単独でも同時にでも用いることができる(Spielberger, 1983)。

私はこの質問票を大学院生の課題として何度か使ったこともあり慣れていた。そんな経緯で，このマニュアルも購入していた。マニュアルから測定用具の開発や試行に役立つ予備知識を得た。また，コンフォートについて深く考えるきっかけとなった。つまり，「コンフォートにも同じように，状況-特性という性質があるのだろうか。」と。

私はこの疑問に取り組むために過去の文献検討を参照し，看護におけるコンフォートはまさに簡単に変化するものであり，また看護師はその昔から，患者

のコンフォートの増進は自分たちの使命の1つであると信じていたことを思い出した。これらの洞察に基づき，私は即時的な経験の一部としてコンフォートを定義づけてきた(Kolcaba, 1992b, p.6)。その結果，コンフォートの質問は状況を尋ねるものでなければならないという制限を設けることにした。これは，すべての質問は状況特異的であり，現在というその瞬間に関することを意味した。コンフォートという言葉は，回答のバイアスを避けるためにどの質問にも用いられてはいない。質問の例を挙げると，「私は吐き気がする」「私は希望に満ちている」というものだ。回答者は質問に沿って，その瞬間に感じたことを即座に回答するよう求められた。後に統計学的手法として，状況-特性識別試験の分析方法を発見し，学位論文のデータに活用した。この結果については第4章で報告する。

　第3の問題は，「それぞれの質問の語調をどうするべきか。」ということであった。私は測定用具開発の授業で，語調は幅広い範囲の回答を見込んで十分に中立的でなければならないことがわかった。例えば，「私は歩くことができる」は基本的な能力を示している。もし，その質問が「私は容易に歩行できる」と書かれていたら，それはもはや中立的ではない。

　第4の問題は「それぞれの質問の回答選択肢を偶数にするべきか奇数にするべきか。」ということであった。回答選択肢を偶数にすると参加者にどちらか一方の選択を強要し，奇数にすると関心がなかったとしても，決めかねたにしても，中間に回答することが多くなるかもしれないと考えた。それを考慮して，最初の一般コンフォート質問票は回答選択肢を4つに設定した。そこには「どちらとも言えない」はなかった。

　第5の問題は，それぞれの質問の回答選択肢数を選択することであった。私が用いたかったリッカートタイプのスケールでは，通常の回答選択肢は4つ，5つ，6つの範囲内である。5つの回答選択肢は中間の選択(どちらとも言えない)を誘導してしまうのですでに除外した。6つでは選択肢が多いように思えたので4つにした。4つという数はSpielberger(1983)も選択したものだった。後に，選択肢が多いほうが実際には感度が増し，選択肢が増えたことによるネガティブな影響はなかった(少なくとも私のコンフォート測定用具では)ことがわかったので，今ではすべてのコンフォート質問票が，たとえターミナル期の患者に対するものであっても，6つの選択肢を持つことを勧めている。

　第6の問題は，測定用具の得点をどのように設定するかだった(これはデータ収集の前に決定しなければならなかった)。そこで，数値化された回答が実

際に意味することは何かについて考えた。最も高値の選択肢に同意されていれば，それらは回答者がコンフォートの側面(私は歩くことができるなど)についてポジティブな状態であると感じていることを意味する。つまり，高いスコアは高いコンフォートを示す。これは私の望んだ意味論的な解釈であった。このことから，最も強く最も高いコンフォートの状態は，コンフォート質問票で最も高いスコアで示されることとなった。

第7の問題は，どの質問においても重複した記述を避けることであったが，言うはやすく行うは難しだった。初めはそれに気づかず，重複した記述となり大失敗してしまった。失敗例の1つとして，「私にはカードや手紙をくれる友人がいる」というものがあった。これは実際には2つの状態を意味する。まず1つは，回答者には何らかの形で友人がいなければならず(家族は含まれていないようである)，もう1つは，電話はくれてもカードをくれないとカウントされないということだ。専門委員会の審査や小さな予備調査で，回答者が私にこれらの質問に回答しにくかったことを率直に話してくれたので，項目が重複しているということに気づいた。それでも統計的に項目を分析するまでは，いくつかの重複した記述が見過ごされていた。

Roberts博士に見せた最初の一般的コンフォート質問票は，博士課程で測定用具に関する学習を深めながら数回修正された。測定という難しい技術について経験豊富な教授に出会えたのは，なんと幸運なことだったことか。最終的にできあがったものについては，本書巻末の付録A(235頁)に示している。

個々の質問から引き出された分類的構造の特定のセルを，図3-1に示す。この図は私がどうしてそう考えたのかという経緯を知りたい方のために記している。しかし，ある忠告も含んでいる。つまり「私が図式化してきた方法を，それぞれのセルで再現しようとはしないで下さい」。いったん質問が生じると，それらは相互に関連し合い，ホリスティックなコンフォートのゲシュタルト*の一部分となることがわかってきた。人はコンフォートについて独自の捉え方をするので，同じ質問であっても受けとめ方が若干異なる(コンフォートが，まさに個人的なものであるということはわかっている)。また，緩和と安心に属する質問のいくつかは見分けにくい。なぜなら，ある不快が緩和されると，その人は安心の状態になるからである。このような細かいことを必要以上に気

---

*訳者注：ゲシュタルト［gestalt］：形態。単に部分が集まったもの(集合体)ではなく，統一した機能を持った構造(統一体)をいう。

	緩和*		安心			超越		
身体的	14 − 48 −	19 − 25 −	1 + 20 −	36 + 28 −		15 + 5 −	29 + 6 −	
サイコスピリット的	44 + 22 −	46 + 40 −	2 + 38 +	7 + 24 −	31 +	9 + 41 −	17 + 45 −	
環境的	3 + 12 −	27 + 34 −	11 + 32 −	47 + 42 −		30 + 18 −	33 + 21 −	35 −
社会文化的	37 + 13 −	8 − 26 −	4 + 43 +	23 + 39 −		10 + 16 +		

図3-1 コンフォートの分類的構造における一般コンフォート質問票の質問配置
＊：安心と捉えられがちな緩和のためのポジティブな質問。緩和のためのネガティブな質問は満たされていないニードを示す。
注：それぞれのセルから生じる質問数が同じでなくても差し支えない。
各セルの内容領域が抽出されているか確認すること。
バイアスを防ぐためにポジティブな質問とネガティブな質問は同数にする。終末期のように認知機能が低下した患者は除外とする。
一般コンフォート質問票でのポジティブな質問＝24
一般コンフォート質問票でのネガティブな質問＝24

にすることは，読者の意欲を喪失させることになる。

　これらのあいまいさはあるが，分類的構造はコンフォートの内容が網羅されているかどうかを確認するにはとても役に立つ（私はこの分類的構造を内容地図［a content map］とも呼んでいる）。これは研究者が一般コンフォート質問票を研究対象者に適合させたいときに重要である。また分類的構造は，下位尺度の分析でどの質問をどの下位尺度に入れるのかを確認するのに有効である。分類的構造が一般コンフォート質問票を構築する上で役に立ったことが大変うれしかったので，そのことを発表するため私は論文にまとめた（Kolcaba, 1992b）。

必要な後援

　私は『Image』誌に分類的構造に関する論文を投稿したが，およそ9か月間は編集者から連絡がなかった。また1991年春，アメリカ中西部看護研究学会（Midwest Nursing Research Society；MNRS）でも分類的構造を発表した。聴衆の中に心臓病患者について研究している臨床研究者 Elaine Hogan-Miller がいた。

彼女は冠動脈造影後の大腿部固定で3つの方法を試したかった。測定したいアウトカムの1つはもちろん出血だったが，それ以外の患者に焦点を当てたアウトカムを決めかねていた。彼女は冠動脈造影後の患者の体験について次のように述べた。「患者は造影による直接的な痛みはないが，固定によって不快な思いをしている。背中は痛くなるし，足を動かさずにいるのはつらいし，退屈である」。彼女はこの難題を抱えて，コンフォートの分類的構造に関する私の発表を聞きに来たのだ。

　発表の後でHogan-Millerが，コンフォートのことで話しかけてきた。彼女は私のコンフォートの定義が，彼女の研究対象者にぴったり合っていると思っており，それについては私も同意した。しかし，患者が固定されている6時間という比較的短い時間枠は，コンフォートのすべての側面を測定するのには不適切ではないかと彼女は思っていた。そこで，私たちは電話を通じて，床上安静時の身体的コンフォートに関連した19の質問票からなる身体的コンフォート測定(Physical Bedrest Comfort Measure)と称するものを作り上げた。項目の1つの例は，「同じ姿勢を続けているので筋肉痛がある」といったものであった(Hogan-Miller, Rustad, Sendelbach, & Goldenberg, 1995)(この研究の結果は第7章参照)。

　今ここでこの研究を挙げたのは，Hogan-Millerとの出会いがきっかけとなって，『Image』誌の編集者に私の投稿論文の状況を問い合わせる気になったからである。私は編集者に分類的構造の論文を掲載するか，あるいは他の雑誌に投稿できるよう論文を返却するかしてもらいたかった。その要求と併せて，Hogan-Millerと作成したばかりの2番目のコンフォート測定用具の情報も添えた。そして，冠動脈造影後患者のコンフォート質問票に関する彼女とのやりとりのコピーを同封した。このわずかの証拠から，その論文は記録的な速さで受諾され，6か月後には公表された(Kolcaba, 1991)。

　その他にこの研究から得られたポジティブな経験として，ホリスティックなコンフォートと患者の固定状態というものが，うまく適合したことが挙げられる。コンフォートは痛みがないこと以上のことを証明する対象者が存在する。なぜなら，患者は痛みがなくても非常に不快な状態になり得るからである。その他の特有の状況においても，コンフォート質問票が看護研究者にとって有用であることに勇気づけられた(どのような状況においてであるのかは定かではなかったが)。

一般コンフォート質問票（GCQ）の予備調査

　「誰か予備調査をやってみたい人はいませんか。卒業のためにとっても役に立ちますよ。」クラスの中で手を挙げたのが私1人だったとき，何かおかしいと気づくべきだった。後から考えると，Roberts博士は私に向かって問いかけたのかもしれないと思った。けれどもそのときは，そんなことは思いもしなかった。

　そういうわけで，予備調査がどういうものかについてRoberts博士と話をした。私は彼女に48項目の一般コンフォート質問票を見せたばかりだったが，彼女はこの測定用具の計量心理学的研究をすることを望んでいた。私はその意味がよくわからなかった。患者や地域住民といった異なる集団に，同時に同じ質問に答えてもらうのだと彼女は説明した。そうすれば，事項分析を含んだ信頼性の高い得点が得られ，因子分析ができるだろうと。私は言われたことの意味がまだわからなかったが，これが新しく開発された測定用具をテストするやり方であり，新しい測定用具とは一般コンフォート質問票という形で私が開発したもののことだった。

　「何人くらいの患者数が必要ですか。」私は単純に質問した。まだ事前のデータ収集にはまったく手をつけていない状態だった。

　「そうね，因子分析には1つの設問について10人の対象者を必要とするから，480人になるわね…」私は単純だったが，愚かだったわけではない。いくらなんでも多すぎるように思えた。

　「480人ですか。」

　「そう，データ収集の調査場所は1つには限りません。複数あっていいのよ。」（調査場所の各々で施設内倫理委員会［Institutional Reiew Board；IRB］の許可を得なくてはならないことを私は知らなかった。）

　「わかりました。夏の間に何とかやれると思います」。そう答えたのが今でも信じられない。この受け答えから，私には学ぶべきことがかなりたくさんあったということがわかるだろう——調査企画書作成，インフォームドコンセント，施設内倫理委員会への申請，適した研究対象者の募集と確保，審査員向けの企画のプレゼンテーションなど。

　その通り，私は多くのことを学んだ。けれども卒業のためには何の役にも立たなかった。事実，この調査によって私の卒業は少なくとも2年遅れた。さら

に博士論文にこの調査結果を使うことも許されなかった。

　480人を対象に調査を行ったのか。そうではなかった。データ収集に1年半を費やし、256人分の完成された回答を得た時点で、私は先を見越して作業に取り掛かった。研究の教科書に、1問につき5人の研究対象者を確保できれば因子分析は可能である、という引用文を見つけたのだ(Tabachnick & Fidell, 1989, p.603)。それを Roberts 博士に見せると、彼女は私が窮地から逃れ出るのを許してくれた。そこで私はデータ分析に取り掛かることができた。

　こうしたなりゆきに私は満足しているのか。もちろんである。因子分析も含め、一般コンフォート質問票の心理特性に関する知見を自分のものにすることは、その後のコンフォートの研究者としての私を支えるエビデンスになったからである。

一般コンフォート質問票の心理特性

　驚いたことに、クロンバック係数が0.88と、新しい測定用具にしてはとても高い値であった(Kolcaba, 1992b)。おそらく分類的構造を論理的に操作したことが良かったのだろうと思う。先にも述べたように、私は Youngblut 博士の測定用具の授業を受講中ではあったが、実際の因子分析は私にとって難しい作業だった。そのクラスで私はある一連の回転に対して、別のタイプの回転でも行ってみることや、特定の因子数を入力してコンピュータにかけること、そして出てきた結果をどのように解釈するかを学習した。しかし、結果として出てきた因子は私の考えていたようなものではなかった。私が考えていたのは、それらの項目についてコンフォートの4つのコンテクスト(身体的、心理的、社会的、環境的)に負荷がかかるだろうということであった。なぜなら、これらは3つのタイプのコンテクスト(緩和、安心、超越)よりもたいへん説明しやすく、識別しやすかったからである。そこで私は、統計の専門家である友人に、彼女の大学の大型コンピュータ(多大なコストがかかる)を使い、これまでとは異なる回転によって、強制的に組み込んだあらゆる種類の因子の組み合わせをコンピュータ処理して欲しいと頼み続けた。

　『Advances in Nursing Sciences』誌からゲラ刷りを受け取ったのは、まさにこの作業の真っ最中だった。その頃公表した分類的構造を用いて、どのようにコンフォートを操作するかという草案であった。間が悪く、出版社は測定用具の心理特性に関して、私が把握している他の情報を加えるように求めてきた。ゲラ刷りをすぐに返さなければならなかったので、因子分析の報告について、編

集者や教授にまったく相談できなかった。大急ぎでまとめてその論文に結果を出してしまったことを，今でも残念に思っている(Kolcaba, 1992b)。つまり，本章は私に，これらの結果をより正確に報告するチャンスを与えてくれた。偶然にも，異なる回転ではすべて同じような結果が得られ，その事実は私が長年待ち望んでいたことだった。

　もし実際に，「ホリスティックなコンフォート：看護師が受けとめるアウトカムとしての構造の運用 Holistic Comfort : Operationalizing the Construct as a Nurse-Sensitive Outcome」(Kolcaba, 1992b)と題した論文の第8頁を書き直すことができるのであれば，伝えたいのは次のこと(「私の趣旨を理解」するのに，目の前に論文を用意する必要はない)，つまり「当初は，主成分分析，バリマックス回転では，固有値が1.0以上の13因子を抽出した。13番目の因子は1つの項目のみを有し，意味論的に似通った他の因子に収束された。したがってこの結果は，12のセルの分類的構造に一致した。さらに因子はスクリー・プロット上の3つの下位尺度上に凝集し，意味論的にはコンフォートのタイプ(緩和，安心，超越)に類似していた。この負荷は48項目の分散の63.4%を占めた」である。

　論文の8頁の下部に，見直し後の下位尺度の信頼性を載せているが，それは弱い項目を削除し，項目分析をやり直して得られたものである。しかしそれに続く母集団では，見直し後の測定用具の再テストは行わなかった。そのためこれらの信頼性は，下位尺度のクロンバック係数の範囲のガイドラインとなるだけである。下位尺度の0.66～0.8の範囲の信頼性は一般コンフォート質問票の全体(0.88)よりも低いことに注意して欲しい。これは一般的に項目数が少ないと信頼性が低くなるためである。

　その論文の7頁の表が，ウェブページ上のものや，後の「アドバンス・ディレクティブとしてのコンフォートケアにおけるホリスティックな観点 A Holistic Perspective on Comfort Care as an Advance Directive」(Kolcaba & Fisher, 1996)のような論文とは，なぜ異なっているのか説明したい。まず因子分析の意味をじっくり考えているうちに，対象者はコンフォートニードの強さをもとに一般コンフォート質問票の項目に回答していることがわかってきた。緩和に対する彼らのニードは最も差し迫っており，だからこそ，緩和，安心，超越という下位尺度は連続体上にあるのかもしれないと思った。そのとき以来，私は3つの下位尺度，とくに超越はそれぞれ異なって存在するものとして考えることを好んでいる。この考え方は，緩和に対するニードが部分的に満たされてい

る患者にとって，なお満たすことができない超越に対するニードがあることと一致する。例えば，分娩中の女性は陣痛の合間に，つかの間の安心を得ることができるが，次の陣痛に向けて彼女たちを勇気づける超越をなおも求めている。安心と緩和もまた，まったく異なっている。なぜなら，緩和は前からあった不快が取り除かれることを含むが，一方で安心は，単独で起こり得るからである。これらの理由から，後に「満たされない/満たされた コンフォートニードの強さ Intensity of Unmet/Met Comfort Needs」から「コンフォートのタイプ Types of Comfort」の下位尺度の表示を変えた。本書では一貫してコンフォートのタイプを用いる。

さらに，コンフォートが体験される状況が，論文(1992a)でほのめかした分類のような連続体を示しているとは私はもはや考えていないので，「内的/外的ニード Internal/ External Needs」という表題を，「コンフォートの生じる状況 Contexts in Which Comfort Occurs」に変えた。特定の列と行から作られるセル，つまり格子上のセルの数は無視してもよくなった。セルがいくつあるかということは，苦労のわりに得ることが少なかった。

一般コンフォート質問票は，いくつかの回答者のグループ間で，予測通りの統計学的に有意な感度を示した(構成概念妥当性)。当初はグループの相違点が次のように記述されていた。(a)地域のグループ(対象者30名)は，病院のグループよりもコンフォートが高かった。(b)コンフォートがより高い人々は，自分のリハビリテーションの進み具合を高く評価した。

私の偏狭なものの捉え方が，いかに因子分析のプロセスに影響したかを考察することはとても重要だと思う。まず，ごく平凡な私という人物によって作られただけに質問票も平凡なものとなり，整合性のある因子構造を得ることができるのか確信を持てなかった。もし，そのデータが整合性のある構造を作り出すほどに協調性があるなら，項目は3つの因子(コンフォートのタイプ)よりも，4つの因子(コンテクスト)に負荷がかかるに違いない。実際に起こり得ると考えられるすべての統計上の回転を試したという確信はあった。しかし，それはうまくいかなかった。最終的には，項目の言い回しと分類的構造の配置に着目した。その上，私がもっと客観的であれば，もっと早く気づいたであろうものを見つけた。項目について言えば，負荷のかかるのはそのときのコンフォートのコンテクストではなく，コンフォートの3つのタイプであることがわかったのだ。多くの時間とお金を費やした自分自身に腹が立ったが，最終的に，一般コンフォート質問票が分類的構造に一致した因子構造を持っていたことが嬉し

公表後

　この論文を公表して以来，多くの看護師から一般コンフォート質問票のコピーを求める手紙が届いた。私は論文で仮説としてではあるが不十分な項目を削除し，「改訂版」一般コンフォート質問票を吟味してきたが，ほとんどの読者は原型の48項目の質問票を欲しがった。すべての項目に目を通した上で自分の研究に有用な質問項目を残し，その他を削除しようというのだった。読者は分類的構造の独自の項目の「空欄を埋める」ことができた。私はこの熱心なアプローチを心を込めて支持する。そしてコンフォートが適切なアウトカムである唯一無二の患者の問題を手に，多くの看護師が，数限りない看護の現場から名乗りを挙げて欲しいと思う。

　1992年の公表以来，当初は郵便で，後には電子メールで，一般コンフォート質問票の請求がたくさんきている。電子メールによる連絡で最も多いのは，看護理論のウェブページにリンクしている私のウェブページ（The Comfort Line）を通したものだった（Kolcaba, K., 1997）。看護師が患者のコンフォートの測定に興味を持つ領域には，熱傷ユニット，婦人科検診，病院船，内科，外科，産科，ホスピス，長期療養ケア施設，放射線療法，安静臥床，不妊症，高齢者急性期ケア，尿失禁，新生児室，救急部，精神科，クリティカルケアがあった。これらの領域は，コンフォートニードが大変複雑で，患者のコンフォートのアウトカムは痛みのないこと以上に大きなことなのだ。

　現在では，私のウェブページを見た研究者は，どんな調査対象にも適用させるように説明文のついた一般コンフォート質問票をダウンロードできる（付録A，235頁参照）。看護の意義として患者のコンフォートを促進するために，すべての電子メールによる質問に回答し，電話による相談もするつもりだ。たいていは私の意に反して，最初の連絡後は先方からフィードバックが返ってこない。しかし，私たち皆で協働する利点を認識することにより，このような連絡の途絶えに変化が生じることを期待している。

博士論文の経過

　「博士論文では実験研究をして欲しい」。それは，私に言わせれば常に私よりも数歩先を歩んでいるRoberts先生からの思いがけない言葉だった。その頃ま

でに私は，実験研究に何がつきものかはわかっていた。つまり，膨大な仕事だ！どのような母集団ならば，効果的な介入によってコンフォートのポジティブでタイムリーな変化を見出すことが期待できそうだろうか。私は翌年までこの疑問に悩まされた。

当時の私の人生でもう1つの大きな問題は，弟が悪性黒色腫の末期という診断を受けたことだった。彼は43歳で私より18か月も若い唯一の同胞だった。Johnと私はとても仲が良かったが，彼は私の思いとは異なった方法でがんにアプローチしていたので，めったに私の助言を求めなかった（それは，私たち看護師にとっては大変つらいことだ）。Johnは延命のために，知られているあらゆるがん治療を試そうと奮闘した。それでもやはり，依然として病状は悪化してQOLが低下し，彼の入院生活は私が看護師として働いていた病院で大変長く続いた。私はがん看護の世界がよくわかるようになり，それらのことほとんどに感動を覚えた。そこの看護師は患者のコンフォートの重要性を認識しており，私はがん患者のホリスティックなコンフォートの追求によりいっそう関心を持つようになった。また，がん看護ではもっと容易にコンフォートの変化を実証できるのではないかと思った。なぜなら患者のコンフォートニードは急を要するが，心身への介入に影響を受けやすいからだ。こうして私の博士論文は，老年学から道を逸れてしまった。老年学ではコンフォートニードはかなり慢性的であるため，経時的変化を実証するには時間がかかりすぎてしまう。研究者として意義ある生活を送るためには，これ以上卒業を遅らせることはできないと思ったのだ。

徐々に学位論文のアイデアがまとまってきた。乳房温存療法を受けている女性の乳がん患者のために，録音テープでイメージ誘導法を開発した。乳がんの乳房温存治療は，腫瘍摘出術と放射線療法だった。私の研究疑問は，放射線療法施行中の初期の乳がん患者のうち，イメージ誘導法を受けた女性は，対照群と比較して長期の時間経過の中でより高いコンフォートを得るであろうかというものであった。本当の疑問点は，効果的に繰り返し介入を受けた人に対して，時間経過の中でコンフォートの変化を実証できるかというものであった。私はたとえコンフォートがダイナミックな状態で，急速な変化をなし得たとしても，コンフォートが増進する動向が経験的に確証されることを望んでいた。

録音テープという媒体があることで，治療グループのすべての女性に何度も繰り返して同じメッセージを送ることができた。イメージ誘導法の原稿の中には，この母集団に重要とされるコンフォートの分類的構造のすべてのセルにつ

いて，肯定的発言を組み込んだ。録音テープの原稿を書くために，乳がんと放射線療法に関する文献を振り返った。イメージ誘導法を専門にしている優れたレコーディング・アーチストに出会った。私は分類的構造とコンフォートの各側面について開発した質問項目の検討を通して，コンフォートの内容領域をカバーしていることを確かめた。テープと研究デザインの微調整をするために，放射線療法の看護師や技師，医師の助けを得た。被験者の女性たちは，研究のために提供したテープレコーダーで，少なくとも1日1回，都合の良いときにテープを聴くよう求められた。このような方法でメッセージとプロトコールの統一が図られた。

　一般コンフォート質問票が乳がんを持つ女性に適合するように，新たな場面設定では関係のない質問項目を削除した。残された質問項目は空欄の分類的構造にプロットされ，それによって私はコンフォートの内容を網羅するために質問票で取り上げなければならないコンフォートの側面は何かという全体像を描くことができた。文献をもとに，この母集団に特異的な重要なコンフォートニードを絞り込んだ。そしてこのニードの識別から，この母集団のための分類的構造を埋め尽くして完成させるポジティブおよびネガティブな質問項目を開発した。またこの研究のあらゆる面を展開するにあたり，放射線療法科看護師，医師，患者の支援を得た。

　放射線療法コンフォート質問票（Radiation Therapy Comfort Questionnaire；RTCQ）の開発で考慮すべきことは，女性たちが回答するのにどれほどの時間を必要とするかであった。研究参加者の多くは，少なくとも初回面接後は自宅よりもむしろ放射線療法科外来で私と会うことを選ぶだろうというのが，看護師らの考えであった。これは後にその通りであることが確認された。そこで研究のデザインは，放射線療法療法を受ける直前にすべての質問項目を提供し，それを3回行うというものだった。つまり(1)照射部位の位置決めと放射線療法開始の前，(2)放射線療法開始から3週間後，(3)放射線療法終了から3週間後，である。48項目の質問票は，放射線科のスタッフの意見ではあまりにも長く，おそらく女性に大変ストレスがかかるとみなされた（この問題は頻繁に指摘されるが，経験上，48項目の質問［各セルから4つ］は処理しやすくバランスがとれていて，信頼性の高い質問票ができる）。けれども，この研究では，26項目の放射線療法コンフォート質問票を用いた。放射線療法コンフォート質問票は，イメージ誘導法のテープと共に多くの患者で予備調査が行われ，うまく進められた。

私はまた，コンフォートの3つの下位尺度(緩和，安心，超越)を測定するためのビジュアル・アナログスケール(visual analog scale ; VAS)を初めて開発した。これらの下位尺度は一般コンフォート質問票の心理測定研究による因子分析から浮上した(Kolcaba, 1992)。ビジュアル・アナログスケールの3本柱は，「今まさに，たくさんの不快なことがある」(緩和)，「今まさに，安らぎを感じている」(安心)，「今まさに，やる気に満ち，確固たるものがあり，強さを感じている」(超越)，である。私がビジュアル・アナログスケールを開発したのは，コンフォートについての並存的妥当性を立証しようというのが1つの理由だった。コンフォートを測定できるものはほかにはなかった。その次に，ビジュアル・アナログスケールが長い質問票よりも効果的に患者のコンフォートを測定できるか知りたかった。これは今回と将来の母集団について，臨床的に有意なはずであった。放射線療法コンフォート質問票とビジュアル・アナログスケールは，それぞれ付録B(238頁)とC(240頁)に示す。

　研究はうまくいった。近隣都市の2つの教育病院の放射線療法科でデータ収集をさせてくれることになった。予備調査では質問票で尋ね忘れたことがないか，録音テープに言い忘れたことやうまく言えなかったことがないか，測定用具は使いやすかったかをはっきりと尋ねた。すべての人がそのプロトコールやテープとテープレコーダー，測定用具に納得し，その施設の倫理委員会から適切であるとの承認が得られたため研究に取りかかった。学位論文審査委員会の外部審査員に放射線腫瘍学の医師がいた。

　女性患者が初めて放射線療法科を訪れたときに，看護師が研究について説明をした。この研究を初めて耳にしたとき，女性の半分は突然泣き出した(自分が本当に乳がんであることを改めて思い起こすのだ)。他の半分の女性は研究に参加することを希望した。看護師が研究参加を希望する人の名前と電話番号を私の家にファックスで送ってくれた。私はそれが家に届くと，照射部位の位置決めに通院する前に彼女らに会うため，すぐにその女性に電話をした。私はスケジュールをうまく調整しなければならず，それは私にとっても研究対象の女性たちにとっても非常にストレスのかかることだった。このストレスを緩和するために，すばらしい数人の学生を助手にした。研究対象の女性たちもすばらしい方で，彼女らはテープを本当に気に入ってくれた。倫理委員会の承認後，1年をかけて53名分の女性のデータをすべて集めた(それぞれの女性に3回の訪問を行った)。私はデータ収集に協力してくれた全対象者と学生に心から感謝している。

データ整理に膨大な時間を要したもう1つの問題はデータの分析方法であった。統計家の友人であるChristine Fox博士だけでなく，アクロン大学の統計部門のRichard Steiner博士にも相談をした。私たちはベースラインの不安状態を共変量にした反復測定多変量共分散分析（Repeated Measures Multivariate Analyses of Covariance；RM MANCOVA）で合意した（Spielberger, 1983）。ほかに考えられる共変量としては，人口統計学的データから検出したどのベースライングループの差にもなり得る。

「ホリスティック」であるゆえに，私は多変量共分散分析（MANCOVA）の検定統計量が気に入っている。それはグループ間の相違や経時的変化，時間とグループ間の相互作用効果を見ることができる。また，ベースラインのデータは対象者自身の比較対象ともなる。検定統計量に有意差があるときは，事後テスト（Post-Hoc Tests）*によってどのグループが最良のアウトカム（この場合はコンフォートである）を持っているかどうか確定する。一度にこれらの因子すべてを調べられるため，私は反復測定多変量共分散分析がホリスティックな研究デザインの本質をまさに捉えていると確信している（Kolcaba, 1998）。また，私の介入にネガティブな面での作用がないかどうかを見るのに，有意水準 α 0.1 を用いている（Lipsey, 1990）。

結果

データが集められた頃，Christine Foxはおよそ150マイル離れた別の大学に転勤していた。電子メールがちょうど登場した頃だったが，添付ファイルを送付できるほどの機能はなかった。そのため分析に必要な詳細な作業のほとんどは電話や郵便，ファックスで行われた。はっきり覚えている電話での会話は，次の通りであった。

「ねえ，Christine。」（何気ない会話）「もう，データの結果は出たかしら？」

「今ちょうどそれをやってるところよ。ちょっと待っててね。」（後ろでコンピュータのキーボードを叩く音）「えーっと，グループ間で有意差が出てるわよ。」（驚いたわ！）

「でも，どっちのグループのコンフォートが高いのかしら？」（私にとって初めての事後テストだけに，コンピュータのキーボードを叩いていた数分間は身を切られるような思いだった。）

---

*訳者注：ここでは，「事後テスト」とした。用語解説の"Post-Hoc 検査"参照

「治療グループのほうが高いようだわ。」(Christine の話し方はいつも控えめだった。)

　私は歓声を上げ，信じられない思いと安堵感，卒業の見通しが頭の中で踊っていた。私はいつも感情的だが，この日は興奮の1日だった。効果的な介入を繰り返し与えることでコンフォートの状態が変化することを見出すために，十分な感度(この測定用具の長所である)でコンフォートを測定できることを実証した(経時的なグループ間の差 $p=0.07$)。その測定用具は 0.76 という良好なクロンバッハ係数を示した($n=53$, 26 の質問項目)。博士論文を完成させるまでにありがちな浮き沈みはあった(詳細は第5章に述べた)が，データ収集終了後，約9か月で卒業した。10年間の博士課程であり，卒業したときは 52 歳のおばあちゃんになっていた。

　放射線療法コンフォート質問票の統計的成果に喜ぶ一方で，ビジュアル・アナログスケールの成果は上がらず，後になってさらに処理の難しい二次的な分析を必要とした。よって，これらのスケールは最初の学位論文では考察されていない(Kolcaba & Fox, 1999)。総コンフォート(total comfort；TC)のラインは，経時的な変化を示せるほどの感度がなかった($p=0.82$)。コンフォートの下位尺度(緩和，安心，超越)の積算スコアは有意差に近いデータ($p=0.17$)を示し，コンフォートの個別的な受けとめ方についてさらに敏感なようだった。これらの結果は，総コンフォートの程度を 0～10 の尺度で患者に尋ねることが，個人のコンフォートに関するかなり多くの特性を網羅していることを示唆している。つまり対象間での意味や重要性の違いを要因に含めることで反応を安定させたのである。臨床現場で 0～10 の尺度でコンフォートの程度を患者に尋ねることは，結果として，コンフォートを損なうものについて知ることのできる意味ある会話となるので，看護師はコンフォートケアをどのように進めるかを把握できると私は確信している。4つのビジュアル・アナログスケールの特性の徹底した考察は，第4章の Kolcaba と Steiner の論文に記している(2000)。

　ビジュアル・アナログスケールと放射線療法コンフォート質問票の相関関係は，コンフォートの2つの測定方法の間での予備的な並存的妥当性を支持した。並存的妥当性は，ある測定用具が他のものとどのくらい相関しているかを，同じ特性や状態について同時に測定したものである(Goodwin & Goodwin, 1991)。コンフォートの測定には王道がないので，この母集団については総コンフォートと放射線療法コンフォート質問票の，ビジュアル・アナログスケールとの相関関係を計算した。これら2つの測定用具はホリスティックなコンフォートを

測定するためにデザインされ，そして両者は同じ研究対象者に対して，同時期に3つの時点で施行されたので，総コンフォートについて放射線療法コンフォート質問票は，ビジュアル・アナログスケールとの強い正の相関関係を持つ媒体であることを実証するものと私たちは信じていた。ほとんどの女性患者はビジュアル・アナログスケールで相対的に高いコンフォート（1～10の尺度上7.3,10が最も高いコンフォートである）と，狭い範囲を示したため（標準偏差1.58），データは正しい方向へ歪曲された。このようにして関連性のノン・パラメトリック測定が行われた。総コンフォートに対する放射線療法コンフォート質問票とビジュアル・アナログスケールの間の共相関関係は，3つの時点それぞれにおいて中程度の相関関係を示した。時点1＝0.31, p＝0.02；時点2＝0.31, p＝0.02；時点3＝0.44, p＝0.00。私たちは2つのコンフォートの測定用具の間に，中程度の並存的妥当性があると結論づけた（Kolcaba & Steiner, 2000）。

コンフォート研究方法の提案(KOLCABA, 1997)

コンフォート研究に関心を持ちコンタクトのあるすべての方々に，私はコンフォートラインと名づけたウェブサイトで，次のような方法を勧めている。

1. コンフォート研究は，介入（分類的構造にて開発された）がアウトカム（これもまた分類的構造にて作り出されたもの）に適合しているかどうかについて，グループ間での有意差を立証する良い機会である。音楽や芸術療法，イメージ誘導法，マッサージ，セラピューティック・タッチ，認識への働きかけのようなホリスティックな介入は，分類的構造でのコンフォートのすべての側面を対象にすることができる。したがって，介入とアウトカムは適合する。
2. 1つのベースラインを含む少なくとも3つの測定時点のデータを経時的に集めること。研究デザインのこの部分は研究対象者の経験全体を調べるのでホリスティックである。
3. Lipsey（1990）が推奨する有意水準 α 0.1を用いるよう考慮すること。彼は介入の副作用がほとんどない場合に社会学者（そして看護師）は，タイプⅠエラーを強力に防ぐ一方で，タイプⅡエラーを起こすリスクがより高くなると考えている（タイプⅠエラーは結果が正しくないときに，有意性を検出する可能性。タイプⅡエラーは結果が正しくないときに，有

意性を見逃す可能性)。すなわち，有意水準α0.05という厳しい選択は，介入が本当はポジティブな効果を出していても，有意性を見逃しかねない。ホリスティックな介入の多くは何の副作用も見られず，厳しい有意水準では有意性のある結果は出ないが，有意水準α0.10であれば，効果があることを断言するだろう。しかしながら，新しい薬剤プロトコールのような副作用をもつ介入は，やはり有意水準α0.05もしくは0.01が推奨される。

4. もし，多変量共分散分析が有意であれば，まず最初の事後テストで，「どのグループが最も高いコンフォートレベルなのだろうか。」と疑問を抱くだろう。多変量共分散分析の仮説を検証するとき，それぞれの時点でどのグループが最もコンフォートレベルが高いかを示すt検定を行う。そう，実はこの疑問の答えはここですでに出ている。つまり，あなたは情報をまとめればよいのである。

次の事後テストは一次の線形や曲線，二次の線形などいずれにせよ，改善の傾斜を明らかにする傾向分析である(Stevens, 1992)。同時期の3つの時点に関しては比較グループに変化がない一方で，治療グループは着実にコンフォートの増加を示すというグループ間の直線関係は，理論と一致する重大なアウトカムである(第5章参照)。

もしコンフォート研究を考えているなら，あなたが独自で測定用具を開発する必要性はないだろう。実際，これまで私が述べてきたように，それは難しく時間を要する。他の人が開発したコンフォート測定用具が手に入るし，あるいは一般コンフォート質問票をあなたのニーズに合わせて適用できる。さまざまな経験的コンフォートの測定について何をどうしてきたか，読者の皆さんが概観できるよう**表3-1**に示す。

母集団のコンフォート測定

コンフォートの測定は比較的新しいものなので，コンフォートの測定用具がまだ開発されていない母集団や研究問題が存在する。しかしそういう理由で，一般コンフォート質問票を自分の研究目的に適用することを思いとどまる研究者が1人も出ないことを私は願う。例えば緩和ケア看護師のあるグループが，ホスピスコンフォート質問票(**HCQ**)を短くしようとして，残すべき質問項目

表3-1 既存の量的なコンフォート測定用具の心理特性

測定用具の名称	信頼性	項目数	対象者数	構造分析？	参考文献
妊婦のコンフォート評価用具（観察者による評価）	評価者間一致度：0.89%	7	40	適用せず	Andrews & Chrzanowski, 1990
認知症のコンフォートチェックリスト（観察者による評価）	相関関係係数 r 0.88	9	82	適用せず	Hurley et al., 1992
一般コンフォート質問票（GCQ）（患者による評価）**	クロンバックα係数 0.88	48	256	因子分析：緩和、安心、超越	Kolcaba, 1992b
コンフォート・スケール（小児集中治療室での苦痛）	評価者間一致度：0.84 内的整合性：0.90	8とVAS	50	8つの特性間の相関関係	Ambuel, Hamlett, Marx, & Blumer, 1992
ベッド上安静でのコンフォート測定（患者による評価）	クロンバックα係数 0.73	19	30	なし（対象者数不十分）	Hogan-Miller et al., 1995
放射線療法でのコンフォート（ベッド上の姿勢）	グループ間有意差	1 VAS	17	なし	Cox, 1996

（次頁へ続く）

表3-1 既存の量的なコンフォート測定用具の心理特性（続き）

測定用具の名称	信頼性	項目数	対象者数	構造分析？	参考文献
コンフォート質問票（終末期の脱水輸液）	適用せず	14-患者リッカートスケール	31	なし	Vullo-Navich et al., 1998
放射線療法コンフォート質問票（RTCQ）（患者による評価）**	クロンバッハ係数 0.76	26とVASs	53	なし（対象者数不十分）	Kolcaba & Fox, 1999 ; Kolcaba & Steiner, 2000
尿失禁・頻尿コンフォート質問票（UIOCQ）*（患者による評価）	クロンバッハ係数 0.82	23	40	なし（対象者数不十分）	Dowd, Kolcaba, & Steiner, 2000
小児のコンフォート行動（疼痛）	Kappa 0.63〜0.93	6とVAS	158	LISREL（ソフト名）	Van Dijk et al., 2000
ホスピスコンフォート質問票（HCQ）*（患者とケア提供者自身のコンフォート）	クロンバッハ係数 患者 0.98 ケア提供者 0.97 VAS	48 48	48 38	なし（対象者数不十分）	Novak et al., 2001

*論文に再掲された測定用具
**ウェブサイトを通して利用可能な用具：*www.uakron.edu/comfort/comfort_theory.html*。
ビジュアル・アナログスケール（VAS）の信頼性はテスト-再テスト法をもとに判断し、第4章で報告した。

(25項目)と削除できる質問項目についての14人の専門家の提案を集計することにある程度の時間を費やした(ホスピスコンフォート質問票の49項目を項目分析したところ、すべての項目はフェーズⅠ、Ⅱを通じて100人近い患者で同等の強さであるということを証明した。よって測定用具の48項目を減らすのを勧める統計学的指示は存在しない)。100人近い患者(フェーズⅠとⅡ通じて)は、測定用具の長さに困難を感じないが、それは回答したのが一度だけだからである(Novak, Kolcaba, Steiner, & Dowd, 2001)。

一般コンフォート質問票を適用するときには、改訂された測定用具の信頼性係数(クロンバッハ係数)を決定づけるために、母集団の代表者で小さな予備調査を行うよう忠告しておく。それは短縮された質問票では、おそらく信頼性スコアがより低くなるということである。

あなたの母集団への一般コンフォート質問票の適用(Kolcaba, 1997)

1. オリジナルの一般コンフォート質問票から、あなたの母集団に関係のない質問項目は削除する。
2. ネガティブかポジティブかに注意して、コンフォートの分類的構造でそのまま残しておく質問項目の番号を見極める。このプロセスにより、現時点でコンフォートの内容領域にある質問の配置図が作られる(企画書や論文などに分類的構造の出典を明記するのを忘れないこと、Kolcaba, K. [1991])。また、適用した測定用具による計画を発表するときには、オリジナルの一般コンフォート質問票(Kolcaba, 1992b)の心理測定の特性についても引用可能である。あなたが適用する測定用具に、予備的な信頼性と妥当性があることを示せばよいのである。
3. 母集団や研究の問題に特有な、あなた独自のポジティブ、ネガティブな項目で図を埋めること。コンフォートの内容領域の全体を通してバランスがとられていなければならない。もしコンフォートの側面またはタイプの1つが母集団や研究の問題の評価に重要ではないと決めたならば、該当する行または列を除外することになるが、除外する根拠を明記すること。
4. 質問票を作成するとき、緩和と安心に関するポジティブな質問の間に差異を設けるのは困難であるかもしれない。私はその違いを次のように考えている。緩和とは存在する急性の不快から即座に救い上げることである。一方、安心とは充実感や平穏、安らぎのような長く持続するポジティ

ブな状態を指すが，不快に陥る可能性を潜在的に秘めている。ヘルスケアチームは患者の安心の状態を維持しながらも，人々が陥りやすい急性の不快にも油断なく警戒するべきである。

5. 採点は，ネガティブな項目をマイナス得点として総計に加える。より高い得点はより高いコンフォートを示す。また，どの項目がどの下位尺度に属するかを示した内容領域の配置図を用いて，それぞれの下位尺度（緩和，安心，超越）に得点をつけることができるようにする。
6. 私の夫は哲学者であり環境に取り囲まれた人間の存在に関する論文を発表している (Kolcaba, R., 1997)。私のコンフォート測定用具は彼の見解に一致しているので，環境の意味には，騒音や光，家具のような人以外のものの状況も含んでいる。この定義はヘルスケアチームが患者のコンフォートを増進させるために，人々を取り巻く環境の特徴をうまく操作する必要性を解き明かしている。これは Nightingale の環境に対する見方でもある。

  人やヘルスケア専門家を含む集団は，独自のエネルギーの場を持っている。私のコンフォート測定用具では人々のエネルギーの場については測定しないが，セラピューティック・タッチやその他の代替療法を実践している方と，この方面について研究を進めてみたい。
7. 前述した測定用具は本書の付録に加えて，私のウェブページと CINAHL から全文が入手できる。CINAHL は，大学図書館を通してウェブ上で利用できる医学系研究者のための大規模なリサーチデータベースである。一般コンフォート質問票（または適用したもの）の研究や心理特性について，あなたの母集団から明らかになったことをどんなことでも聞かせてもらえればありがたい。さらに，あなたが行うさまざまな因子分析にも興味があるので，ご希望ならばあなたの論文を手助けできれば嬉しい（私が関わった部分が大きい場合には，著者の最後に私の名前を入れて欲しいと頼むかもしれない）。コンフォート測定用具の利用や測定用具に関連した知見について連絡を取るために，電子メールや郵便が利用可能である（まずは電子メールでご連絡下さい）。このようにして私たちは共に，コンフォートに関する知識の基盤を築くことができるのである。

コンフォート理論

いかなる研究も理論を基盤としたものが良いので，読者は研究計画を立案す

るとき，理論を用いることができるし，また，用いるべきである。コンフォート理論は，意義ある知見を生み出す絶好の機会となる研究デザインを立案しやすくするものだと，もちろん私は思っている。これをどのように行うのか，また，コンフォート理論がどのようにしてできたかについては，第4章，第5章で取り上げることとする。

コンフォートの引用文をめぐる思索（第3章）

> もし彼が日々のコンフォートに
> 幻のコインを支払うとしたら，
> やがて日を追うごとに
> コンフォートをより重んじ，
> コインはさほど大切なものでは
> なくなってくるだろう。
>
> Edith Wharton（1904），*The Other Two*, Section V

　この引用文を選んだのは，コンフォートの変わりやすい特性を捉えているからである。コンフォートとは何かという観点や，人がコンフォートを感じる心理的状態は，どんな場合でも，経験したコンフォートの程度によってほぼ決まってくる。またこの引用は，語り手がコンフォートを，日々の暮らしの中で賢明な行いを積み重ねながら与えられるものだと考えていることを示しているのだと思う。もしくは，語り手がコンフォートを増すために，夢や望みをあきらめることを意味しているかもしれない。解釈はどうあれ，コンフォートはダイナミックで積極的な努力であり，価値あるものなのだ。

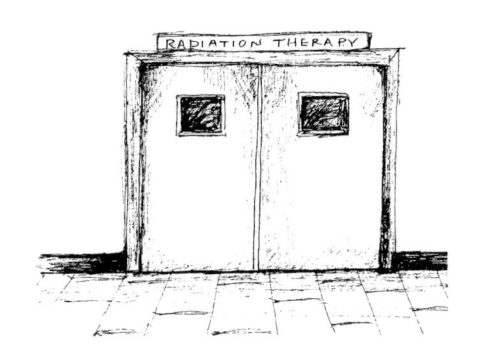

Chapter 4

哲学的観点

　　　　　小川のほとりでキャンプをした。その小川は大理石の池から流れ落ち，大理石の小滝となって溢れ出し，別の池を満たしては，また溢れ出ている。池や滝のほとりは宝石のようだった。2日間続いた雨が上がり，太陽が顔を出した。テントや服，寝袋を広げて乾かし，朝を過ごした。それまで雨は降っていたが，突風やテントの激しい揺れはなかった…。私たちは，緑や白の筋をつけた清流の澄んだ大理石の上に，水着で寝そべっていた…。まったく，平和で，コンフォートで，のんびりとした日向ぼっこを…。コンフォートと太陽以外のすべてを忘れ，何の気がかりもなく，はつらつとリラックスして横たわっている。

　　　　　　　　　　　　Wallace Stegner(1988), *Crossing to Safety*, p.199

　前にも述べたが，大学院生からコンフォート理論を自分たちの課題にどのように適用すればよいのかという質問をよく受ける。これらの質問は，私が説明すべきことの存在を示しているのでとても助かっている。質問の多くについては，私のウェブサイト上のFAQ(frequently asked questions　よくある質問コーナー)で回答しており(Kolcaba, K., 1997)，本書の付録J(269頁)にも再掲している。しかし，最近受けた電子メールでの質問は，さらに長い回答を要するものだった。ある学生が「この理論の哲学的観点は何なのか。」を知りたいとい

うのである。これはすばらしい質問であり，数多い私の論文には哲学的観点が断片的に散らばっているため，これに答えることは，それらを1つにまとめて整理するためにも重要なことだった。

本章の初めでこの質問に答えることとし，コンフォート理論を支える3つの階層の哲学的観点について考察する。最も抽象度が高く包括的な観点は，ホリズムに関するものである。次に抽象度を下げたものは人間のニードであり，それからMurrayの「Theory of Human Press」(1938)に達し，最後に看護理論家による3つの中範囲理論となる。コンフォート理論はこれらの4つの観点から生まれた。またこの考察には，どのようにしてメタパラダイムの概念を定義したかについても含める。

本章の次の部分では，ホリズムの現象(包括的観点)を支える経験的根拠を獲得した方法と，発見したものについて考察する。これらの論題について現時点で知る必要のない読者は，ひと足先に第5章へ進み，理論の本題に入るとよいだろう。

哲学的観点の階層

ホリズム

私のホリズム(holism)の概念化は，夫のホリズムに関する研究と一致して人間を基盤にしている(Kolcaba, R., 1997)。夫はホリズムを，肉体と密接に結びついた精神的・霊的・情緒的な生命からなる全人的な人間とみなす信念として定義づけた。全人的な人間は，社会や自然環境のような複雑な生態系の中に置かれており，その生態系は生活や経験といった背景を提供する。人々は同時にこれらの生態系が複雑であることに気づき，すぐさま内的，外的に反応する。

人の身体は自己の生来の境界線を形成する。人々は環境の中にとどまるよりはむしろ，精神面，肉体面，行動面で身の周りの環境に即座に反応する。全人的な人間は自己概念を形成し，自らの置かれた場での物事のあり方を理解することで世界に関する知識を発展させていく。人々には記憶や性格，倫理，感性があり，将来の計画を立てることができる。

人間を基盤としたホリズムの前提

ホリズムの概念化の前提は，私の過去の研究(Kolcoba, 1994)と夫の研究(Kolcaba, R., 1997)を融合したものである。

1. 人間は複雑な刺激に対し，全体的に反応する。
2. 全体的な反応は，個々の刺激に対する個々の反応それぞれの結果やこれらの反応の影響の総和から予測されるものよりも大きい。
3. 全人的な人間は，さらに大きな全体的なものの中に決して埋もれてしまうことはない。

全人的な反応

　看護科学者たちは，漸進的筋弛緩法，音楽療法，アートセラピー，マッサージ，イメージ誘導法，セラピューティック・タッチなど，多岐にわたる目的を持ったホリスティックな介入の効果を探究し始めている。これらの介入もその他の介入でもポジティブな全人的反応を引き出すことを意図しているので，全人的なアウトカムに注目することによってとても正確に測定できるだろう。全人的なアウトカムはその人の反応のさまざまな側面からの，ポジティブあるいはネガティブな相互作用の効果を測定し得るだろう。即時的かつ包括的な反応は，全体の反応として報告されるだろう。

事例研究：全人的反応

> 　次の事例研究で，Ted は近々行われる膝の手術を気にかけていた。全身麻酔，痛み，出血，動けないこと，術中や術後に尊厳や自立も失うことを恐れている。これら個々の不安はすべて，客観的に単独で考えれば，むしろささいなことのように思える。しかし，Ted が待機室で座っているときにこれらを同時に経験したら，しまいに彼はパニックになる。「これは僕の体だ，僕の手術だ，でも僕には何もわからない。僕はこれから手術を受けようとしているんだ！」Ted の全人的な反応は，あるときは動けないことだけを考え，別のときには出血のことだけを考えるなどの場合よりも，もっと大きく強いのである。

ホリスティックな介入

　ホリスティックな介入，つまり補完的な介入は，標準的な医療処置に合わせて用いられる。イメージ誘導法のような介入が手術や化学療法などの標準的な治療に加わった場合，出血や吐き気といった個々の副作用を軽減する助けとなる。これらの介入は望ましい全人的反応をもたらすよう意図されているので，

ホリスティックと呼ばれる。私たちはこの事例研究で，Ted が術中や術後に健闘できるよう彼のホリスティックなパニック状態を本人がうまく乗り切ることのできる状態へと変えたかった。

看護師や他のヘルスケア専門職は，望ましくポジティブな全人的な効果(反応)を記録することで，ホリスティックな介入が有効であるというエビデンスを示せるはずである。ホリスティックなアウトカムは，介入と同時に起こる環境に対する人の反応を測定するので，ホリスティックな介入と最もよく適合する。そこで私は，ホリスティックなアウトカムを即時的(immediate)であるとみなす。コンフォートとは，状況特異的な即時的でホリスティックなアウトカムである。つまり患者のコンフォートの状態は，状況が変化すると即座に変化し得るということなのだ。

ホリスティックなアウトカムとそれに続くアウトカムとの関係

Ted の例では，誰かが彼を安心させる前の，待機室での彼のコンフォートを測定することができた。これが Ted のベースラインとなり，時点1と呼ばれる。仮にこの小さな研究デザインを，受付係が Ted に他の書類と一緒に記入するよう簡単なコンフォート質問票を渡すこととしよう〔周手術期に関するコンフォート質問票の質問例は，付録D(241頁)を参照のこと。この質問票は，第3章での指示に基づいて麻酔科看護師の1人が作った〕。高いコンフォートスコアは，高いコンフォートを示すことを思い出して欲しい。

Ted が不安を書き出すと，最初の時点で彼のコンフォートスコアの総得点はかなり低いと予測されるだろう。その後，周手術期の看護師が働きかけ始め，パニック状態であることに気づいて，バイタルサインを測定する(血圧，脈拍，呼吸数が高い)。彼は闘争・逃走反応を示し，その場からただ逃げ出したいだけに見えるだろう。

洞察力のある看護師が，Ted に全身麻酔の代替となるものや，術後の疼痛はコントロールされることについて話す。看護師は膝を強化する体操や手術での出血量は通常ごくわずかであることについて話す。看護師は手術では外科医がていねいに彼を布で覆い，麻酔科医は手術中絶えず彼の様子を監視し続けることを Ted に保証する。おそらく Ted を一番安心させるのは，Ted の担当看護師が手術室に入るときに付き添い，彼のそばにいてくれるということだろう。看護師は Ted が自らの尊厳をどのように感じているかを十分理解し，彼を擁護してくれるだろう。このようなことを私たちの研究では「通常のケア」と呼ぶ

ことにするが，第5章に示すように多くの場合，患者はこのようなケアや説明指導を受けることはかなり少ない。

看護師はTedが落ち着いてきたことがわかる。Tedは再びコンフォート質問票を記入し（時点2，説明指導後），バイタルサインは改善される。そこで看護師はもうひとふんばりして，Tedと一緒にイメージ誘導法の練習を始める。彼は目を閉じてお気に入りの場所を思い描き，さらに体をリラックスさせ，そして看護師に暗示をかけられたかのようにとてもポジティブな流れで手術をイメージするようになる。「目覚めたとき，あなたは痛みをまったく感じることはないし，ほとんど出血することはないでしょう」などである（次章で私はこのタイプの介入を魂のためのコンフォートフードと呼ぶ）。イメージ誘導を終えたとき，Tedはすっかりリラックスし怖いものはなくなる。3回目のコンフォート質問票を記入し（時点3），バイタルサインはさらに良くなる。

看護師はそれぞれの時点（時点1，2，3）での3つのコンフォートスコアをすばやく加算し，Tedのコンフォートスコアが着々と改善したことに気づく。「なるほど，説明指導はTedのコンフォートを改善したが，イメージ誘導法ほどではない。それに，時点2と時点3の間でさらに大きな変化があったにもかかわらず，バイタルサインはそれぞれの時点（時点1，2，3）で改善しているということは興味深いことではないか…コンフォートの増進とバイタルサインの改善は関連あるのかしら？」（統計的な分析によってこの問いの答えが明らかになる）。次章を読んでいただければわかるように，コンフォート理論はコンフォートの即時的なアウトカムが，それに続いてバイタルサインの改善というアウトカムに関連すると仮定している。続く他の関連したアウトカムで興味を引くものとしては，術後の出血や痛みが挙げられるだろう。

Tedの例は，なぜ，どのように，どこで，ホリスティックなアウトカムを測定するかということを示している。看護師は説明指導やイメージ誘導法（ホリスティックな介入）が，Tedのコンフォート，つまりホリスティックなアウトカムをなぜ増進させたのかを知りたかった。看護師だけでなく病院にとって，患者のコンフォートが重要であることを示すために，臨床上さらに重要と考えられる他のアウトカムとコンフォートの関連についても知る必要がある。バイタルサインや出血量が臨床上重要であるということは，一般に合意が得られている。その他にもそれに続くアウトカムとして，リハビリテーション計画の遵守，術前の機能への回復，手術部位の治癒，鎮痛薬の量があるだろう。さらに将来，看護師はコンフォートを向上させるための介入が，患者満足度に関係し

ていたかどうかを判断するために，Tedの患者満足度調査のコピーを手に入れることができるのではないだろうか。病院の経営陣がそれらの関係性に関心を持つことは理にかなっている。この点でコンフォートのような概念は，他の概念と関連づけられる場合にその重要性を増す。看護師や他のヘルスケアチームのメンバーは，通常自分たちが動機づけられる利他的な理由に加えて，患者のコンフォートを向上させるために時間を費やす理論的根拠を得る。彼らはイメージ誘導法が患者のアウトカムを改善することについて（質改善の課題）も証明し始めている。

ホリスティックなアウトカムとしてのコンフォート

再びTedの不安に着目すると，それらが相互に関係していることがわかる。全身麻酔への恐怖，痛み，出血，動けないこと，依存状態となること，術中や術後に尊厳を失うことへの不安は，相乗作用，つまり積み重なってパニックを引き起こす。これらの不安はコンフォートニードと呼ばれ，それらが緩和されたとき，緩和されたニードはそれぞれコンフォートの側面と呼ばれる。コンフォート質問票やビジュアル・アナログスケールは，同時にこれらすべてのコンフォートの側面を測定する。コンフォートスコアの総得点もこれらの側面の相互関係を説明する。

全体は部分の総和よりも大きいというとき，1つの差し迫ったコンフォートニードは，コンフォートニードの本質や他のよく知られたコンフォートニードから予測される以上に，総和のコンフォートを減じ得ることを意味する。同様に，イメージ誘導法のような1つのホリスティックな介入は，患者のコンフォートの増進やそれに続く望ましいアウトカムの達成へと，相互に関連した多くのポジティブな効果をもたらすことができる。

ヒューマン・ニード

私の哲学的観点の次の階層は，患者のニードである。これはホリズムほど広義でなく抽象度も低い。Kim(1999)は看護理論をその基盤とするものによって3つのカテゴリーに分類した。それは，(a)ヒューマン・ニード，(b)適応，(c)健康・疾病の連続性，である。最初のカテゴリーであるヒューマン・ニードは，患者が維持・成長するために必要としたり求めたりするものについて，彼らが置かれている状況に照らして観察される。このようなニードが，コンフォート理論を位置づける第2の階層となる。

ほとんどの学者が，人間には身体的健康のために満たされなければならない固有の，もしくは「基本的ニード」があるということに合意している(Fortin, 1999)。他の学者は，人間には生理学的あるいは身体的ニードを超えて拡張する欲望や向上心があると主張することでこの考え方を築き上げた。これらの欲望もまた「好ましくない結果」を避けるため満たされなければならない(Fortin, 1999)。社会的サポートや自分の家にいられること，理解されていること，経済的に安定していること，機能的な健康を維持できることのような欲望や向上心は，身体的，サイコスピリット的，社会文化的，環境的ニードを具体化するホリスティックなコンフォートを構成している(Kolcaba, 1992b)。理論は患者のニードに基づいているので，それはヘルスケアシステムの中で患者が維持や回復を望んでいるものを表している。

ヒューマン・ニードの2つの特徴が明らかにされてきた。1つは，ニードとは人間の行為を方向づけ，やる気の原動力を生み出すことである(Fortin, 1999)。患者は潜在的・顕在的なコンフォートニードを持ち，それが満たされたときに強められてやる気を起こす。そして患者はより良い治療を受け，早期に治癒でき，新たな健康法を進んで実行することができる。その後に続く結果は，同様にコンフォートを増進させる(Kolcaba, 1994)。2つ目は，ニードが社会的文化的な動機によって引き起こされる力であるということだ(Fortin, 1999)。患者のコンフォートニードは，患者の期待や何が大切かを規定する文化的規範によって引き起こされる。よって患者は合法的・個人的・文化的感受性の高い完璧なヘルスケアを<u>期待している</u>というのが私の考えである。

ヒューマン・プレス

Murrayと同僚らによるパーソナリティ理論の主な要素を1つの明瞭なモデルに統合する取り組みが，彼のヒューマン・プレス理論を導いた(1938)。Murrayは自分のモデルを「有機体論(organismic)」(ホリスティックを意味した初期の言葉)と呼び，「人を形づくる各部分は物理的に切り離すことはできない。それらは協調して活動するので，理論上はそれらすべてが同時に評価されるべきだ」と提言した(Murray, 1938, p.46)。彼はニードを，欲望を満足させる行動を促進する力が妨げられることによって引き起こされる欲望と定義した(1938)。ニードが適切な介入によってうまく対処されると，即時的なアウトカムは，「全体として見ると」比較的ポジティブなものとして人に知覚される。3つ目の哲学的な階層は，このヒューマン・プレス(Human Press)である。

Murrayによると、刺激状況はαプレスとβプレスからなる。αプレスは、ネガティブな力(妨害)とポジティブな力(促進)、そしてそれらの相互作用力の総和である。βプレスは、αプレスの力全体がもたらす効果に対する人の知覚である。ヘルスケアにおける妨害力は、ヘルスケアのエピソードから生じるすべてのネガティブな刺激、つまり疾病や治療の副作用、有害で脅威的な環境や社会的経験、また、恐れや不安、無力感、孤独といった情緒的感覚から起こる。促進力は、妨害力によってその人の予備力が消耗した後に残されたニードに対処するように意図された介入である(Kolcaba, 1994)。

上記で述べたように、βプレスは、刺激状況という現象の総体的影響に対する個人の知覚である。その状況での出来事は一時的な刺激のゲシュタルトとして解釈され、それは脅威にも安心を与えることにもなり得る。βプレスは、刺激状況でαプレスを妨害する力から生じたニードが、促進力によっていかにうまく満たされるかの評価を含んでいる。アウトカムがポジティブであれば、(患者の)自己評価が積み重なり、他の状況でもポジティブな結果を生むだろうという期待を持たせる。この期待を単一の方向性と呼び、それは過去の経験に基づいてポジティブあるいはネガティブとなり得る(Kolcaba, 1994)。私はサブストラクション(substraction)と呼ばれるプロセスを用いて、Murrayの予備段階の図を作成した。それはコンフォートと健康に関連する概念がその上に「くっついている」概念枠組みとなった。この図は、次の第5章で図解されるように、コンフォート理論の基盤となっている。

看護理論家

コンフォート理論は看護によって看護のために作り出されたものである。この理論がヘルスケアチームとして共に働くメンバーにふさわしいものであると考えるようになったのは、ごく最近のことであり、21世紀の有力なケアモデルとなることを望んでいる(第9章参照)。そこで、4つ目の哲学的階層が看護である。

私が展開した3つのコンフォートのタイプを理解する上で、3人の看護理論家の見解が直接役に立った。Orlando(1961/1990)は、患者の現存するコンフォートニードと、看護師がそれらのニードをアセスメントして対処する能力について述べた。ニードが満たされたとき、患者は緩和(relief)を経験する。看護師はコンフォートを与える手段をとる前後で、患者の身体的・精神的コンフォートをアセスメントした。看護師は効果的な看護師-患者関係を通じてこれを成

し遂げる。このプロセスは，注意深い観察と，Orlando が彼女の相互関係理論で展開させた法則の活用から成っている。

Henderson(1978)は，患者のホメオスタシスを維持するために，看護師が対処すべき人間の 10 の基本的な身体的・精神的機能について述べた。それらは，呼吸，栄養，排泄，移動を含むボディメカニクス，褥瘡の予防，休息と睡眠，清潔保持と皮膚の保護を含む更衣と整容，公衆衛生や品位と感染や危険からの保護を含む大気環境の整備，人間関係や学習と健康目標や健康指導を含むコミュニケーション，仕事と遊び，礼拝である。これらのカテゴリーでホメオスタシスが維持されると，人はコンフォートの安心(ease)の状態になるであろう(Henderson から私が導き出した)。

Paterson(Paterson & Zderad, 1976/1988)は，コンフォートは看護の本質や経験を結びつける構成概念であると述べた。彼女はコンフォートは，その下に成長，健康，自由，解放などあらゆる看護用語を覆う 1 つの傘であると考えていた(第 2 章で言及したように，後に Gropper ［1992］もまた健康がコンフォートであるという考えを繰り返した)。Paterson は精神的コンフォートと身体的コンフォートは相互に作用することを認めてはいたのだが，精神科看護師であったため，身体的なものよりも精神的な観点からコンフォートを定義づけた。彼女のコンフォートの定義とは，次の通りである。

　　人が自由であり，かつそのとき，その状況での自分の可能性に合わせて運命をコントロールしたり計画したりできるようになることを，看護師が目標として尊重している状態(Paterson & Zderad 1976/1988, p.101)。

Paterson は，人が自由でなりたいようになることを超越(transcendence)と呼んだ。

あまり直接的ではないがコンフォートについて述べた他の理論家として，Peplau(1952)，Watson(1979)，Roy と Robert(1981)がいる。Peplau は，食物，休養，睡眠，仲間付き合い，交友関係など他の人間のニードと共にコンフォートを挙げた(1952)。Roy と Robert は，看護師は生理学的にコンフォートな状態に到達するために，また不快症状を和らげるために，伝統的なコンフォートを与える手段を用いると述べた(1981)。Watson は，コンフォートを外的・内的環境に影響を与える変数とみなし，しかもコンフォートを与える行為は，支持的かつ保護的で，調整的であり得るとした(1979)。これらの使い方それぞれ

がコンフォートとは何かについて異なる見解を示しており，Paterson と Zderad の実存主義的な用語の特徴づけ（前述）を除いては，理論や看護診断においてコンフォートは定義されていない（1976/1988）。

メタパラダイム概念

　Fawcett（1984）はメタパラダイムを，ある1つの既知の学問に関連するさまざまな現象を特定する声明，あるいはその集まりと定義した。これらの声明には学問に特有の中心的概念やテーマを含んでいる。メタパラダイムの目的は，その学問において境界を確立し，研究の論題を記述することである。何人かの理論家は Fawcett の定義に異議を唱え，中には彼女は看護のメタパラダイムを正確に特定してきたのかと疑問を抱いている人もいる。これらの意見の相違があるにもかかわらず，Fawcett の業績は時の試練に持ちこたえてきた。

　Fawcett は看護学には4つのメタパラダイム概念が存在すると述べた。つまり，人間，環境，健康，看護である（1984）。最近になって，「人間」の概念はクライアント，患者，家族，コミュニティ，地方，国家という，これまでに看護師が実践している場で用いられるようになってきた。「看護（nursing）」という言葉は，学問（名詞）あるいは看護師の行為（動詞）を意味している。Fawcett は概念を定義づけず，むしろ看護理論家それぞれの見解や仮説に照らして定義づけを行うことは，理論家個々人の責任であると述べている。そこで私は，前述した見解と一致する各概念の定義を以下に示した。

　学生がコンフォート理論に出会い，私の電子メールアドレスへのリンクも含め，その理論の広範なウェブサイトを見つけたとき（Kolcaba, K., 1997），メタパラダイム概念をどのように定義したかとよく聞かれる。これはもう1つの良い質問である。コンフォートラインのFAQ部分（付録I，251頁）から，私自身のメタパラダイム概念の定義を次に示す。

　　看護（nursing）：患者，家族あるいはコミュニティのコンフォートニードについての意図的なアセスメント。つまり，コンフォートニードに対処するコンフォートを与える手段の計画とコンフォートを与える手段実施前のベースラインと実施した後とを比較したコンフォートレベルの再アセスメントを含む。
　　患者（patient）：プライマリ，第三次，予防的なケアを含めた，ヘルスケアを必要としている個人，家族，コミュニティ。

環境(environment)：患者・家族・コミュニティを取り巻く側面であり，コンフォートを増進させるために操作できるもの。

健康(health)：患者・家族・コミュニティが，コンフォートを増進することによって，至適に機能すること。

これらの定義はコンフォート理論と一致し，理論が進化すると共に発展している。

ホリスティックなコンフォートの本質を得るためのエビデンス

本章の冒頭で挙げた Ted の例で，ホリスティックな介入は，受け手が即時的に経験する多くの望ましい変化を目指しているということがわかった。それらの変化には，リラクセーション，ポジティブな考え方，成功のイメージ，幸福や満足感が挙げられるだろう。このような全人的変化は，一時的であるかもしれないが，人間の経験の複雑さと一致する。ばらばらの測定用具でこのような複雑なアウトカムを測定すれば時間と労力を費やし，全人的な反応を人為的に細分化してしまう。

コンフォートのアウトカムとは，即時的で相互作用する人間のポジティブな経験の側面の多くを捉えるホリスティックな状態である。数多くの臨床研究の場で，コンフォートが増進されることは望ましく意味深いアウトカムである。不妊症(Schoener & Krysa, 1996)，心カテーテル後の固定(Hogan-Miller, Rustad, Sendelbach, & Golderberg, 1995；Keeling, Knight, Taylor, & Nordt, 1994)，慢性閉塞性肺疾患，初期の乳がん患者に対する放射線療法(Kolcaba & Fox, 1999)の例では，身体的な痛みはわずかなのに，複数の精神的・身体的な不快を経験する。これらの状況での患者は複雑なコンフォートニードが対処されることを望んでいる。看護師や他の関係者は，医学的管理を補完するホリスティックな介入によってそれに応える。これらの介入の前後でコンフォートをアセスメントすることで，その介入が効果的かどうかを示すことが可能になる。コンフォートをアセスメントする測定用具も，ホリスティックな反応の本質への洞察を私たちに与えてくれる(Kolcaba & Steiner, 2000)。

第3章ではコンフォートが，効果的かつ一貫して適用された介入によって時間と共に増進するという命題を探求した。これを探求したのは博士論文のとき

で，設定は放射線療法だった。その研究の対象となった初期の乳がんの女性たちは，ほとんどの場合，すでに乳腺腫瘍摘出術を受けていた。対象者は無作為に2グループに分類された。1つのグループは放射線療法中と治療終了後3週間に毎日イメージ誘導法のテープを聴き，もう1つのグループは通常のケアを受けた。コンフォートは3つの時点で2つの測定用具を用いて測定された。つまり，1時点目は，放射線療法が開始される前，2時点目は放射線療法の半ば，3時点目は放射線療法が終了して3週間後だった。

たしかに，コンフォートはイメージ誘導法を受けた女性のほうが，通常のケアを受けた女性よりも高いことが明らかになった。さらに，乳がん患者の研究から得られたデータを，ホリスティックなコンフォートの本質に関する2つの理論上の命題の検証に用いた。第2の分析で検証して付け加えた命題は，次の通りである。

1. コンフォートのアウトカムは，<u>特性特異的</u>というよりも<u>状況特異的</u>なのか。
2. コンフォートの全体(総コンフォート)は，部分の総和(緩和，安心，超越を足したもの)の総和よりも大きいのか。

本研究の方法を詳細に見直したければ，どうか第3章に戻って欲しい。

測定用具の見直し

1. <u>放射線療法コンフォート質問票</u>(Radiation Therapy Comfort Questionnaire；RTCQ) この測定用具は，一般コンフォート質問票(GCQ)を作り変えたものである。放射線療法コンフォート質問票は，初期の乳がんに対して放射線療法を受けている女性の全人的な反応を測定するために作られた。最終版の放射線療法コンフォート質問票の26項目は，コンフォートの内容領域全体にわたって配分されており，回答のバイアスを避けるために，ポジティブな項目とネガティブな項目がある(付録B，238頁参照)。回答の選択肢は，一般コンフォート質問票では4つだったが，放射線療法コンフォート質問票では感受性を高めるために6つに変えた(Jenkins & Taber, 1977；Oaster, 1989；Rasmussen, 1989)。リッカートスケールの両端は，一般コンフォート質問票と同じように，強く同意するからまったく同意しないまでに及んでいる。放射線療法コンフォート質問票の得点はパラメトリック検定の仮説を満たし，クロンバックαは0.76を

示した(Kolcaba & Fox, 1999 ; Kolcaba & Steiner, 2000)。

2．コンフォート用ビジュアル・アナログスケール(VAS)　ビジュアル・アナログスケールは，ホリスティックなコンフォートの測定方法がなかったので，放射線療法コンフォート質問票の並存的妥当性を予備的に確立するために最初に開発された。しかし，これを用いることで他の利点もあった。第1に，それまでの質問票ではどの概念もすべての側面を捉えることは難しく，とくにコンフォートのような抽象的概念は，その意味や用い方すべてにおいて捉えることが困難である。そこで私たちは，この機会がビジュアル・アナログスケールによって，研究対象者の個別性や豊かさをよりよく表現できるのではないかと考えた(Youngblut & Casper, 1993)。第2に，研究対象の女性たちがビジュアル・アナログスケールにつけた印はミリメートル(mm)単位で測定されるので，このスケールの回答の幅は大変に広くなる。ほとんどのビジュアル・アナログスケールの長さは10 cm(100 mm)なので，100通りの得点が考えられる。得点の幅が広いため，ビジュアル・アナログスケールは非常に感度が高いと言える。

3つの縦のビジュアル・アナログスケールは，初期の一般コンフォート質問票の因子分析から得られた因子を示す緩和，安心，超越に分類された(Kolcaba, 1992b)。これら3つのスケールから得られた得点が合算されると(3つのスケールのmmの合計)，コンフォートの量が得られ，コンフォートスケールの合計点で分類される。追加して，総コンフォート(TC)を測るためにビジュアル・アナログスケールが作られた。このスケールの軸は，次のようになった。総コンフォートは，「私は今まさに最高にコンフォートである」，緩和は，「私は今まさに不快なことがたくさんある」，安心は，「私は今まさに安心している」，超越は「私は今まさにやる気に満ち，確固たるものがあり，元気づけられていると感じる」。

ラインの末端から患者が印をつけたところまでの長さがmm単位で測定される。緩和はネガティブな言葉で表現されているので，負の符号にする。すべてのビジュアル・アナログスケールから得られたデータは右肩上がりで，研究対象者が一貫して高いコンフォート得点で回答したことを示している。各ビジュアル・アナログスケールの平均値と標準偏差は，時点1，2，3において計算される。3つの時点全部の総コンフォートの標準偏差(SD)は平均して1.58であるのに対して，3つの時点全体でのコンフォートスケールの合計の標準偏差は，平均して5.19だった。

研究疑問への回答

最初の研究疑問：

1. コンフォートのアウトカムは，<u>特性特異的</u>というよりも<u>状況特異的</u>なのだろうか。この母集団における状況特異的か特性特異的かの範囲を決めるために，放射線療法コンフォート質問票から得られたデータに対して，Heise の方法(Knapp, Kimble & Dunbar, 1998 の引用による)が用いられた。介入効果を除去するために，対照群のデータだけに注目した。コンフォートの特性安定性は，時系列データそれぞれの間隔に対する特定の式に準じて，3 つの時点での再テストの相関関係を比較することで計算された(Knapp et al., 1998)。1.00 に近い信頼係数は高い特性安定性を示す。信頼係数は次の通りであった。時点 1 と 2 の間では 0.63，時点 1 と 3 の間では 0.4，時点 2 と 3 の間では 0.53 だった。したがって，特性安定性は時点間で変わりやすく，とくに顕著なものではなかった(Kolcaba & Steiner, 2000)。

また，私たちは同一対象へ時間差で測定した級内相関係数も算定した(Shrout & Fleiss, 1979)。対照群のデータにおける級内相関を 3 つの時点すべてで算出した。結果は，総コンフォート 0.38，緩和 0.45，安心 0.44，超越 0.59 だった。したがって，測定時点をまたがった結果としては，最高得点を得た超越は再現性が比較的低いと解釈できる(緩和や安心が状況特定のニードである一方で，ストレスの高い状況を超越できる特性は，その性格がより特性特異的なのかもしれない)。時間は，ビジュアル・アナログスケールに記録されているように，ある程度コンフォートスコアに影響を与えるようだった。これらの結果は，コンフォートが一般に高い比率の状況特異性を示すという先の放射線療法コンフォート質問票に関する結果を支持したことになる(Kolcaba & Steiner, 2000)。

第 2 の研究疑問：

2. 全体(総コンフォート)は，部分の総和(緩和，安心，超越を合算したもの)よりも大きいか。私たちは仮説を検証することでこの問いに臨むことができると考えた。その仮説とは，治療(介入)群と対照群における全体のビジュアル・アナログスケール得点は，各時点でのコンフォートスケールの合計(部分の総和)よりも明らかに大きいコンフォートを示すというものだ。このために，総コンフォート(mm で示された総コンフォート)の平均値を，緩和(負の符号に

して計算)と安心,超越を足した平均値と比較した。次のような比例式が作られた。

$$\frac{緩和 + 安心 + 超越}{300\ \text{mm}} = \frac{X}{100\ \text{mm}}$$

全体が部分の総和と同じであるという条件下で予測される値は,Xまたは予測値と呼ばれる。そして,Xは研究対象の女性が,実際に総コンフォートライン上に印をつけた値と比較される。総コンフォートが明らかにXよりも大きければ,総コンフォートは部分(緩和,安心,超越)の総和よりも大きいというホリスティックな見解が受け入れられる(数学的には,上に示した割合は緩和と安心,超越の和を3で割ったものと,総コンフォートの結果の比較と同じである[Kolcaba & Steiner, 2000])。

緩和,安心,超越のビジュアル・アナログスケールから得られたデータ(コンフォートスケールの合算)は,Wilcoxonの符号つき順位和検定を用いて,総コンフォートとこのビジュアル・アナログスケールから得られたデータとが比較される。コンフォートスケールの合算と,総コンフォートの組み合わせでのサンプル間の差は,3つの時点すべてで高い有意差($p=0.00$)を示した。私たちの仮説は支持された。したがって,全体(総コンフォート)は部分の総和(緩和,安心,超越の和)よりも明らかに大きく,全体は部分が複雑に関わり合って相乗作用していることが示された(Kolcaba & Steiner, 2000)。

ホリスティックなコンフォートの数量化に関する考察

この研究の対象者は全員が対象基準を満たしており,研究に同意した女性は慎重で活気があった。年齢は37〜81歳までの幅があり,7人は少数民族,46人が白人だった。彼女たちは皆,放射線療法コンフォート質問票の26項目と比較すると,ビジュアル・アナログスケールのほうはすばやく簡単に使えることがわかった。しかし,総コンフォートの軸(「今まさに最高にコンフォートである」)が幅広い意味を持つため,研究対象の女性間やグループ間での,ホリスティックなコンフォートの差を感度良く受けとめることができなかった。3つの時点にまたがる標準偏差の平均(1.58)の幅が狭かったことは,研究対象の女性全員が100 mmという非常に限られた範囲で回答していることを示していた。コンフォートの意味は人によって異なるにもかかわらず,痛みがない場合は,

コンフォートの他の構成要素は個人の回答の差を平板化してしまうように思えた。対象女性個々の合算されたコンフォートスケールは変化に富んでいたものの，コンフォートの意味をやや狭めて受け取った場合には異なった回答になることを示している。

今後のコンフォート探究のために，さらにトライアンギュレーションでデータ収集することを勧める。この方法は，特定の対象者のコンフォートに関する量的・質的な知見の長所を兼ね備える。乳がん患者の研究では，研究対象の女性らが，イメージ誘導法の録音テープを聴いたときと，彼女らが追加で望んだ何か他のコメントを聴いたときに日記をつけた。これらの日記は Kolcaba と Fox の 1999 年の業績ほどではないにせよ，私が博士論文で幅広く考察した質的データの価値ある資料となった。例えば，ベースラインでの不安な状態がコンフォートにポジティブに関連するという知見が予測されなかった。しかし，研究対象の女性らと話すうちに，不安の強い人たちは自己防衛のために執拗なほど友人や家族に連絡をとっていることがわかった。つまり，彼女たちはさまざまな形でソーシャルサポートを求め，助けを得ていた。ベースライン，つまりいかなる介入も放射線療法スタッフや看護研究者との結びつきがない時点で，不安を示した研究対象の女性らは，自分たちが探し求めたソーシャルサポートのポジティブな効果によって，実際にはコンフォートであったのである。この現象は，不安の順応特性とコンフォートの構成要素の相互関係性を物語っている。質的なデータなしには，不安とコンフォートの関係性を理解するのは難しかっただろう。

ビジュアル・アナログスケールと，従来からの書式によるコンフォート質問票から得られたデータを比較することは，重要なこととして続けるつもりだ。それぞれのタイプのコンフォート測定用具は，違う情報を提供し，異なる長所を持つ。従来の書式は量的なデータ分析に対して信頼性がより高い。このスケールは扱いやすく，患者が自分のコンフォートを，1（低いコンフォート）～10（高いコンフォート）の範囲で，実際にあるいは想像上のスケールで伝えるという着想であり，臨床での利用が求められる。また，看護師が患者とコンフォートについて話すきっかけともなり，コンフォートをかき乱すものが何かを確認するための患者への問いかけにより，コンフォートの得点の低さが伝えられるはずである。

コンフォートの引用文をめぐる思索（第4章）

　小川のほとりでキャンプをした。その小川は大理石の池から流れ落ち，大理石の小滝となって溢れ出し，別の池を満たしては，また溢れ出ている。池や滝のほとりは宝石のようだった。2日間続いた雨が上がり，太陽が顔を出した。テントや服，寝袋を広げて乾かし，朝を過ごした。それまで雨は降っていたが，突風やテントの激しい揺れはなかった…。私たちは，緑や白の筋をつけた清流の澄んだ大理石の上に，水着で寝そべっていた…。まったく，平和で，コンフォートで，のんびりとした日向ぼっこを…。コンフォートと太陽以外のすべてを忘れ，何の気がかりもなく，はつらつとリラックスして横たわっている。

Wallace Stegner(1988), *Crossing to Safety*, p.199

　この引用は，コンフォートのホリスティックな本質を物語っている。身体的な苦痛の可能性は問題ではなく，コンフォートは今なお，現実であり，明白なものであり，まさに自覚という経験である，そう，<u>これこそがコンフォート</u>。これらの友は，自らの感じているコンフォートになだめられ，元気づけられている。彼らが感じていることこそ，まさに超越なのである。

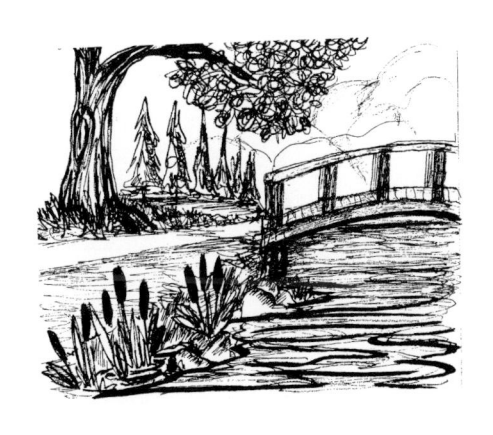

Chapter 5

理論の探求

> 何のために観察するのかという視点を見失ってはなりません。雑多な情報や好奇心をそそる事実を寄せ集めるために行うのではなく，命を救い，健康とコンフォートを増進させるために行うのです。
>
> Florence Nightingale（1859, p.70）

　第1章，第2章，第3章では，コンフォートの定義づけと，分類的構造（TS）と名づけて開発した内容領域の図について述べた。その分類的構造から一般コンフォート質問票（GCQ）が開発され，さらに博士論文の予備調査として測定用具研究に取り組んだ。第4章では，コンフォート理論の哲学的基盤について考察した。第5章では上記の引用文でNightingaleが示唆しているように，コンフォートが健康のような他の概念とどのように関連しているかを探求したい。これらの関係性を追求することが，実質的には「理論構築」となる。この理論構築がどのようにコンフォート理論を導き出したかが，本章の論点である。

博士論文の続き

　測定用具の開発中（第3章），Roberts博士と私は一般コンフォート質問票のクロンバックα係数が0.88だったことに驚いた。なぜなら新しい測定用具はたいていそんなに高い信頼性を示さないからである。また，3つの因子，すな

わちコンフォートの下位尺度である緩和，安心，超越を発見したこと，因子分析の結果がコンフォートの分類的構造を支持したことも大変嬉しかった。今にして思えば，この測定用具は十分調査された分類的構造に由来したものだったので，これら2つのことが起こったのだと思う。さらに異質な要素を混成させたサンプルを用いたことで，対象者数，年齢，文化にわたって広く概念を適用できることも立証できた。内科-外科病棟でも在宅でも，種々の背景を持つ対象者が，自分自身のコンフォートに関する質問に喜んで答えた。どれもが対象者の日常の経験に意味深いものであったので，彼らは各々の質問項目と結びつけていた。私はコンフォートの特徴は分類的構造によって表すことができると確信した。

　Roberts博士が私の博士論文のために実証研究を行ってはどうかと「提案」して私を驚かせたのは，測定用具開発研究と一般コンフォート質問票に関する論文の校正刷のチェックが終わり，やっと安堵のため息をついたときだった。第3章で詳細を述べたように，ホリスティックな介入の影響を受けやすい急性期のコンフォートニードを持った研究対象者(放射線療法を受ける初期の乳がんの女性患者)，対象者の特異的なコンフォートニードを目標にすることができるホリスティックな介入(イメージ誘導法)，変化をもたらすために一貫した十分な介入を繰り返し提供する方法(テープとテープレコーダー)，特有の対象者のコンフォートを測定する方法(放射線療法コンフォート質問票[一般コンフォート質問票の改造]と4つのビジュアル・アナログスケール)，効果的な介入がコンフォートを増進させる傾向を明らかにする研究デザイン，介入群と対照群の経時的な差の検出が可能な分析方法(多変量共分散分析による反復測定)を選定するのに1年かかった。これらは大掛かりで難しく時間を要した結論であり，すべての選択が他の選択に波及効果をもたらした。

　ひとたびこの結論が出ると，理論的枠組みが必要になった。それはケース・ウェスタン・リザーブ大学(CWRU)の博士論文には必須なものであった。博士論文作成に先立ち私にあるのは自分が測定したアウトカム，コンフォート―それだけだった。そして私は今後の研究のためにコンフォートに一致するであろう構成要素を選択した。だが，なおも理論は持っていなかった。自分のプロセスは逆行していたというのが正確で，列車のお尻を引っ張っていた事実は，私の経歴に困難をもたらしたが，それが現実だったのだ。

　第4章で述べた哲学的観点はコンフォート理論の基礎となった。理論開発のプロセスは，帰納法，演繹法，遡及法という3つの段階を土台に築かれている。

本章では，最初の2つの段階について詳しく述べる。3つ目の段階はプロセスがさらに進んでから現れるため，第9章で述べる。理論開発で楽しかったことの1つは，理論は進化し，現実の変化に順応するということだ。

コンフォートの中範囲理論の発展(Kolcaba, 1994)

中範囲(Mid-Range；MR)理論とは何か

　中範囲理論とは，抽象的かつ複雑で実践や研究からかけ離れた大理論ではない。中範囲理論はわかりやすくて適用しやすいものと言える。大理論と比べ中範囲理論は概念や関係性をあまり含まない実践や経験に幅広く適用されるもので，多くの素材から構築され，試用するのに十分な具体性がある(Whall, 1996)。これらの理由から中範囲理論は，21世紀のヘルスケアの課題に立ち向かうにあたり大いに説得力のあるものである。

　コンフォート理論について考えると，第1章で述べた，私の初期の認知症の枠組み(Kolcaba, 1992 a)がそうであったように，コンフォート理論もまた中範囲理論のレベルであろうと感じた。この枠組みの中で諸概念を振り返ってみたとき，私は帰納的に考えていた。

帰納法

　帰納法は，観察されたいくつかの特定の具体例を一般化する場合に行う(Bishop, 1998)。1980年代後半，私はアルツハイマー病棟の主任看護師だった。促進的環境，障害の助長，至適機能など，認知症ケアの実践を記述する際に用いられる概念のいくつかについては熟知していた。しかし，それらの関係性を記述しようとすると，これら3つの用語では自分の実践をすべて言い表してはいないことに気づいた。何か重要な一部分が見落とされ，私は患者が至適に機能するために障害の助長の予防として，その病棟で私たちが何をしていたかについて考えた。至適機能を含むこれらの活動は，"適切な"活動が"適切な"ときに(1日に数回)行われると，療養者を心地良い気分にすることができた。では，活動を行っていない時間に，療養者は何をしていたのであろうか。療養者がどのような行動をとることで，私たちスタッフの望む障害の助長が<u>ない</u>ことを示すのだろうか。

　これらの問いに答えるためには十分な観察と分析が必要とされ，最終的にそ

れは私の考えの中心にコンフォートという用語をもたらした。私が最初の図式にコンフォートを導入したのは，この言葉が私にとって患者が至適機能でない場合に望まれる状態を示すものであったからだ。この考え方はコンフォートをヘルスケアで重要な概念と確認するための第1歩であった。前述したように概念分析の施行結果は，3人の看護理論家から帰納的に導き出された3つタイプのコンフォート(緩和，安心，超越)に帰着した。つまり，Orlando(1961/1990)，Henderson(1978)，Paterson(Paterson & Zderad, 1976/1988)である。3人の理論家の業績がコンフォートの理解にどのように役立ったかについては，第4章ですべて記述したので見て欲しい。

次のステップは，コンフォートを他の看護概念に関連づけることだった。関連づけを求めるこの種の考え方は演繹的なものである。

演繹法

演繹法は一般的な前提あるいは原理から具体的結論を推論する1つの論理的推論形式である。つまり，一般から具体へと進む(Bishop, 1998)。しかし，私にはコンフォートの3つのタイプについての一般的な前提がなかった。私には抽象的で一般的な概念枠組みが必要だった。それは，コンフォートというこじんまりした概念にふさわしい，抽象度の高い扱いやすい概念である。これらの概念は，ヘルスケアにおける患者のコンフォートの文脈を明らかにするだろう。緩和，安心，超越という土台を提供した3人の看護理論家の多様な業績を包括する大理論はなかった。そこで私は，コンフォートの3つのタイプを統合する共通の基盤をどこかほかに求めなければならなかった。

Henry Murray の業績

コンフォートの枠組みの体系化には，次のような基準を満たす必要があった。分類的構造はニードに基づいているので(第4章)，枠組みの体系化は(a)ヘルスケアの場面で生じるさまざまなニードに関わるものでなければならない，(b)それらの場面とは，ヘルスケアの専門職が介入すべきすべての人に生じるものである，そして(c)介入の効果というものは，(d)人々(患者)に知覚され，(e)それに続くアウトカムに関連づけられなければならない(Kolcaba, 1994)。

そのような概念枠組み(conceptual framework)はどこで見出すべきなのだろうか。私の博士論文は既存の知識を加え合わせることが求められていたので，いい加減な概念枠組みを作るわけにはいかなかった。そこで卒業生がしてきた

ことを参考にするため，図書館にある博士論文を調べ始めた。そこで Margaret England の博士論文を見つけ，ケア提供に関する独自のモデルを考案するのに，彼女が Henry Murray の理論を用いたことがわかった（すでに第 1 章で，分類的構造を展開する際，Margaret が私に影響を与えていたことを思い出すだろう）。Margaret は Murray の理論を図式化しなかったが，Murray 自身も図式化はしなかった。幸運にも Eileen Morrison 博士から基礎を学んだ私は，少なくとも私にとって，図式化することは，研究計画を立てるためにとても役に立つ訓練となることがわかっていた。Murray の主要な概念を図式化してみると，コンフォートや私の博士論文の研究対象である初期の乳がん女性患者に，とてもよく適合しているように思えた（Murray の理論に関する予備的考察は第 4 章を参照）。それは抽象度が高く，包括的でホリスティックな理論である（Roberts 博士はそのとき私の論文の主査であったが，Margaret の主査もしていたことは気にならなかった）。

　Murray の理論はヒューマン・プレスに関するものだったので，ストレスの多いヘルスケア場面で，複数の刺激を経験している患者に適用可能なものであった。乳がんと初めて診断されることは，ストレスが高く複数の刺激のあるヘルスケア場面として記述するのに恰好のものだった。ヒューマン・プレスのモデルでは，刺激的な状況とは人生のあるエピソードで人の身に振りかかり反応する総合的な環境の一部のことを言う。人の成長はポジティブであろうとネガティブであろうと，その状況に直面して形成された自分の成功や失敗に対する認識の積み重ねで決められる。中範囲理論のレベルで刺激的な状況とは，すなわちヘルスケア場面にほかならないと私は定義づけた。

　ヘルスケアにおいて，私は α プレスをネガティブな（妨害）力とポジティブな（促進）力，そしてそれらの相互作用力の総和として定義した。一方，β プレスとは，患者がヘルスケア場面で生じるコンフォート（妨害力）を満たすために必要とする援助が，看護介入（促進力）によって，いかにうまく満たされたかという，患者の知覚として定義した。コンフォートが増進したという感覚は，ネガティブな緊張感をうまく軽減する習慣や目標を強化するように導いてくれる（Kolcaba, 1994）。（Murray の業績では，効果的で一貫した介入がコンフォート増進へと導く可能性を内包している。）

　好結果を生む習慣という行動様式や目標は，その後の行動の傾向を見極める 1 つのテーマを導いた（Murray, 1938）。看護や他のヘルスケア専門家が促進する望ましいテーマとは，私が患者の健康探索行動（health care seeking behaviors）

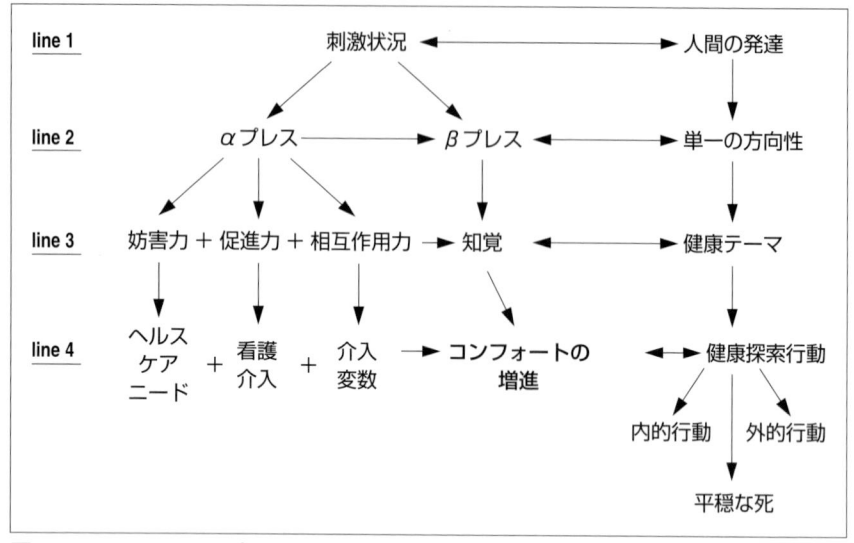

図 5-1 ヒューマン・プレス理論を基礎としたコンフォート理論
(Kolcaba, K.［1994］. A theory of holistic comfort for nursing. *Journal of Advanced Nursing, 19*, 1178-1184. Blackwell Publishers より許諾を得て掲載)

への一般的志向として定義した健康のテーマである。健康探索行動の概念は，ケース・ウェスタン・リザーブ大学の前看護学部長だった Rozella Schlotfeldt (1975) 博士が初めて構築した。健康探索行動はコンフォートを増進させることができるので，私は健康探索行動とコンフォートには相関があると提言した（臨床で受け持ち患者にコンフォート理論を用いたある臨床学生の示唆だった）。Schlotfeldt 博士は健康探索行動を，内的なもの，外的なもの，そして平穏な死と概念づけた。内的行動は治癒や免疫機能のように細胞や器官レベルで起こる。外的行動はセルフケア，機能，リハビリテーションのように観察できるものである。そして私の定義する平穏な死とは，葛藤の解決，良好な症状コントロール，患者と家族が平穏で尊厳ある「解放」を受け入れることである (Kolcaba & Fisher, 1996)。これらの概念間の関係を**図 5-1** に示す。

　Murray の概念は図 5-1 の line 1, 2, 3 からもわかる。私はこれらの概念から基礎となるプロセスを展開させ，最上段の最も抽象度の高い概念の下に，さらに具体的な概念を配置するよう図式化した。図 5-1 に示すように，line 1 は非常に抽象的で時には定義づけが難しい概念から構成されている。line 2 は，やや抽象度が下がり，定義づけしやすいように小分けになった概念から構成され

ている。line 3 は，line 2 よりもさらに具体的だが，どの学問領域や状況にも普遍化できる概念である。line 4 は，看護やヘルスケアに特有の概念だが，臨床現場では一般的なものである(line 4 と 5* の最初の 3 つの概念群は，多変量分散分析においてこれらの尺度が一緒に分析されている。このホリスティックなデータ分析の方法については第 7 章に詳しく示す)。line 4 はコンフォート理論を表現していることに注目して欲しい。すなわちもはや Murray のヒューマン・プレスではない。図は 3 つのタイプの健康探索行動が存在することを示している。第 9 章では特定の臨床現場でのアウトカム研究のために，どのように基礎を展開させていくかについて述べる。

　この理論を構築するための演繹的なプロセスは，Murray の抽象的な理論上の概念を，ヘルスケアにもっと特化した概念へと理路整然と，基礎固めをしていくことであった。コンフォートは患者が知覚するものなので，Murray の「知覚」の概念の下位に必然的に位置づけられた。その結果 Murray の「健康テーマ」の概念は，当然のこととして Schlotfeldt の健康探索行動の概念に行き着いた。

　「妨害力」は，(ホリスティックなコンフォートのための)ヘルスケアニードとして，「促進力」は看護介入もしくはコンフォートを与える手段として，「相互作用力」は介入変数として，それぞれ位置づけられる。ライン 4 は，看護介入とコンフォートの増進とのポジティブな関係を示す。ここに示された関係はコンフォート理論の最も重要で利他的な部分である。理論は標準的(看護師や他のチームメンバーが行うべきこと)であり，説明的(この理論に同意が得られた場合に，チームメンバーがまさしく行うこと)である。理論の最も重要な提言は次の通りである。

1. 看護師と他のチームメンバーは，既存のサポートシステムでは満たされていない患者のコンフォートニードを確認する。
2. 看護師と他のチームメンバーは，そのニードを満たすための介入を計画する。
3. 介入変数には，介入計画とその成功見込みの判断が考慮される。
4. 介入が適切なケアリングの方法で実践されると，患者はコンフォートの増進というアウトカムを即時的に経験する。コンフォートケアは，(a)

---

*訳者注：line 5 はここで説明されているが，図 5-2 に記載されている。

適切な介入を，(b)ケアリングのある(コンフォートのある)方法で，(c)コンフォートの増進という意図的な目的を伴って，行うものである。

　図の最下段はなぜコンフォートなのかという問いに焦点を当てている。看護やヘルスケアにとって，「単一の方向性」は健康テーマに，さらに健康テーマは健康探索行動にと基礎が固められる。健康探索行動の例としては，機能レベル状態の改善，治療による良好な反応(あるいは効果)，早期治癒，平穏な死が挙げられる。このようにして理論は，コンフォートである患者は健康探索行動をとりやすく，それらの行動は彼らの健康レベルや平穏な死の大部分を決定づけるということをはっきり示している。患者にうまくコンフォートを与えられれば，患者のコンフォートはさらに増進するという考え方は，コンフォートケアに携わる看護師や他の者にその合理的根拠を提示する。続く理論の提言は次の通りである。

5. 患者と看護師は，望ましく現実的な健康探索行動について合意する。
6. コンフォートの増進が達成されると，患者は健康探索行動が強化される。健康探索行動がとられると，さらにコンフォートが増進する。

多方面からのコメント

　理論展開中のこの時点では，私は自分の博士論文に活用した2つの部分から成る看護理論を手にしていた。その1つは看護師によるコンフォート増進のための介入の展開を理論化したもので，もう1つは，コンフォートを，それに続く健康探索行動へと関連づけるものだった。この図式は私にとって，初期の乳がん患者のニードをはっきりさせ，アウトカムに影響を与えると思われる介入変数(年齢，婚姻状況，経済状況，子どもの数や年齢など)について考え，アウトカムにふさわしい介入を計画し，コンフォートの内容領域を適用範囲とし，即時的で望ましいアウトカムを確かめる方向性づけをするものとして，貴重な助けとなることがわかった。私は後に続くと考えられるアウトカムと，またこれらを自分の研究に加えたいのかについて少し考えてみた。そこで，私の主たる研究の関心，つまり，効果的で一貫した看護介入を受けた群は時間と共にコンフォートが増進するということを，統計的な有意差をもって示すことにエネルギーを注ぐことに決めた(さらに私は博士課程修了を目指して集中する必要

もあった！）。研究に境界を設けることについて，他の看護研究者も同じように研究できるよう準備しておくことを考えた。つまり，少なくとも研究プログラム開始時には同時進行で理論の一部分を試すということである。実際，そこがコンフォート理論の実践上の強みだと考える。私がこれまで学んできたことによれば，どのような母集団に対する研究でも，この研究プログラムはすぐに主流を占めることができる。

　私は Murray の抽象的な枠組みが，私の看護概念と結びつくことによって，新たな看護理論を構築するということにすぐに気づいた。Roberts 博士に図式（図5-1）を見せると，博士論文にすることを承認してくれた。この理論はまた，専門的で多様なフィードバックを得るために，中西部看護研究学会（Midwest Nursing Research Conference）でも発表し，結果として多くの見識が組み込まれた。そして，以前に概念分析に関する論文を掲載した『Journal of Advanced Nursing』誌にその論文を投稿した。論文はすぐに受理され，コンフォート理論が掲載された（Kolcaba, 1994）。

　Youngbult 博士がコンフォート理論の公表に気づいた。彼女は私が今なお学生に伝え続けているある興味深いことを語った。『概念は，それ自体では興味を引くものではなく，その概念を活性化させる他の概念と共に，文脈の中に存在しているのです。これこそはあなたが理論を開発するときにしたことでしょう。あなたにはコンフォートの実際的な価値を示すために，そうする必要があったのです』。ああ，理論の力…常に私はその重要性に気づかされている。

　コンフォート理論に関するその他のコメントで私の記憶にあるのは，その3年ほど後の博士論文の審査で言われたことだ。審査委員の1人である Shirely Moore 博士は，Henry Murray の業績をもっと看護に活用すべきではないかと言った。その理由は Shirely Moore 博士（他の人も）に大変役立つものだったからだ。私は答えた。「Murray の理論を看護で発展させる必要はないと思います。むしろ私は，コンフォート理論を独立した中範囲理論とみなしています。Murrayは有用な枠組みを提示してくれましたが，看護師が関心を注ぐのは，図の line 4 と 5 だけだと思います」。今，新たな場面に理論を適用するように求められたら，私は line 4 と 5 だけを用いている。なぜなら，それらが中範囲理論の幅と奥行きを典型的に示すと確信しているからだ。また Murray の理論は，21世紀に向けた理論開発という点に関しては限界があった。遡及法（retroduction）と呼ばれるプロセスを経て，彼を超える必要があった。理論開発のこの3つ目の段階は第9章で述べる。

```
line 4    ヘルスケアニード + 看護介入 + 介入変数 ──→ コンフォートの増進 ←──→ 健康探索行動
                ↓              ↓          ↓                ↓                    ↓
line 5    ┌─────────────┬─────────────┬─────────────┐   コンフォート質       健康探索行動
(操作的)   │ 患者のコンフォー│ 該当事項に   │ 共変量とし  │   問票の研究場面      の測定用具
          │ トニードの分類的│ 対する介入   │ ての列挙    │   に応じた作り変
          │ 構造への列挙    │             │             │   え
          └─────────────┴─────────────┴─────────────┘
```

コンフォート理論の原型での提議

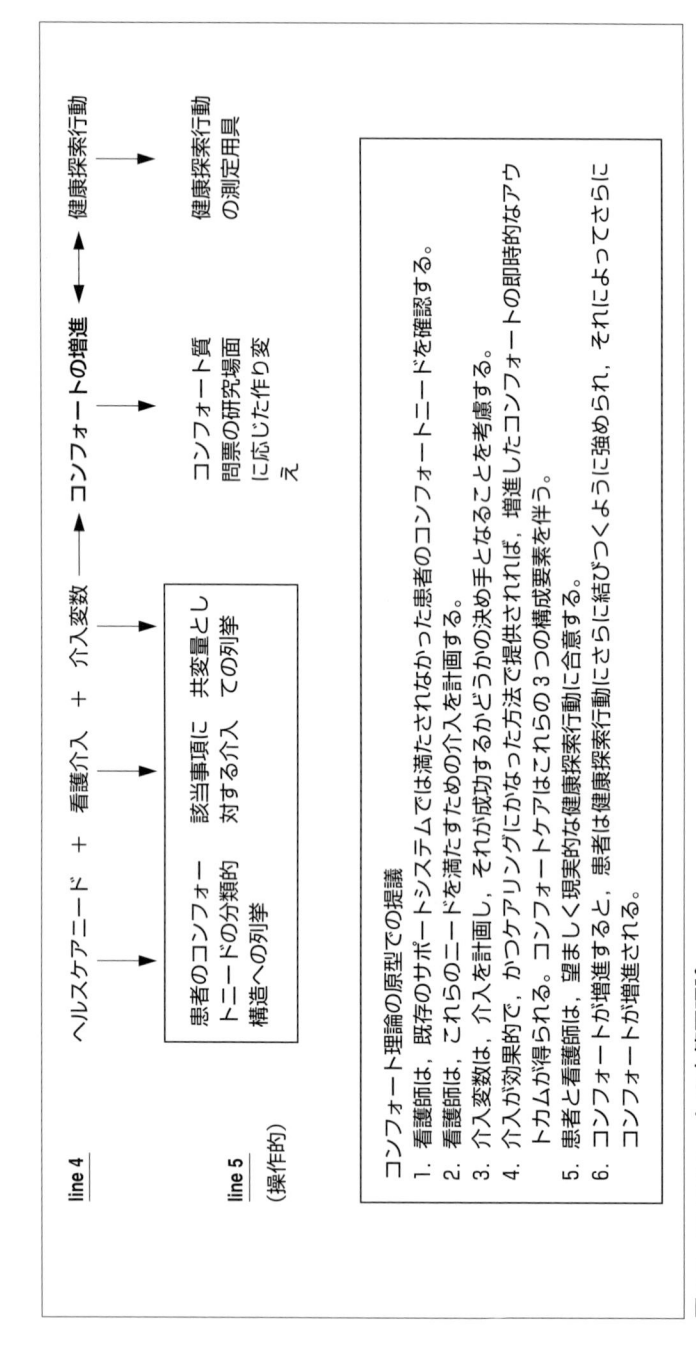

1. 看護師は、既存のサポートシステムでは満たされなかった患者のコンフォートニードを確認する。
2. 看護師は、これらのニードを満たすための介入を計画する。
3. 介入変数は、介入を計画し、それが成功するかどうかの決め手となることを考慮する。
4. 介入が効果的で、かつケアリングになった方法で提供されれば、増進したコンフォートの即時的なアウトカムが得られる。コンフォートケアはこれらの3つの構成要素を伴う。
5. 患者と看護師は、望ましく現実的な健康探索行動に合意する。
6. コンフォートが増進すると、患者は健康探索行動にさらに結びつくように強められ、それによってさらにコンフォートが増進される。

図5-2 コンフォートの中範囲理論
(Kolcaba, K. [1994]. A theory of holistic comfort for nursing. *Journal of Advanced Nursing, 19*, 1178-1184. Blackwell Publisher より許諾を得て掲載)

図 5-2 では，line 5 は概念を研究で使えるよう狭い範囲に限定された形で図示しているので，理論のレベルとしてはさらに具体的になっている。私は，このレベルをミクロもしくは実践的レベルの理論と呼んでいる。ミクロレベルのコンフォート理論は，実践，教育，研究の概念枠組みとして使え，またそれらを公表しやすくする。line 5 は操作的なレベル，つまり，理論の中でそれぞれの概念がどのように実行，測定されるかというレベルである。各概念の測定用具の名前は，いかなる土台においても最も具体的なレベルであり，常に図の最下位に位置づけられている。

コンフォートケアとコンフォートを与える手段

周手術期麻酔看護学会と終末期セミナーでの発表準備をしながら，私はコンフォートケアの考え方を視点を変えて見直した (Kolcaba & Wilson, 2002)。コンフォートケアは，少なくとも次の 3 つのタイプのコンフォートを与える手段を伴っており，それらはこの理論を支持するか否かにかかわらず，私がすべての看護師や他のチームメンバーの心に留めて欲しいと願っていることである。

1. コンフォートを与える技術面での手段は，バイタルサインや血液生化学のモニタリングのような，ホメオスタシスの維持や疼痛管理を目的とした介入である。また鎮痛薬の投与も含まれる。これらのコンフォートを与える手段は，(a)患者の身体的機能の維持や回復とコンフォートの増進を助け，(b)合併症を予防すること，を目的としている。
2. コーチングはコンフォートを与える手段であり，それは，不安の軽減，安心感や情報の提供，希望の持続，傾聴，そして回復や統合，文化に配慮した死を迎える準備を現実的に与えることを目的とする。
3. 魂のためのコンフォートフードは，現代の患者には意外性のあるコンフォートを与える手段であるが，従来から行われている基本的な看護ケアを伴うためとても喜んで受け入れられる。このコンフォートを与える手段は，あなたが口にしたコンフォートフード*のように，形のない個別的な方法で，患者を力づけられた気分にさせる。コンフォートフード

---

*訳者注：心が安らいだり，元気が出るような食べ物。"おふくろの味"のように，懐かしく，落ち着くような味のする食事

という介入は，看護師とケアの受け手の間での思い出深い結びつきという存在を通じた<u>超越</u>を目標にしている。受け手は1人の患者かもしれないし，患者や家族，もしくはグループかもしれない。患者のために提案するコンフォートフードにはマッサージ，平安や静寂を増すための環境調整，イメージ誘導法，音楽療法，回想法，手を握ることなどがある。これらは困難な課題に向かう患者を力づける介入である。今日では，看護師が魂のためのコンフォートフードを提供する時間のとれないことが多いが，これらのタイプのコンフォートを与える手段は，施設のコンフォートケアに責任を果たそうという姿勢によって促進されるのである（第9章参照）。これが看護師の本当に実践したいことであり，また実践する機会が与えられるならば，それは高い患者満足度だけでなく，優れた看護師の創造性と満足度を促進すると私は確信している。

　看護師はコンフォートを増進させるために，ケアリングの方法に則って，適切に介入をしなければならない。しかし，コンフォートにする方法をとって意図的に最適な介入をしても，コンフォートが十分に増進されないことがあるかもしれない。このようなときにはコンフォートケアがうまくいかない理由として，介入変数に着目するのである。虐待のあるような家庭，経済力の不足，ショッキングな診断名，認知障害のような変数は，最適な介入やコンフォートをもたらす行為を無効にしてしまうかもしれない。

　冒頭で述べたように，コンフォートケアの構造は，介入，コンフォートをもたらす行為，コンフォートの増進という目標を含む意図的なものである。多くの施設で最終手段となる，アドバンス・ディレクティブとしてのありきたりのコンフォートケアの意味合いとはかなり異なる。私たちのコンフォートケアは，先見性があり，活力を与え，意図的であり，あらゆる状況で患者と家族が待ちこがれたものなのだ！　看護教員や同僚によるコンフォート理論の評価を付録J（259頁）に示す。

コンフォートの引用をめぐる思索（第5章）

　　　　　何のために観察するのかという視点を見失ってはなりません。雑多な情報や好奇心をそそる事実を寄せ集めるため

に行うのではなく，命を救い，健康とコンフォートを増進させるために行うのです。

Florence Nightingale(1859, p.70)

　この引用でNightingaleは，生命とコンフォート，健康は異なるものではあるが，関与し合い，同程度に重要なヘルスケアの目標であることを示唆した。彼女はこのような患者のアウトカムに関して，看護師に責任があると考えていた。看護師は患者の観察を基本として，これらのアウトカムを促進し，知識のある考え抜かれた行動をとる。健康やコンフォートなどの概念間の関係を理論化することは，看護師や他のチームメンバーが自分たちの行為を，なぜ，どのように行っているのかを明らかにしてくれる。

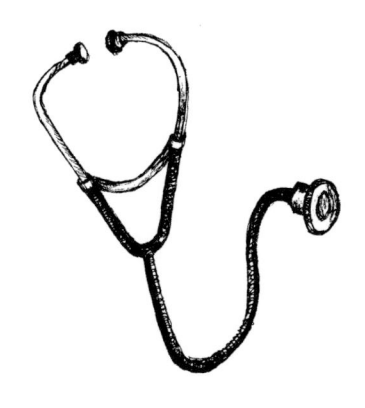

Chapter 6

コンフォートの属性*

> 私の考えるコンフォート…気が向かなければ，家から出ずに，雨が降るのを眺めながらベッドに横たわる安心感と暖かさ… コンフォートは命の要。パートナーや親友に心を開いたときの連帯感もコンフォート。今，そして将来の苦闘や内なる挑戦に背中を押してくれる場所もまたコンフォート… コンフォートとは，何よりも自分自身を受け入れること。
>
> Jennifer Louden(1992), *The Woman's Comfort Book*, p.2

　昨今，コンフォートがきわめて「口先だけ」の言葉になっているとお気づきだろうか。この言葉はどこにでもあるようだ。広告，大衆向けに書かれたもの，そして政策関係でも。このようにコンフォートが人々の心に求められるのは，ストレスのかなり多い世の中で孤立感に対する共通の文化的反応なのかもしれない。科学技術は没個性的な影響をもたらす。さらに，社会や政治，ヘルスケアの領域では，資本主義的な価値観や不安定さが自分たちは弱くて価値のないものと感じさせられる。社会生活での満足感の欠如に対して，私たちは身の周りの環境を穏やかにすることで，コンフォートな感覚を作り出そうとしている。実際，上述の引用は，「生活のバランスを回復するための自己育成ガイド」か

---

*原注：この章は，Raymond Kolcaba 博士との共著である。

らのもので，セルフコンフォートとは，テンポが速く不確実な私たちの生活の解毒剤となることを含意している(Louden, 1992)。(幸いにも，著者は建設的で健康的なセルフコンフォート行為のみを奨励している)。引用文は，人間がコンフォートとなるために持っているニード，コンフォートはポジティブで人を強化するものだという事実，またコンフォートは積極的な努力であるということについても述べている。

　コンフォートへの文化的な要求の高まりは，私から見ればやや難点がある(全般的には，私はコンフォートが流行していることは嬉しいのだが)。難点の1つは，この概念がほとんど何でも意味してしまうことである。実際に，Loudenはコンフォートを定義づけるよりも，コンフォートの例をいくつか挙げている。これは定義したい概念が非常に抽象的な場合に，多くの人が用いる方法である。Loudenはいかなるコンフォートの他の限りない用いられ方の分類や実例をも示すことができたであろう。しかし，使用例を増やしていったとしても，コンフォートが何であるかということは残されたままである。いったい何がコンフォートの事例となるのだろうか。ある条件下では，状況次第で何についてでもコンフォートであると言えるのかもしれない。

　ある用語がほとんど何でも意味する場合には，何か特定のものを示す能力は失われる。コンフォートは非常に多くの状況や物，物事どうしの関係に適用できるが，それは説明する能力を失っている。すべての物がコンフォートの一部もしくは原因なら，特別なことは何もない。コンフォートはどんなことがあっても存在するし，なくてはならないものだろう。ここで考えさせられるのは次のことである。コンフォートが病院や在宅ケアと関連づけて広められるとき，コンフォートを規定するのは具体的には何であろうか。

　本章ではヘルスケアでのコンフォートの専門的な定義が，どのようにその概念の具体的な属性や範囲を示すかによって，コンフォートの不明瞭な用いられ方を是正するつもりである。研究計画やクリニカルラダーのプロセスで，読者は自分が測定したり改善しようとしていることを，はっきり理解したいと思うようになるだろう。また，理論や研究の授業を受ける学生への課題では，本章はコンフォートの分析を展開するためだけでなく，同様に他の概念を分析するガイドとしても役に立つだろう。

　本書の全体を通じて，看護の目標として，またヘルスケア全般の目標として，存続する患者のコンフォートの価値を述べていきたい。看護の起源から未来にわたるまで，コンフォートが患者にとって重要であることを確信できますよう

に！ ほとんどの疾病に影響する状況はストレスが高いので，コンフォートはヘルスケアの受け手にとって，言うなれば球場の野球ファンにとってよりも，さらにもっと必要不可欠なものなのである。

概念分析の本質

　私たちはコンフォートの概念にどのように迫ることができるだろうか。一般に，概念は2つの主要な源泉から起こる。1つは科学の新たな考えとして起こり，もう1つは私たちの文化的・言語的な遺産から起こる。例えば，最近まで未知のものであったDNAは，科学の新しい考えである。DNAの概念は生化学の専門的な考えとして始まった。しかし，コンフォートや健康のような概念は，文化的な遺産の一部である。コンフォートや健康の概念は通常の言葉の中で認識として扱われ，日常的な経験に適用される。

　DNAのように科学的な概念として定義づけしたいのなら，用いられ方の文脈に頼るであろう。DNAの関与する化学や生物学の理論に直接つなげるだろう。DNAの概念の範囲は，科学研究者にとって興味のあるものだ。これらの範囲のあるものは他の複写プロセスと因果関係があり，そのいくつかは未知のままである。実験研究によってDNAの概念の範囲はさらに明らかになるだろう。

　コンフォートのような文化的な概念を定義づけたいと思うなら，その言語的歴史をたどることから始めるだろう。『オックスフォード英語辞典』にはコンフォートの概念の起源となる語義根拠が載っており，私たちの行った最初の概念分析では頻繁に活用された。それから私たちは削られていった微妙な意味合いは何か，残されたものは何か，そして一般的な見解としてはどの意味が1番目，2,3番目なのかを判断するために，現代辞書での定義を調べた。また，日常的用法，学問的用法，専門的用法，非公式的な話し言葉，過去と現在のいずれにおけるものか，概念の多くの用法を調べる必要があった。これら3つの方法は概念分析の論文に述べられている(Kolcaba & Kolcaba, 1991)。

　分析には対象を構成する各部分の検討が必要である。その部分がどのように相互に関連し合っているかを理解するためには実態を分析する。概念の場合，私たちは概念の各部分を検討し，それがどのように体系づけられているかを捉えようとする。概念の範囲の探究は，分析を<u>超える</u>ものなのである。概念の範囲を定めることは，ある概念がどこで断たれ，どこで異なる概念が生じたかを

理解しやすくするため，重要な作業となる。範囲は概念の意味を決定づける。

このような範囲を検討する場合，私たちは概念の各部分への着目を超えて，多岐にわたる他の概念との関連に着目する。こうして私たちは概念分析に加えて，概念解釈，概念例証，概念比較を行うことができた。Walker と Avant は，有名な著書『看護における理論構築の方法(Strategies for Theory Construction in Nursing)』*（1988, 1995）の中で，これらの手法に焦点を当てた概念調査という包括的な考え方(彼らはそれを「分析」と呼んでいる)を活用している。彼らの概念分析の概念を分析することは，興味深い作業になるだろう！

概念分析は，概念の範囲を決めることも含むと考えてみてはどうだろうか。すると，論及するにあたって微妙な変化が起こってくる。つまり，分析目的が単なる対象とする概念から，概念グループの一部を成す対象の概念へと変わってくる。分析の目的が，そのグループ内の概念間の関係を含むようになってくる。よって分析の目的を一定に保つために，つまり，論及のずれを避けるために，私たちは1つのある概念を超えたときには，その概念と他の概念との関係を詳しく解明するようにしている。これらの関係は対象とする概念の範囲を明らかにする。概念間の関係を探求することは，関連する個々の概念を理解していることが前提となる。これら個々の概念と対象概念を理解すれば，私たちは相互の範囲をある程度捉えることができる。

そして，概念を詳しく解明するに際しては，まずは対象とする概念を明らかにする必要があるかもしれない。DNAのような概念を研究目的とするとしよう。それは今，おそらく誰にとっても明確なものと言えるのだろうが，初期の研究ではその属性の発見が必要とされていた。門外漢相手の研究目的のためであれば，DNAの概念をこれ以上分析する必要はない。一方，コンフォートのような概念についてはどうだろうか。分析の範囲やタイプは分析目的によって異なる。私たちの最初のコンフォートの概念分析では(Kolcaba & Kolcaba, 1991)，ヘルスケアでの研究と実践のために，専門的な方法でこの用語を定義づけたかった。専門的定義の次の課題は，看護ケアの結果としての患者のコンフォートの変化をどのように測定するかという取り組みだった。

私たちにとって，範囲を詳しく解明してコンフォートの概念分析を行うのはタイムリーなことだった(Kolcaba & Kolcaba, 1991)。Walker と Avant はこのタイプの探求に有用なストラテジーをいくつか提示している。Walker と Avant

---

*訳者注：第4版の邦訳が2008年に医学書院より刊行されている。

の研究を手本に授業に取り組んでいる多くの学生から，私は援助依頼の電子メールをもらった。本章では，私たちの方法の傾向を示す注釈を加えながら，学生らの課題についても対応していきたい。そのためには，(A)概念を選択すること，(B)分析の意図や目的を決めること，(C)概念の使い方を特定すること，(D)コンフォートの属性の定義づけについて論じること，(E)事例を構成すること(モデル，範囲，関係性，相反するもの，考案したこと，誤用)，(F)先行要件と結果を確認すること，(G)経験的指示対象について話し合うこと，である(Walker & Avant, 1995)。しかし，まずは概念とは何かについて明らかにしていこう。

概念とは何か

　どのような概念分析においても，重要なことは概念そのものと世間にある概念の実例との違いである。車は概念である。この赤いセダンは白いオープンカーや黄色い「ビートル」と同じく，車という概念の実例である。これら3つの車の実例はそれぞれかなり違うもののように見えるが，車としての属性を共有している。これらはすべてタイヤやある程度の大きさの車台，クラクション，始動スイッチ，トランスミッションなどを持つ。車という概念は，これらの属性を伴い，赤いセダン，白いオープンカー，黄色い「ビートル」という世間の車の実例に当てはまる。

　私たちはみな，車の概念の範囲を理解していると思う。しかし，スポーツ用多目的車(sports utility vehcle；SUV)をめぐる論争について考えてみよう。それらのほとんどは，実際には車の車台よりも大きくて重い小型トラックの車台の上に作られている。議会はトラックをより低い排気ガス基準にし，そうすることでより経済的に広大な国を横断して物資を移動することが可能だろうと宣言した。しかし，SUVの所有者はこのような経済的機能を実行していない。するとSUVは本当にトラックと言えるだろうか。機能は属性と言えるだろうか。SUVは小型トラックの車台というトラックを定義づける属性の1つを共有しており，通常の車の概念からするとより大きくより重厚ということになる。この車という概念の範囲は境界があいまいである！　境界があいまいであるために，資源の管理や経済問題の原因となってきた。

　概念分析を行うとき，概念と属性，実例の間での識別が大変重要である。なぜなら，概念は実例に当てはまる属性や概念の持つ範囲を規定するからである。

これらすべては，ある概念が他の概念の属性となるいくつかの特徴を持った抽象的な考えであることを示している。1つの概念はその属性が明確で，定義の範囲が決められ，他のどの概念にも見られない属性の独自の組み合わせを規定するときに有用なものとなる。

　概念は属性を規定し，属性は世間の実例を具体的に示すことを覚えておいて欲しい。世間の実例は概念そのものではない(WalkerとAvantは，概念は世間で発生するものであるという別の言い方をしている)。推論を続けると，車の概念はクラクションではない。世間の赤いセダンはクラクションを鳴らす。属性は概念の範囲を規定する。冒頭に引用したLoudenのように，多くの人が概念そのものと概念の実例を混同している。そこで概念を理解するためには，実例よりも属性を理解することが不可欠である。概念のすべての実例を包含しようとすると，概念を定義づけられなくなってしまうだろう。

　興味深いことは，WalkerとAvant(1988, 1995)が考察の最終段階においても，関心事である概念の定義づけを求めていないということだ。これは彼らのやり方の弱点であると思う。うまくいった概念分析は，少なくともその概念の暫定的，もしくは作業上の定義づけに帰着するべきだと私たちは感じている。私たちはすでに看護学のためのコンフォートの専門的定義を公表しているが，私たちがWalkerとAvantの概念分析の方法を検討したのと同様，読者もコンフォートの定義について答えられるよう，ここで繰り返す。このホリスティックなコンフォートの定義に明確で有効な範囲があるのか，また世間の実例が専門的定義に盛り込まれた属性に当てはまっているか検討していこう。コンフォートの専門的定義は，4つの経験のコンテクスト(身体的，サイコスピリット的，社会的，環境的)の中で，緩和，安心，超越というニードを満たすことにより強化されるという即時的な経験である。

WalkerとAvantによる概念分析の課題(1988,1995)

A．概念の選択

　私たちはさらに分析を進める概念としてコンフォートを選択した。

B．分析の意図・目的

　分析の意図・目的によって概念の本質や範囲が決まるので，これは重要なステップである。WalkerとAvantは，実際的な言葉の使われ方を分析して明ら

かにしていった点では正しい。けれども彼らは、分析の多くのステップが省略可能であることを見逃している。

私たちの目的は、初期の定義について確認し、概念の範囲の追加の可能性を調べることである。私たちは次のようなことを望んでいる。(a)パートA〜Dで、分類的構造(TS)がコンフォートを定義づける属性を十分説明できるかを決定し、(b)パートEとFでコンフォートの範囲を探求し、(c)パートGで測定の課題について論じたいと思う。

C. 概念のすべての語法の確認

この3つ目のステップは、概念の語法の数が比較的少ない場合にのみ適している。WalkerとAvantは、分析者はまず「より豊富な意味を見出せそう」なので、日常的・科学的なすべての語法を確認しなければならないと述べている(Walker & Avant, 1988, p.39)。そして必要ならば、科学的な語法に限定するという決断を下すこともできる(私たちはより具体的にヘルスケアサイエンスと言う)。前述したように、現代文化ではコンフォートの人気が大変高まってきたが、実際、多くの例が、私の定義した豊富な意味をまさに支持しているのだ。そこで、まずは最近の米国の資料からコンフォートの使用例を挙げ、次にその意味を簡単に見てみることにする。

1.「君たちには自分自身のコンフォートを超えて、公衆の幸福を求めて欲しい」(George W.Bush 大統領, *The Plain Dealer*, 2001, p.1 より)。このコンフォートの例は満足した人間の状態を示しており、人はそこから大きな目標を達成しようとすることもできるし、また、時にそこから動きたくないと考えることもある。ここでは、コンフォートは動機づけの力ではなく、むしろ行動を起こすのを先延ばしにし、場合によっては他者のニードに目を向けることを制限しかねないもののようにも解釈できる。ここでは選択するという要素が浮き彫りになると思う。つまり私たちは、コンフォートな領域にとどまることを選択できるし、あるいはまた、必要な任務への取り組みを強化する源としコンフォートな領域を活かすことも選択できるのである。

2.「介護者のコンフォート：日々の状況にかかわらず、主介護者が最高の状態であるよう激励し奮起させるような手段。つまり癒しの手段」(Downing, 2000)というタイトルの記事より。このコンフォートの例は、著者が困難で長期にわたる任務を担う介護者を、奮起させ激励するよう書かれた日記のタイト

ルである。この本の意図は，介護に伴う情緒的な痛みや極度の疲労，恐怖，挫折を癒し軽減することである。

　3.　Tim Halloway 著『ある看護師の人生の1日』から，「彼女が息を引き取るのを見守ることから私の1日は始まり，そして，彼女の死を悼む家族をコンフォートにした」。ここでのコンフォートは動詞として用いられ，そのプロセスに言及している。これは看護師が実際に行っている仕事の例であり，看護師が敏感にケアリングの方法で対応する優先すべきニード（悲嘆）が存在することを示唆している。看護師の意図は家族をコンフォートにすることである。

　4.　「疼痛管理：思いやりあるコンフォート」とは，行政の保健医療制度に関するパンフレットである(1998)。この例は，痛みの緩和がケアリングの方法でなされることを約束する広告用パンフレットである。患者のコンフォートに主眼を置いている。結びの文句では，疼痛は複合的なものであり，精神的な介入によって軽減できることをほのめかしている。

　5.　「長旅の後，慣れ親しんだ故郷の景色を眺めると，コンフォートと満足で心が湧き上がる感動を覚える。もちろん，どこにいようと主が私と共にいることはわかっているが」(*The Daily Word,* 2001, p.45)。このコンフォートの例は，安心の感覚であり，慣れ親しんだ環境によって促進される。長時間車に座っていることからくる身体的な不快は，家に着くことで超越される。車の中にも家の中にも神が存在するという霊的な示唆もそこにある。

　6.　「本拠地を安全で，コンフォートで，家族重視の場にしようという私たちのねらい。そうすれば，ヤコブ・フィールド(Jacob's Field)への旅はすべてが最高に楽しい。」と，クリーブランド・インディアンズの営業部長 Dennis Lehman は，著書『Game Face』(2001)でクリーブランド・インディアンズのホームゲームの夏の計画について語っている。ここでのコンフォートは形容詞で，コンフォートの野球場での経験の例である。心地良い設備，雰囲気，食べ物，設備を含意している。人的な交流には言及していないようだが，ヤコブ・フィールドの環境こそが家族の楽しい交流を促進しているのである。

　7.　「コンフォートと大きなヘルスケアコミュニティに貢献するあなたの存在。これが，今日の看護管理者に期待されていることである。情報が人々の集まるところに集まり，またそこから発信されるように，コンフォートも人との関わり合いの中から生まれる」(Ferguson, 1989, p.298)。このコンフォートの例は，社会的相互関係の中で価値ある情報を共有することである。秘密の協議事項があってはならない！　看護管理者はコンフォートを他者に提供し，他者

を通じて受けることを期待されている。

　8.「最初の運転手が別の方向へ進もうとしたとき，彼はもう1人のトラック運転手に私たちのことをよろしく頼む！　と呼びかけた。旅行者の私たちはとてもコンフォートに感じた」(Krueger, 2001, 10-E)。これはDear Abbyのコラム(人生相談)からとったものだ。ここでコンフォートは副詞であり，最終的な状態を含意している。筆者はどの運転手も知らないし見てもいないが，CBラジオ放送の励ましの言葉を聞いてコンフォートを感じた。このコンフォートの例は，彼女と2人の娘の旅を励まし，見知らぬ高速道路を旅する勇気を与えてくれたトラック運転手の存在によるものである。知らないということは不快の原因となる。

　9.「皮膚をていねいに洗って乾かしてもらった後の病人に安堵感とコンフォートがあることは，臨床で最も日常的に観察されることの1つである」(Nightingale, 1859, p.53)。Florence Nightigaleは患者のコンフォートを増進させる例として，入浴の重要性を強調した。ていねいに行われた入浴は，不特定の，けれど実は深刻な不快に対して，安心と緩和をもたらす。

　10.「ああ，コンフォート。誰かと共に安らかな気持ちになる，言葉では言いつくせないほどのコンフォート」(Claik, 1969)。このコンフォートの例は，「友情」と呼ばれる詩によるもので，信頼する友人がもたらす安全な至福の場所を示している。

　11.「痛みと症状を管理し，コンフォートでいられるよう私たちは患者を啓発していかなければならない」(Laurie, 2001)。この名言は，『The Plain Dealer』誌の編集者に宛てられた手紙の中にあったものである。この例は，コンフォートが形容詞である点で前述の例示6と似ているが，場所の代わりに患者に言及している。この場合，筆者は患者のコンフォートな状態が，明らかに痛みや症状の管理以上の状態であることを述べている。

　12.「コンフォートは，夏に素敵に見せる鍵──それはくつろぎのチャンスをくれる。」『Family Circle』誌の夏服の広告では(August 7, 2001, p.73)，若い曲線美のモデルがセクシーな服を着て海辺をバックに素足でビーチに立っている。このコンフォートの例は，服が恰好良く完璧にフィットし，お気に入りの場所を満喫しているときに感じる自信に満ちた感覚。

　13.「たとえ死の影の谷を歩くことがあっても，私は災いを恐れません。あなたが私と共におられますから。あなたの鞭とあなたの杖，それが私のコンフォートです」この旧約聖書のお気に入りの詩(詩編，23：4)は，コンフォー

トの霊的な本質を例示している。この美しい隠喩によって，私たち（羊）は神（羊飼い）からコンフォートにされ，神の存在は私たちに力強さや勇気，安心感を与える。

14. 本章の冒頭で引用した，Jennifer Louden のコンフォートを忘れないでおこう。

> 　私の考えるコンフォート…気が向かなければ家から出ずに，雨が降るのを眺めながらベッドに横たわる安心感と暖かさ…コンフォートは命の要。パートナーや親友に心を開いたときの連帯感もコンフォート。今，そして将来の苦闘や内的な挑戦に背中を押してくれる場所もまたコンフォート…コンフォートとは，何よりも自分自身を受け入れること。

　ここに示したコンフォートの例は，環境的，精神的，社会的なものである。コンフォートは，やがてくる困難に対して Louden を力づけている。彼女はまた，コンフォートは自分自身の満足と安らぎだとはっきり述べている。

D．概念を定義づける属性の決定

　概念を定義づける属性は，例の中で繰り返し現れるコンフォートの特徴を形づくっている（Walker & Avant, 1988, p.39）。前述の 14 のコンフォートの使用例は，看護や日常的な言葉での概念の多様な用いられ方をよく表している。コンフォートは頻繁に用いられ，またそれは複数の意味を持っていることがわかる。他の例も引き続き見つけ出すことはできるだろうが，それらはおそらく看護に関連するコンフォートの特質を表象する用法だろう。Walker と Avant は分析をするにあたり，1つ以上の意味を選択できると述べているが，コンフォートの概念は非常に豊富なので，私たちもまたその必要があると考える。これから私たちは，分類的構造で範囲を定められたコンフォートの専門的定義について，その正当性を試してみることにする。

　何よりもまずコンフォート3つのタイプは，前述の14例の中にはっきりと表れている。例えば，<u>安心</u>は例示1，5，6で述べられ，<u>超越</u>は例示2で述べられ，痛みの緩和は例示4，9で述べられている（これらはいずれもヘルスケアからのものであることに気づいて欲しい）。コンフォートが異なるところからももたらされることに気づいてもらいたい。つまり，例示4，9，11では<u>身体的</u>なことについて述べられ，例示2，3，9，12では<u>精神的</u>なことを，例示13で

表 6-1 分類的構造にプロットしたコンフォートの例

	緩和	安心	超越
身体的	4, 9, 11	5, 6, 9, 11, 14	2, 9
精神的	7, 8, 9, 11, 12	1, 5, 6, 7, 8, 9, 11, 12, 14	2, 13, 14, 9
霊的	13	1, 5, 13, 14	5, 13
社会的	4, 7, 8, 9, 13	1, 7, 8, 9, 13, 14	8, 9, 13, 14
環境的	5, 10, 13	5, 6, 10, 14	2, 5, 13, 14

は霊的なことを(聖書には霊的なコンフォートについて多くの記述がある)，例示7, 8, 10, 13 では社会的なことを，例示5, 13 では環境的なことについて述べられている。これらコンフォートの用法はすべて分類的構造に当てはまるだろうか。探ってみよう。

これらの例を，上段にコンフォートの3つのタイプを，左側にコンフォートが発生する場をそれぞれ置き，そこから作られた格子に当てはめてみよう。こうしてできあがったセルがコンフォートの属性を表している。14 のコンフォートの例示の状況を，格子にプロットできるか見てみよう(**表 6-1**)。これはおかしい！　私たちは皆，コンフォートを定義づける属性が，何年も前に開発した分類的構造に当てはまるように考え出されたものだということを知っている。しかし実際に，分類的構造は当時も今も私たちが思うように，概念の複雑さを表現する便利で自然な方法なのだ。説明するべきコンフォートの属性はたくさんあり，そのほとんどは看護の使命を満たすために必須のものだ。看護師が直観的に対処する属性もあれば，忘れ去られていた属性もあるが，それらはすべて，復活させ実行させる価値がある。これらの要素のすべてが，患者にとって重要な意味を持つのである。

この作業をしながら，私たちは出てきた異論や質問を文字通り聞くことができた(この方法で概念分析を展開したのは初めてのことだった)。あなたの懸念に答えるために，想定される疑問とその回答を以下にいくつか記しておく。私たちの行った概念分析の範囲でのプロセスやアウトカムについて，さらなる疑問や異論があれば，*kolcaba@uakron.edu.* に電子メールをどうぞ。あなたからのフィードバックがこの作業を展開し，妥当性を保持する助けとなる。

この部分の分析に関する聴衆からの質問

1.「例の多くが複数の場に当てはまるのはどういうことでしょうか。」

コンフォートはホリスティックなものです。コンフォートの例はすべて同時に，コンフォートの多くの属性に影響します。属性間の境界線は透過性があります。格子のセルは相互に除外し合うものではなく，むしろ「そして/または」という性質を持ちます。また用語の使い方が，すべて明確で厳密ではないことも覚えておいて下さい。例に示した筆者らは，私たちの専門的な定義を用いたわけではないのです。

2.「例の中には数回しか格子に出てこないものもありますが，他の多くは格子の至るところに出ています。」

これはある程度，属性の意味が持つ機能によるものです。あるものは他のものよりも普遍的な範囲を持ちます。例えば，環境的コンフォートがどのように影響するかは，私とあなたで異なるのです。

3.「記述の中で頻繁に出てくるコンフォートの性質のいくつかは，分類的構造では説明されていません。例えば，たいていコンフォートは安全と関連するようですし，それはまた，望ましいこと，一時的なこと，癒し，大変個人的なことでもあるようです。」

これらの性質のいくつか（望ましいこと，一時的なこと）は，定義に組み込まれています。しかし，すべての用語の使い方が正しいわけではないのです。例えば，コンフォートと自己受容が同じかどうかを論じるなら，それは先に例示14でLoudenが述べたことに反することになるのです。例に見られる他の性質は，実際にはコンフォートの理にかなったもので（癒し，安全），健康探索行動として後に理論に組み込まれます。

4.「この格子（第6章の格子）は，第1章で示され，また，あなたがすでに公表したもの（Kolcaba, 1991）とは異なっているようです。もう1列増えています。」

5.「精神的なものと霊的なものをどのように分けたのですか。」

これら2つの質問に一緒にお答えします。精神的なものと霊的なものを分けるのは大変難しいため，最終的にはサイコスピリット的と名づけて経験のコンテクストにまとめました（第1章を参照のこと）。そこで本章の分類的構造の15のセルに代わって，最終的な分類的構造では12のセルになりました。さらに難しいことには，精神的と霊的な質問項目を別々に作り出すことであり，これはこの概念分析で浮上した課題です。コンフォートの精神的，霊的な属性は

重複することが多いため，それらを分けようとすることは非現実的だということが明らかになりました。

6.「あなたが示した例は，看護の専門的定義に関連したコンフォートの属性すべてを含んでいますか。」

そう思います。分類的構造に当てはまらない看護に関連するコンフォートの例を見つけることができますか。あるいは，より端的に言えば，分類的構造に当てはまらない看護の例を見つけることができますか。もし見つかったら教えてください。喜んで必要な修正をしましょう。

7.「では，コンフォートを定義づける属性は何ですか。」

最終的な分類的構造の12のセルそれぞれがコンフォートを定義づける属性です。よってコンフォートを定義づける12の属性があります。つまり，身体的緩和，身体的安心，身体的超越などです。

8.「格子上に，コンフォートの例やあるいはまた意味を体系づけたのですか。それらは同じものではないのですか。」

私たちは本章のために，コンフォートの例を格子上に体系づけました。そのようにしたとき，分類的構造がうまく機能するかどうか知りたかったのです。これらは，世の中でこの概念がどのように用いられているかの例です。ヤコブ・フィールドへの旅（例示6）は，ポジティブな野球場での経験の例です。入浴（例示9）は，言い表しようのない不快から患者を緩和させた例です。それぞれの例には暗に意味するものがありますが，その意味は文化に由来した抽象的なものであるのに対し，例はあくまでも具体的なものです。

9.「例示でのコンフォートの語形の違いについてどう考えていますか（comforted, comfortable, comforting）。」

コンフォートの語形の違いは，私たちの言語の構成方法を表しています。これらの語形が現れる文の文脈において，コンフォートという用語がアウトカムもしくは最終的な状態を示している場合のみ，これらの語形は患者のコンフォートの例となります（第2章で述べたように，これはプロセスと結果の違いです）。分類的構造は，コンフォートのアウトカムの範囲を明確に示します。しかし，例示3は看護師が患者をコンフォートにするプロセスを述べており，アウトカムの例ではないので，コンフォートにする（comforting）という用語は分類的構造には存在しないのです。家族が本当にコンフォートにされたかはわかりませんが（誰も尋ねていないので），看護師がケアリングの方法でコンフォートにしようと試みており，その行為自体がコンフォートにすることはよくあるのです。

ここでは，コンフォートの用語法はアウトカムではなくプロセスです。一方で，「看護師によってコンフォートにされた」という記述は，実現されたアウトカムに関するものなのです。

　10.「格子上にコンフォートの例を配置するやり方は，ちょっと独断的ではありませんか(表6-1)。私は若干異なった置き方をすると思います。」

　コンフォートの個人的な経験は私たちの判断を導く際に役立ち，そして個人の経験は人によって変わります。そのような経験に訴えることは，判断の妥当性を支える十分な理由となるはずです。そうなると，これは独断ではありません。

　11.「誰かが超越の属性を示しているということを，どうやって見分けるのですか。」

　超越は看護師にとって大変重要な目的ですが，うまくいったかどうかをどのように見分けるのでしょうか。実際には，George W. Bush が例示1で示唆したように，多くの人々は安心から超越に移ることを望まないのです。超越とはある人が困難な課題や状況を乗り越えることを意味するのですが，人はそのような努力をそう頻繁にはしたくないもので，ある種の努力を発揮しようとする姿勢を，とても持てないのです！ しかし，厳しい状況で，選択の余地がない場合，例えば化学療法や術後の激しい痛みを伴う理学療法が必要な場合に，超越は悪夢を乗り越える唯一の方法となるでしょう。看護師はこの賞賛に値する目標を，看護によってその人が達成したかどうかを，どのように見分けられるのでしょうか。

　なるほど，患者は変わらず療養を続けるでしょう。超越の達成について，もしあなたがお礼を言われたらラッキーでしょうが，たいていはあなたがご存知の通りです。患者を超越に到達させる援助は，最も得るものが多く，取り組みがいのある看護の機能となり得るでしょう。

E．事例の展開

　事例を展開する理由は，概念の範囲に関する何か新しいことが事例から明らかになるかどうかを見出すためである。私たちはこの作業が有用かつ創造的であることはわかったが，次のような点で多少問題がある。1つは，学生が概念の定義を的確に把握していないとき，展開させる事例にふさわしいものをどのようにして知ることができるだろうか。私たちは属性を把握することを通して，その概念がどのようなものかを理解している。言い換えれば，事例はそこで使

われる用語の意味をわかっていなければならない。例えば反対の事例を展開しようという場合，あらかじめ定義を把握していない学生は，「何の反対ですか。」と尋ねるだろう。

もう1つ，事例について考えることは，概念の範囲の属性を理解していることが前提となる。モデル事例の展開を進める前に，関連するその他の概念を定義づけ，分析する必要があるだろう。けれども私たちは独自の専門的な定義を持つので課題を進めることができる。事例の候補を以下に示す。

モデル事例

モデル事例とは概念の純然たる実例，つまり典型例のことを言う（Walker & Avant, 1988, p.40）。次の場面は数年前に『Cleveland Nursing Weekly』誌に掲載された私のお気に入りの記事からの抜粋である。Gerald Humphreys によって書かれ，『American Journal of Nursing』誌の 1989 年 11 月号に発表されたものの再掲である。これは実際の患者が経験したホリスティックなコンフォートのモデル事例の最たるものだと思う（下線は，質問の中にある概念の用い方を際立たせるために私が加えた）。

看護師さんへ

私の回復はあなたにかかっています。どうか覚えていて下さい。あなたは私が逆境，つまり私の人生が終わったも同然のような冠動脈疾患に打ち勝つための重要な人物でした。生きる希望を与えてくれたのはあなたです。あなたは，私が病を受け入れ，適応するために必要な強い意志を与えてくれました。

私が思うに，単純なことではあるものの医師が必ずしも理解できるとは限らないことに対して，あなたは卓越していました。ICUであなたはいつも私に微笑みかけてくれました。私の手を強く握り，私が良くなっていることを伝えてくれました。<u>私をコンフォートにしてくれました</u>。あなたがバイタルサインを測り，嬉しい報告をしてくれたとき，どれほど思いがけなく心が浮き立ったことか，私は決して忘れないでしょう。あなたが私を尊重してくれているのを感じていたし，私はあなたを決して失望させたくありませんでした。

カテーテル検査室のせわしない中で，私の思い出の中のあなたは，台風の眼が静かなように際立っていました。私を布で覆い，消毒薬で洗浄して

いる間，何が起こり，どのようになされるか正確に話してくれました。事前処置をしながら，常に私を励ましてくれました。術後，ICUでの麻痺したような雰囲気の中でさえ，しゃべることも飲み込むこともできず，パニック寸前の状態のときにも，あなたはそばにいてくれました。測定やモニタリングの間中，私に付き添い，優しくコンフォートにしてくれました。

　今でも，あなたの言葉やしぐさが私にとってどのような意味があったかということを話そうとすると，涙がこぼれそうになります。あなたは健康回復という現実への架け橋でした。あなたは必ず私を助けてくれました。

　このモデル事例は，身体的，サイコスピリット的，社会的，環境的側面で生じる，緩和，安心，超越の例を含んでいる。コンフォートはホリスティックなアウトカムであり，患者は「あなたは私をコンフォートにしてくれた」という言葉を用いている。コンフォートにする行為が機能したということがわかる。

境界例

　境界例とは，すべての事例を調べたわけではないが，概念の分類を決めかねるいくつかの属性を含んだ事例のことである (Walker & Avant, 1988, p.40)。境界例について考えると約10年前，私がスタッフナースだったときにあった出会いを思い出す。私は2人部屋に入っている1人の患者を受け持っており，同室のもう1人の患者は点滴をしていた。彼の受け持ち看護師がその点滴バッグを，私が見とれるほど手際良く交換した。その日は十分な人数のスタッフが配置されていたが，彼女はすばやく効率的な方法を用いた。彼女は部屋に入ると，点滴バッグを交換することを患者に話し，一瞬のうちに交換した。もちろん，ポンプの再設定を問題なく行い，微笑みながら簡単そうに手技的な仕事をこなした。その患者の病状はひどく悪いわけではなく，実際は，彼は彼女に会えたことをとても喜んだ。しかしその約2分後，患者が彼女に質問しようと文字通り口を開いたちょうどそのとき，彼女はすべての仕事をやり終えるや否や，即座にその場を立ち去っていた。彼が質問できるチャンスは2度となかった。この効率的な看護師が専門的な能力と親しみを表したときには，コンフォートのいくらかの属性を提供し，患者のそばから離れるときには環境が整えられていた。しかし彼女は，患者に耳を傾け，応え，ケアリングを通して与えるサイコスピリット的サポートや社会的コンフォートを提供することには失敗した。

関連例

　関連例とは，研究されている概念に関連しているものの分類を決めかねるあいまいな属性は含まない例のことである (Walker & Avant, 1988, p.41)。安全 (safety) は関連する事例の候補になる。コンフォートと同様で，安全に，安全な，安全であるというような他の語形をとる。「患者の安全 (safety) は重要である」というように，辞書に名詞として載っている場合もあれば，「私の患者は安全である」といった自動詞のように用いられる場合もある。RN (登録看護師) が患者の安全を主たる理由に看護師の人員配置改善運動をするほど，患者の安全は看護師にとって重要で価値あることなのだ。身体的な安全は，転倒を含む負傷，誤薬，合併症の見落としや誤診，院内感染などから逃れることを暗に意味している。環境の安全は，十分に整備された機器や家具などの備品，滑りにくい床，清潔さ，有害な煙がないことなどを意味している。社会的な安全は，精神病的あるいは犯罪的な行為，家庭崩壊，誤った情報，怠惰で意地悪な職員から，患者が保護されていることを意味している。これらの属性に加えて，患者が緩和 (特定の危険の除去) や安心を経験すると，そこに安全が保持されるのである。

　しかし，コンフォートな環境は安全な環境と同様ではなく，安全であってもコンフォートとは限らない。コンフォートのあいまいな属性である超越も，安全の中には欠けているものがある。安全はコンフォートの概念とはかなり異なるのである。2つの概念は抽象度が同じで，いずれも看護の価値としては重要かつ複雑で包括的であるが，コンフォートには温かみがあり柔軟で，やる気を起こさせる特質があり，これは安全の中に見出すことはできない。また，コンフォートは自覚によるところが大きい。つまり私たちは，自分がコンフォートであるかどうかはわかるが，自分が安全かどうかは常にわかっているわけではない。

考案例

　考案例は，私たちの経験を超えた考え方を用いて組み立てられる (Walker & Avant, p.42)。これはコンフォートを考える方法としては稀なやり方かもしれないが例はある。サウスカロライナに砂浜と海を見渡せる美しいビーチハウスが建てられた。その家ははためく旗に似せて設計されていた。家は5つの部分に分かれ，海岸側から見ると，風の吹く方向に合わせ左から右に次第に細くなっている。家の1つひとつの部分は段々と小さくなっていき，それぞれが明るい

緑色の屋根をつけている。私たち海辺に足しげく通う者たちはその家のことを「5つの緑屋根の家」と呼び，旗のように，私たちがビーチチェアやタオルや家族を見失ったときには，その目印になってくれた。

　日中には，その家は威厳があって頑丈そうに見えた。けれども，はためく旗のようにデザインされていたので，静止した固苦しい姿には満足できなかった。そして満月の夜毎に，その家は望み通りの本来の旗に姿を変え，月光の下でそよ風を受け，華やかにはためいていた。その家は美しい旗，躍動感溢れる目印，活気，歓迎など，意図していたものすべてのものに自由になることができた。満月という介入によって，固定された状態を超越した。旗としての宿命を果たしたときにだけ，その家は自分がまさにコンフォートだと感じたことだろう。

　著者のコメント：これまで仮想の方法でコンフォートを適用したことはなかったので，詩的な経験を楽しむことができた。初めは，このような事例からは多くを学べないと考えていたが，振り返ると自分の想像の世界でその家が生き生きとしてきたとき，コンフォートの本質—その家が最高潮に達したときに起こる完成されたゲシュタルト—が経験されたと確信している。私たちのその家は威厳ある状態にあっても，超越の状態ではなかった。その家は満月という魔法を通して，望み通りのすべてになる。私はこの課題に取り組みながら，看護の目標としての超越の特質とはコンフォートを実に専門的で看護特有のものにすることだと確信することができた。読者はどう思うだろうか。

相反例

　苦痛は，まったくコンフォートで<u>ない</u>という概念であり，コンフォートが連続体の1つの末端ならば，苦痛はもう一方の末端だと考える。苦痛はコンフォートとは正反対のものであり，看護師はどんな場合であろうとも，できる限り苦痛を和らげるようにしなければならない。次の事例について考えて欲しい。ある腎不全末期の男性には，平穏な死を迎えるのをサポートする家族やアドバンス・ディレクティブがなかった。徐々に臓器不全が進行していくにつれて，彼の意識は消失したり戻ったりしていた。彼の腎不全は，持続的静脈-静脈血液濾過と呼ばれる先端技術の処置によって積極的に治療され続けている。統計上，彼が治癒する見込みは非常に少ないが，彼自身が積極的な治療から逃れるすべは何もなかった。褥瘡は痛み，侵襲的なチューブ類はしばしば感染や閉塞を起こす。意識はあってもまともにしゃべることはできない。環境は雑然として騒々しく，いつも明かりに照らされていた。この男性は身体的な問題とやりきれな

い気持ちにいつも苦しめられている。

　コンフォートとは反対の苦痛について考えるときに，コンフォートに関する何か新しいことを学ぶことができる。第1に，このように患者を苦しませておくことは，患者の自律の権利を無視し，善行の義務を怠っており，倫理に反している。さらに，苦痛は自殺や安楽死を望む前提ともなる。

　ほかに考えられる反対の事例について考えて欲しい。ある夫が「他の女性」に激しく心を奪われている。彼の妻は病気がちで，ほとんどベッド上で過ごしている。彼女は夫に対して自分の思い通りに世話をさせるだけでなく，注意を引きつけることで勝ち誇った気分を味わっている。夫は家をしきりに出たがっているが，離婚を求めるには，妻は「重症すぎる」。ある夜，この自暴自棄の男は寝たきりの妻にこう言った。「ああ，愛しい君よ。君の枕をふくらませて君をコンフォートにしてあげよう。」彼女は弱々しく微笑み，身を任せ信頼して夫を見上げた。彼は彼女の湿った髪の下から枕を取り出し，それをふわっとふくらませ，そしてそれを彼女の顔の上にしっかりと押さえつけ，窒息死させる。

　2つ目の難しいタイプの相反例では，夫は明らかに嘘をついた。これは相反例なのだろうか。夫は「コンフォート」という言葉を誤って用いており，倫理や道徳に反しているにもかかわらず，実際には自分のコンフォートを求めている。この事例を組み立てることで，真のコンフォートの提供には，その意図が大きな差を生み出すことがわかった。明らかに夫の意図はコンフォートを提供するためではない。看護においても同様である。なぜなら，看護師が介入をする場合，途中の経過にコンフォートの意図が伴わなければ，たとえ技術的には適切であっても，その介入はコンフォートにならない場合が多い。

誤用例

　誤用例とは，WalkerとAvantによると，コンフォートという言葉の誤用や，文脈を離れて用いられた用語例と定義される。この事例と相反例を区別するのは難しく，この最後のタイプの事例は必ずしも授業での課題や論文に含まれるわけではないと彼らが述べているのは，この理由による。コーピングの看護概念の例として，彼らは「コーピング・ソー(のこぎり)」を挙げ，ここでは用語の意味論が問題になるようだとしている。屋外トイレの婉曲表現である「コンフォート・ステーション」は，誤用例のタイプの1つであると言えるだろう。誤用例の2つ目の事例のタイプは，ひどい折檻を受けることでコンフォートを感じるサドマゾヒストかもしれない。つまり，この奇妙なコンフォートの型は，

不健康で異常なニードの現れだ。さらに，この例は(コンフォートにする)プロセスの1つである。しかし，コンフォートにした結果は受け手にとって現実的ではあるにせよ不健康である。

モデル事例の分析

前述したシナリオでは，概念を定義づける付加的な属性は何も見出されなかった。ホリスティックなコンフォートの本質そのものによって属性が相互に結びついているので，重なり合う領域があることはすでにわかっていた。属性どうしが互いに矛盾するような領域も見出さなかった。むしろ，分類的構造のセルのそれぞれが協働して，患者のコンフォートのゲシュタルトを示唆している。さて，私たちの以前の概念分析(Kolcaba & Kolcaba, 1991)を，このように拡大してみたことは役に立ったのだろうか。それはコンフォートの本質を解説するのに役立ったと私は確信している。とくに意図と超越の重要性が，これらの課題を通じて強調された。

モデル事例を展開することや，先行要件と結果を解説することはまた，概念の本質や範囲，他の概念との理論的な関係を発見する手助けになった。しかし，他の疑問がまだ残っている。コンフォートの新たな範囲は見つかったのだろうか。なぜ対立する概念に取り組み，苦痛とコンフォートの違いのような本質的な違いを指摘しなかったのだろうか。あるいは，慰め，サポート，コンフォートのような同様の概念に着目し，それらの違いを正確に指摘しなかったのだろうか。

私にとってこの課題の成果は，新たな異なった方法によって以下を確認したことであった。つまり，(a)コンフォートの属性を特定するためのコンフォートの分類的構造の妥当性，(b)コンフォートの範囲を定めるためのコンフォートの専門的定義の精度，(c)コンフォートと他の看護概念の関係を記述するためのコンフォート理論の有用性，である。

F. 先行要件と結果の確認

WalkerとAvant(1988)は，同時に先行要件と属性にはなり得ないものがあると述べている。これは私がコンフォートの先行要件と結果について明らかにするのに役立ち，それらがコンフォートの理論とどのように関連しているかを考えるきっかけともなった。それにより，先行要件と結果は理論にしっかりと組み込まれていることがわかったが，そのことがはっきり述べられているわけではなかった。おそらく，先行要件と結果がそれぞれ何であり，それらの間の識

別と一貫性の考察が，理論の論理性を試す良い方法となる。いずれにしても，コンフォート理論はこれまでさまざまな経験を重ねてきたため，先行する理論で定義づけや位置づけがされていなかった概念を扱うよりも，コンフォート理論の先行要件と結果を明らかにすることのほうが私には簡単なことであった。

先行要件

　繰り返すようだが，コンフォートの12の属性は，分類的構造で明示されたように，総コンフォートの状態として成る。看護師はコンフォートを増進するために，患者や患者の持つサポートシステムでは満たされなかったコンフォートニードに対して，分類的構造をガイドとして用いて介入する。患者には，緩和，安心，超越のニードがあり，それらは身体的，サイコスピリット的，社会文化的，環境的に起こり得る。ニードは看護師のケアや気づきの有無を問わず存在するので，4つのコンテクストに沿ってコンフォートニードをアセスメントすることは，プロセスを開始するにあたってきわめて重要である。アセスメント(直観的または形式的)は介入に先行する。アセスメントから介入までにどれだけ時間がかかるかは，アセスメントに基づいて行動するための看護師の任務，動機，技術によって異なる。こうして，<u>ホリスティックなコンフォートを増進させる介入</u>は，最もコンフォートに密接した先行要件ということになる。コンフォートケアの目標は，ベースラインのアセスメント以上にコンフォートが増進することだと覚えておくことが大切である。つまり，看護師がストレスの高いヘルスケア場面で総コンフォートを与えることができると考えるのは，現実的ではないだろう。

結果

　コンフォート理論(Kolcaba, 1994)で述べたように，患者のコンフォートが増進した結果は，患者の健康探索行動への取り組みとして現れる。健康探索行動は，内的，外的な健康探索行動，あるいは平穏な死となり得る(Scholtfeldt, 1975)。内的な健康探索行動は，外からは見えないが，臨床検査を通して多くの指標が得られている。例えば，免疫のパラメーター(T細胞やナチュラルキラー細胞の数など)，酸素飽和度や血圧のようなホメオスタシスのメカニズム，腸蠕動，心拍出量などである。外的な健康探索行動は，歩行などの機能状態，順調な排泄，治療法の遵守など目に見える行為である。平穏な死は，葛藤が解決され症状がうまくコントロールされることであり，そして患者と家族が死を

受け入れ，患者が静かに「逝く」ことである(Kolcaba & Fisher, 1996)。コンフォートの範囲は，患者の健康探索行動への取り組みに肯定的に，直接的に相互関係を示しており，この関係性は経験的に検証されている。

G．経験的指示対象の明確化

　WalkerとAvant(1995)は，経験的指示対象とは，現実の現象を形づくっているさまざまな階級やカテゴリーのことであり，それらの存在が概念そのものの存在を説明していると述べている(p.46)。概念の側からすると経験的指示対象は，概念の操作上の定義と同じ意味合いを持ち，どちらの用語も研究の測定用具に属している。このようにして，私が一般的なコンフォートを測定するのに用いる経験的指示対象が，一般コンフォート質問票である。私も含めて他の研究者は，表3-1に示したようなさまざまな場面で，コンフォートを測定するための異なる測定用具を持っている。

　概念のそれぞれの属性は，独自の経験的指示対象を持つと言うこともできる。つまり，質問票の個々の質問項目は概念の属性の1つに当てはまるようになっている。所定の概念を定義づける属性がすべて測定されたかを確認するためには，内容領域(すべての属性)の配置図の活用を薦める(Lynn, 1986)。分類的構造は内容配置図の1つのタイプで，それぞれの属性に関連する経験的指示対象の包括を手助けする。そうして分類的構造は，12のセルのそれぞれから関連項目を生み出すよう私たちを導いてくれる。身体的な緩和の例を1つ示せば「私は歩くことができる」である。環境的超越の例は「この景色は私を元気づけてくれる」である。一般コンフォート質問票は48の経験的指示対象があり，概念を定義づける12の属性それぞれにおよそ4つずつあることになる。測定用具開発のための一般的なガイドラインに沿って，それぞれの属性(あるいは格子上のセル)には，回答の偏りを減らす偶数のポジティブおよびネガティブの項目がある。

コンフォートの引用文をめぐる思索(第6章)

　　　　　私の考えるコンフォート…気が向かなければ，家から出ずに，雨が降るのを眺めながらベッドに横たわる安心感と暖かさ…　コンフォートは命の要。パートナーや親友に心

Chapter 6 コンフォートの属性

を開いたときの連帯感もコンフォート。今,そして将来の苦闘や内なる挑戦に背中を押してくれる場所もまたコンフォート… コンフォートとは,何よりも自分自身を受け入れること。

Jennifer Louden(1992), *The Woman's Comfort Book,* p.2

　上述の引用文はすばらしいコンフォートの例を示しているが,コンフォートを定義してはいない。考えたり,書いたり,話したりする上で明確にしておくためには,概念の実例と属性を区別することが重要である。実例とは現実生活での概念の例証やその用いられ方である。属性とは,概念独自の特徴を明確に述べ,その範囲を決めるのに役立つ特有の性質のまとまりである。概念を定義づける属性の発見によって,元来の概念と他の概念間の理論上の関係性を検討するのに不可欠な概念形式で操作的な定義を生み出すことができる。

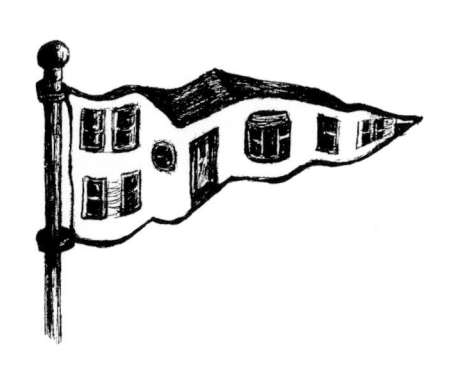

Chapter 7

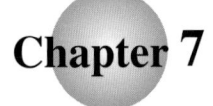

実験

> 彼らは贅沢を知り，極貧を知ったが，
> 決してコンフォートを知ることはなかった。
> Samuel Johnson, 1750
> (物書きとして生計を立てることについての書簡)

　第7章は，概念的で操作的な定義に関する論議から始める。これらはいずれも実験的研究には不可欠なものである。それから，公表されている4つのコンフォート研究について述べる(それ以外にもあったら，次の新しい本のためにその内容を是非教えていただきたい)。最初のコンフォートの実験はHogan-Miller, Rustad, Sendelbach, Goldenbergによって行われ(1995)，その後，私が実施して公表した2つの実験研究がそれに続く。最後に，助産師で博士課程の大学院生による分娩中のコンフォートのアセスメントに関する興味深い研究について述べる。また，図5-2のline 4, 本章では図7-1として以下に再掲しているものだが，そのlineを事実上どのように始めるのかについても述べる。line 4は中範囲理論レベルで，Schlotfeldtによって明らかにされた3つのタイプの健康探索行動(HSBs)が含まれている(1975)。患者と研究の場に必要なline 4の変数が，土台として示されている。line 4からスタートしたすべてのコンフォート研究は，本章に示されたline 5, 6に関して独自の見解を持つことができるし，持つべきなのである。

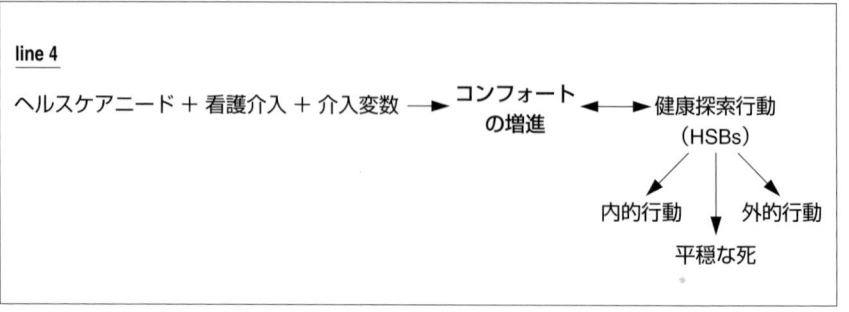

```
line 4
ヘルスケアニード + 看護介入 + 介入変数 → コンフォート ← → 健康探索行動
                                        の増進         (HSBs)
                                                    ↙  ↓  ↘
                                                 内的行動  外的行動
                                                    平穏な死
```

図7-1 コンフォート中範囲理論

コンフォートの概念的・操作的定義

　第6章の終わりで述べたように,患者のコンフォートを定義づける属性を探求することによって,専門的定義の範囲を明確にすることができる。分類的構造(TS)で具体的に示されるこの正確な定義から,私たちはコンフォートの概念的・操作的定義を生み出した。概念的定義とは,平易な言葉で用語の意味を述べたものである。コンフォートは平易な言葉で定義づけされているので,コンフォートの専門的定義(以下を参照)もまた,概念的定義である。しかしそこでは,素人よりも複雑で正確な方法で定義づけられる。例えば,総コンフォートに取り組んだ乳がんの研究では,私のコンフォートの概念的(専門的)定義は,「緩和,安心,超越のニードが,身体的,社会的,サイコスピリット的,環境的コンテクストの中で満たされたときに達成される望ましいアウトカム」である。

　操作的定義とは,研究者が概念を測定するために決めた方法で,通常は質問票やインタビュー,測定尺度の形式をとる。ほとんどの研究では,構成概念の妥当性を高めた各々の関心事の概念に対して,1つ以上の操作的定義を持っている。乳がんに関する研究では,コンフォートを測定するために,放射線療法コンフォート質問票(RTCQ)と4つのビジュアル・アナログスケール(VAS)を用いた。これらの測定用具は,乳がん患者の研究でのコンフォートの操作的定義を構成している。

　ここで覚えておくべき重要なことは,両方のタイプの定義(概念的,操作的)が,概念間の理論的な関係を検証するのに必須だということである。もちろん,

あなたが測定したいと思う研究課題に属するすべての概念は、概念的・操作的定義を持っていなければならない。あなたの理論的枠組みは、2つのタイプの定義を適合させるのに役立つだろう。私が有用だと判断した理論的枠組みを用いてコンフォート研究を計画したいのならば、line 4は抽象的・理論的レベルで、コンフォートの中範囲理論を描いたものであることを思い出して欲しい。下記に示している個々の研究のために構築したline 5は、特定の研究場面で関心事となる変数のそれぞれに名前をつけた具体的レベルのものである。line 5の個々の変数は、図に対応した独自の概念的定義を持っていなければならない。line 6は、あなたの研究でどのように変数が測定されるのかを示している。これは図の中で最も具体的なレベルにある。line 6のそれぞれの変数は、図に対応した独自の操作的定義か、あるいは測定用具の名前を持つべきである。どのコンフォート研究でも、中範囲理論の一部分、もしくはすべてが検証可能である。

このようにして、以下に述べる私の実験研究のそれぞれにおいて、line 5とline 6がどのように研究を導いたかを示す特定の図を加えるつもりだ。このことは、あなた独自の図(理論的枠組み)を厳格に守ることで、研究対象者の時間と労力を費やさずに重要な結果を生み出すような、効果的で綿密な研究が計画できることを示している。私の願いは、あなたがコンフォート研究の直感的な本質とその成功への可能性に関する知識を積んだならば、あなたに、コンフォート研究の新しい世代を実現して欲しいということだ。

4つの質的研究

1. Hogan-Millerら：冠状動脈造影後患者の大腿部可動化の3つの方法が出血とコンフォートに与える影響

この研究はコンフォートの分類的構造を用いた最初のコンフォート研究であるという点で特筆すべきものであり、編集者に分類的構造の論文を発行させるよう拍車をかけたと私は考えている(Kolcaba, 1991)。第3章で言及したように、経験豊富な臨床研究者であるElaine Hogan-Millerは、私が地方の学術集会で分類的構造を発表した後、当時の彼女の研究について話してくれた。彼女は、造影後の大腿部の出血を防ぐために、処置後6時間体動を制限される患者について研究していた。体動制限を強いられる患者は、痛みはないが明らかに不快であった。患者は筋肉がこわばりイライラする環境の中で、造影の結果が気がか

りで，空腹や口渇を感じ，排泄の必要もあり，休めない状態だった。これらのことは私が学会で述べた不快のタイプに該当し，痛みとはまったく異なるものであった。さらに1つの不快が別の不快を強めるため，患者にとって痛みの経験ではなく，ホリスティックに不快な経験となる。

　Hogan-Miller は，実践で用いられている体動制限方法には3つのタイプがあることを知っていた。つまり砂嚢の使用，シーツによる抑制，言葉による指示だ。彼女は患者のコンフォートと止血に関して，どの方法が最善であるかを検証したかった。体格，性別，年齢，体重，冠状動脈疾患の程度，処置時間の長さ，抗凝固薬や鎮痛薬の種類と量など，アウトカムに影響する体動制限以外の患者の要因もわかっていた。彼女のジレンマは，研究計画でこれらの要因をどのように考慮し，痛みが問題とはなっていない対象者のコンフォート測定に何を用いるかということだった。

　ディスカッション後，「コンフォートのコンサルタント」としての私の考えを整理してわかりやすくするために，図7-2と類似した図を描いた。Hogan-Miller と私は患者の負担を軽減するために，コンフォートの測定用具を身体的・精神的コンフォートに限定することについて意見を出し合った(私は通常，対象の患者集団をよく知らない場合には，測定用具の長さに関する問題を臨床家に任せている)。Hogan-Miller と私は，緩和と安心の感覚についての身体的・精神的コンフォートをカバーする38項目を書き出した。30名の造影患者を対象とするこの測定用具のパイロット研究では，α係数は新しい測定用具としては中等度を示す0.73という結果であった。Hogan-Miller は 38 の測定項目では長すぎると考えていた彼女の同僚看護師の強い希望を受け，測定用具を 19 の身体的項目にさらに減らした。しかし，ここで注意しなければならないことは，より短くなった測定用具を用いたα係数は，パイロット研究として 188 人の造影患者に行った研究とほぼ同じだったということである(研究全体で，時点1で0.74，時点2で0.67)。したがって，私の見解としては，Hogan-Miller は測定用具を短くしたことにより，精神的コンフォートとそれが身体的コンフォートにもたらす影響に関する膨大な情報を失ったと同時に，得たものはほとんどなかった。

　Hogan-Miller はコンフォートの定義を，自分が測定しようと決めていた身体的コンフォートに限定した。彼女は身体的コンフォートを安心，緩和，超越のニードが満たされた状況での身体的感覚に付随するものと定義した(Hogan-Miller et al., 1995)。身体的コンフォートを測定するため，19 項目の床上安静

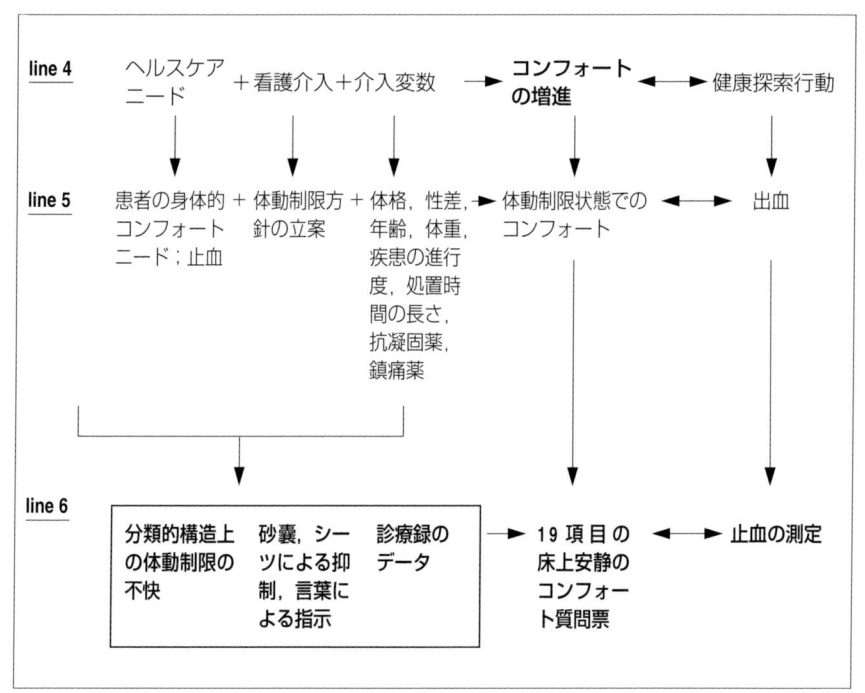

図7-2 冠動脈造影に関する研究の理論的枠組み

line 4: ヘルスケアニード ＋看護介入＋介入変数 → **コンフォートの増進** ←→ 健康探索行動

line 5: 患者の身体的コンフォートニード；止血 ＋ 体動制限方針の立案 ＋ 体格, 性差, 年齢, 体重, 疾患の進行度, 処置時間の長さ, 抗凝固薬, 鎮痛薬 → 体動制限状態でのコンフォート ←→ 出血

line 6: 分類的構造上の体動制限の不快　砂囊, シーツによる抑制, 言葉による指示　診療録のデータ → 19項目の床上安静のコンフォート質問票 ←→ 止血の測定

注：太字は本研究で測定された操作的変数（Hogan-Miller, et al., 1995）

コンフォート質問票を用いた。この研究では，彼女の概念的・操作的定義は研究課題に合致していた。

　止血は，この研究のために開発された測定用具で測定された。看護師によって1（出血や血腫がないことを示す）から，5（外科的な介入が必要な著しい出血を示す）に評価された。この測定用具は，5名の患者に行ったパイロットテストで，2名のデータ収集者の間で100％一致するという評定者内での信頼性を得た。

　それぞれの体動制限方法の効果は，患者を3つの方法にランダムに振り分け，造影の直後と，それに続く必須の用手圧迫の直後に測定された。介入変数はすべて，時点1で，グループ間に差が見られたときに評価された。データ分析の前にしておく重要なステップである。図7-2に示した介入変数は，どれについても有意差は確認できなかったため，Hogan-Millerは，各グループはベースラインでは同様の状態であったと結論づけた。私たちも，患者の体動制限中の6

時間に研究対象時間を限定するよう注意した。このようにコンフォートと出血状況の測定を行うために，3つのグループの全対象者の造影後2～3時間と5～6時間の2つの時点をデータ収集時点とした。

本研究では，言葉による指示をしたグループが最も出血が多いということがわかり，また，多くの患者が出血したために，グループ間でのコンフォート分析を行えなかった。抑制と砂嚢グループにおけるグループ間の分散分析は，$p=0.0689$という有意水準を示した。これは選択された$α$係数0.05にほぼ達しており，グループ間に統計的な有意差があるかどうかを決定するカットオフ値として，伝統的なクロンバック$α$係数を用いた。

造影後の出血は，Schlotfeldの内的な健康探索行動(1975)に一致するため，私が健康探索行動として概念化した。これをコンフォートに続いて起こるアウトカムとして理論的枠組みに組み込むことにより，最もコンフォートである患者は処置後の出血が最小限であろうと仮説を立てた。こじつけのように聞こえるかもしれないが，身もだえたり，血圧上昇，筋緊張，不安など，出血を助長させる激しい不快に関わる要因について考えてもらいたい。Hogan-Millerは，3つのグループのどれが最もコンフォートであるかは報告しなかったが，もし報告していたら，上述した仮説は検証されただろう。

2．Kolcaba & Fox(1999)：放射線治療中の女性乳がん初期患者のコンフォートへのイメージ誘導法の効果

私は第1章と第2章で，自分の博士論文を完成させ，その正しさを証明すると共に，人間的側面としてのコンフォートの探求について述べてきた。思い出すかもしれないが，私の博士論文は効果的な介入を繰り返し行うことによって，どのように看護師が患者のコンフォートを経時的に増進させることができるかを示すという試みであった。本章では，研究をより客観的かつ簡潔に述べるので，すべての情報を1つにまとめ，個人の持つ要素に基づいて整理している。

博士論文のために突きとめた研究課題は，（たいていは衝撃的な出来事である）初期の乳がんと診断されたばかりで，乳房温存療法を選択した女性患者のコンフォートを，どのように増進させるかということである。乳房温存療法は，腫瘍局所の摘出後に，通常6週間コースの放射線療法(radiation therapy；RT)と，その後に追加の放射線療法が続く。男性の乳がん患者はわずか5％であるため，本研究の対象は女性に限定した。

研究は図7-3に記された理論的枠組みに沿っている。この母集団研究対象の

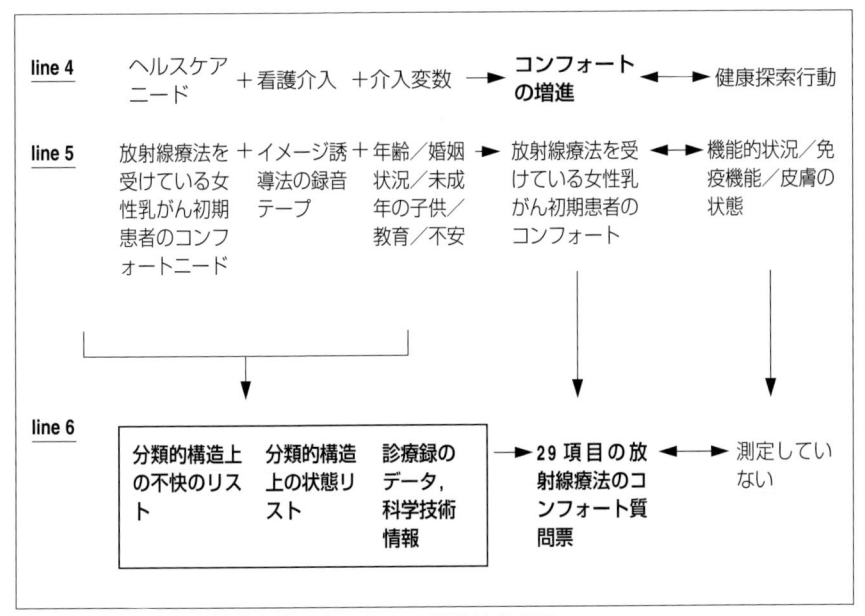

```
line 4    ヘルスケア   ＋看護介入 ＋介入変数 → コンフォート  ←→ 健康探索行動
          ニード                              の増進

line 5    放射線療法を ＋イメージ誘 ＋年齢／婚姻 → 放射線療法を受 ←→ 機能的状況／免
          受けている女  導法の録音   状況／未成    けている女性乳     疫機能／皮膚の
          性乳がん初期  テープ       年の子供／    がん初期患者の    状態
          患者のコンフ              教育／不安    コンフォート
          ォートニード

line 6    ┌分類的構造上  分類的構造  診療録の ┐ → 29項目の放 ←→ 測定していな
          │の不快のリス  上の状態リ  データ，     射線療法のコ      い
          │ト           スト       科学技術     ンフォート質
          │                        情報        問票
          └──────────────────────┘
```

図 7-3 乳がん／放射線療法研究のための理論的枠組み
注：太字は本研究で測定された操作的変数（Kolcaba & Fox, 1999）

　コンフォートニードは数多くあり，それらは大衆誌や看護系雑誌，がん生存患者の手記，新聞の連載などに記述されている。これらの情報源からコンフォートニードを特定し，分類的構造上に整理した。ニードはホリスティックに概念づけられたので，系統的かつホリスティックな方法で介入するよう計画された。
　イメージ誘導法（guided imagery；GI）は，私が選択した介入方法である。選択の理由は，特定のニードを満たすように筋書きされ，研究対象者の女性らにとって使い勝手が良く，毎日聴くことができる録音テープを用いるからだ。介入は放射線療法に先立って開始された。介入を毎日繰り返すことは，対照群と比べ時間経過に応じてコンフォートが増進する傾向を見るために重要なことであった。
　私は，イメージ誘導法の主要部分の筋書きを作り，分類的構造上に配置された母集団のコンフォートニードに焦点を当てた。放射線療法は筋書上，女性の健康に大切な癒しの放射線を持つ「友人」として再構成された。それぞれの文は，1～数個のコンフォートニードについて述べたものである。例えば，「巨大な機械は，あなたが健康回復に努めるのを助けてくれる」という記述は，サイ

コスピリット的・環境的コンフォートに焦点を当てており，一方で，「治療台はあなたを元気づける存在であり，あなたの体を力強く支え，癒しの放射線を受けられるようにしっかりと抱えてくれる」という記述は，社会的・環境的・サイコスピリット的コンフォートに焦点を当てている(Kolcaba & Fox, 1999)。独自のイメージ誘導法のテープを録音販売しているイメージ誘導法専門の実践家を，テープ録音のために雇った。彼女は気持ちを落ち着かせるバックミュージックを流し，イメージ誘導法の導入部分と覚醒部分の脚本を記述した(イメージ誘導法に関する詳細な文献検討は，私の博士論文中に，意味あるテープを作成し録音するための原則として掲載している［Kolcaba, 1998］)。ほとんどのデータ収集は私がしたので，テープへは私の声を録音しなかった。研究対象とした女性たちにとってテープの声が聞き覚えのあるものだと，テープへの反応に影響を与える可能性があるからだ。

介入変数には年齢，婚姻状況，扶養している子どもの数，教育，不安などいくつかのものが考えられる。ベースライン時にグループの変数のどれかが違っていた場合，それらの変数は共変数として用いられるべきだろう。放射線療法開始前の不安を測定するために，不安感情尺度(Spielberger, 1983)が用いられた。他の変数に関するデータは人口統計学的調査用紙から得られた。

母集団とした女性乳がん初期患者を対象にコンフォートを測定するため，一般コンフォート質問票(GCQ)を適用した。対象に関係のない項目を一般コンフォート質問票から削除した後，残された質問を分類的構造上に配置し，空白の箇所を乳がん患者の研究に特有な新たな質問項目で埋めていった。新たな質問項目は大衆誌や科学的文献，乳がんの生存者，看護師・技師・医師を含む放射線療法スタッフへのインタビューから作り出された。ポジティブな質問とネガティブな質問は同数であった。このプロセスの結果として，放射線療法コンフォート質問票は，「強い否定」から「強い同意」にわたる範囲内の6つの選択肢からなるリッカートタイプの書式と，26の質問項目から構成された。得点数は26～156までの範囲で，高得点は高いコンフォートを示す。この母集団でのクロンバックα係数は0.76で，新しい測定用具として中等度の信頼性を示した。放射線療法コンフォート質問票は，付録B (238頁)に再掲しており，Cumulative Index of Nursing and Allied Health Literature(CINAHL)や，私のウェブページ(Kolcaba, online)からも入手できる。

ビジュアル・アナログスケールもまた，総コンフォートや緩和，安心，超越を測定するために作られたが，私は博士論文初稿でその結果を報告しなかった。

なぜなら，多くの二次的なデータ分析を行って解釈しなければならなかったからだ(ビジュアル・アナログスケールから得られたデータ全体の詳細な分析と考察は，第4章に掲載してある)。

　コンフォートは時間経過に伴って変化するだろうという期待のもとに，3つの測定時点が選択された。コンフォート質問票は実験に不可欠なベースラインを測定するために，放射線療法と介入を開始する前に記入した(時点1)。2回目の測定は治療の中頃に行われ(時点2)，3回目の測定は放射線療法が終了した3週間後に行われた(時点3)。コンフォートをいつ測定するかという決定は，文献や放射線治療法の看護師との話し合いをもとにした。時点1と時点2の間の3週間という間隔は，イメージ誘導法が差を生み出すのに必要な時間と考えたからである。3回目の時点は放射線療法終了3週間後で，この母集団はこの時期に不安が高まりがちであるという文献検討から選択した(Kolcaba & Fox, 1999)。

　放射線療法中にテープを聴く女性もいるかもしれないと考えた放射線技師の提案により，衣服に留めることができる小さなプレイヤーを両グループに渡した。研究の終了時に，イメージ誘導法の助言者によってあらかじめ録音された健康を強調する別の内容の音声テープを対照群の女性に渡した。同じく研究の終了時，女性らはテープとプレイヤーを持って帰るか，もしくは20ドルの報酬の受け取りを選択することができた。ほとんどがテープとプレイヤーをそのまま持っていることを選んだ。研究のための基金は，ケース・ウェスタン・リザーブ大学の同窓会と，私が会員となっているシグマ・シータ・タウの2つの支部とアメリカ看護基金に申請して受けた。

　便宜上，標本はミッドウェストにある2つの放射線療法部門の53名の女性で構成された。標本の適任となる基準は次のような女性である。(a)17歳以上，(b)英語に精通している，(c)録音テープを聴くのに十分な聴力がある，(d)ステージⅠもしくはⅡの乳がんと診断されている，(e)放射線療法を開始するところである。以前に悪性腫瘍でイメージ誘導法を経験した者や，精神障害者(診療録やインタビューに基づいて判断する)は除外した。26名を介入群に，27名を対照群にと無作為に分けられた。放射線療法部門の看護師から，事前のシミュレーション中に研究に適任の候補者が紹介された。研究に関心を持った女性の名前と電話番号が，私か次席の研究者に転送されると，すぐに私たちはその女性に連絡を取った。研究計画では，放射線療法の開始と介入に先立ち，ベースラインのデータを収集することが必要だったからである。

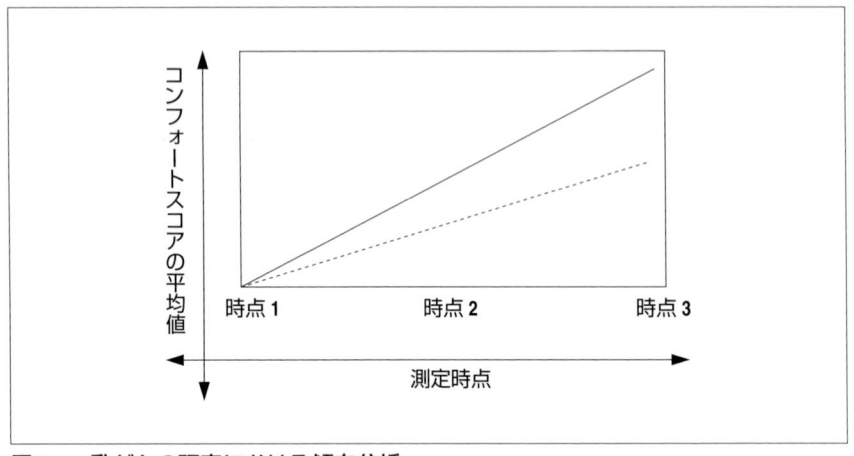

図 7-4　乳がんの研究における傾向分析
　　　　介入群＝実線，対照群＝破線
（出典：Kolcaba & Fox, 1999）

　介入はリスクがまったくなく，高いαはタイプⅡエラーを減らすため，α係数は 0.1 に設定された（Lipsey, 1990）。人口統計学的データと不安に関するグループ間の差を分析したところ，これらすべての変数は近似値であることがわかった。この分析は，反復測定多変量分散分析（repeated measures multivariate analysis of variance；RM MANOVA）に先立って検証された仮説の 1 つである。この検定はグループと時間の相互作用による影響を把握するために，各グループにおいて 3 時点で行われた。F 値は 0.07 で，これはすべてのデータに目を向けたとき，コンフォートに関してグループ間に有意差があることを示している。それから統計学者と私で 2 回反復テストを行った。最初はどのグループが高いコンフォートを示すか決めるためであり（介入群は時点 2 と時点 3 で行った），次は傾向分析を行うことであった。なぜなら，コンピュータで直線上にプロットした際に，両グループのコンフォートデータに傾きが見られたからだ。この分析では時間経過に沿って直線の傾きを明らかにしている。つまり相互作用による影響が考えられる場合に，グループ間の差が着実に増すことを意味している。本研究の傾向分析の簡略図を**図 7-4** に示す。

　これは，単一の方向性の概念と把握していた Murray の独自の理論（第 5 章）を立証したもので，私の望む最高のアウトカムだった。Murray（1938）は，好結果につながる介入をすれば，やがてポジティブな経験を知覚する 1 つの方向性

をもたらすことができると述べている(もし,ネガティブな経験をしたら,ネガティブな方向性という別の結果を生む)。図7-4に示した直線の方向性は,ストレスフルな刺激のある状況での介入が成功を生む,というMurrayの見解を実証する。あなたの研究を既存の理論的な見解に結びつけることの重要性に着目して欲しい。それはあなたに道筋と洞察力を与えてくれます!

　私の博士論文のための研究は,コンフォート理論の最初の部分である図7-3の太字の変数を検証することに限定した。つまり,看護師やヘルスケアチームメンバーが,介入の目標として計画した既知のコンフォートニードに対処していくことである。たとえコンフォートが状況特異的であっても,介入が十分に繰り返され,また満足を与えるものであれば,コンフォートが増進する傾向をはっきりと示すことができる。本研究は図7-3で示したように,増進されたコンフォートの即時的なアウトカムと,それに続く身体機能や免疫機能の状態,またはストレスなど,健康探索行動との関連を検証することでさらに進めていくことができた。このようにしてコンフォート理論の全部または部分は1回の研究で,あるいはまた広範囲な研究計画において検証することができる。

3. Dowd, Kolcaba, Steiner(2000):膀胱コントロールとコンフォートを高める認知的ストラテジーの活用

　本研究の目的は,膀胱機能の改善とそれに関連するコンフォートに対して,認知的ストラテジーに基づいて録音されたテープの有効性を検証することである。尿失禁(urinary incontinence ; UI)は筆頭著者であるTherese Dowd博士の研究課題であった。彼女は質的研究で,尿失禁に関する多くのホリスティックなコンフォートニードを明らかにしており,私たちの研究計画を融合させる提案をもちかけてきた。Dowdは,精神科医である彼女の夫が心理療法に関連した手法を数多く開発していこともあり,認知的ストラテジー(cognitive strategies ; CS)[*]にも関心を持っていた(Dowd & Dowd, 1995)。

　私たちの理論的枠組み(**図 7-5**)に沿ってこの母集団の既知のコンフォートニードを構造化し,分類的構造をガイドに用いて認知的ストラテジーに基づいた言葉をテープに録音した。年齢,性別,膀胱機能に関する健康歴の特徴を共変量(介入変数)とみなした。この母集団のコンフォートを測定するために,尿失禁と頻尿のコンフォート質問票(urinary incontinence and frequency comfort ques-

---

[*]訳者注:心理的手法の1つ

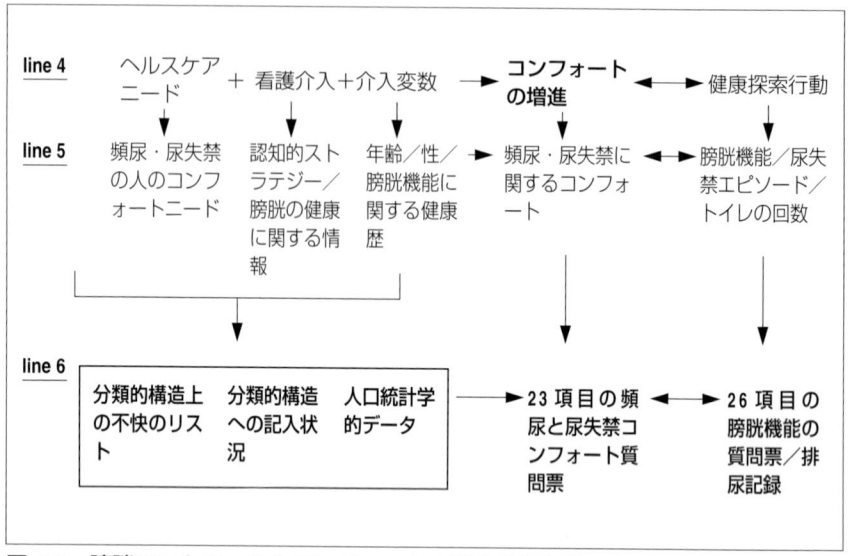

```
line 4   ヘルスケア    ＋看護介入＋介入変数 →  コンフォート  ←→ 健康探索行動
         ニード                              の増進
                                              ↕                ↕
line 5   頻尿・尿失禁  認知的スト   年齢／性／   頻尿・尿失禁   膀胱機能／尿失
         の人のコンフ  ラテジー／  膀胱機能に   に関するコンフォ 禁エピソード／
         ォートニード  膀胱の健康  関する健康   ート            トイレの回数
                      に関する情  歴
                      報
                                              ↑                ↑
line 6   分類的構造上  分類的構造  人口統計学   23項目の頻    26項目の
         の不快のリス  への記入状  的データ     尿と尿失禁コ   膀胱機能の
         ト            況                      ンフォート質    質問票／排
                                              問票            尿記録
```

図7-5 膀胱コントロールとコンフォートを高める認知的ストラテジーの活用に関する研究の理論的枠組み

注：太字は本研究で測定した操作的変数 (Dowd, Kolcaba, Steiner, 2000)

tionnaire；UIFCQ) を分類的構造を用いて開発し，本研究で使用する前に予備調査を実施した。ここでの健康探索行動は，本研究に先立って行ったパイロットテストでは，第2の測定用具である膀胱機能質問票で測定された膀胱機能の改善だった。また，膀胱機能は失禁エピソードの回数とトイレに行く回数によっても概念的に説明された。

　私たちは乳がん患者で開発した方法(前述)，すなわち介入群に毎日録音テープを聴くようにしたこと，3つの時点でデータを収集したこと，データ分析に同じ方法を用いたことなど，ほとんどのことを取り入れた。

　結果として，介入群は対照群と比較してよりコンフォートになり，膀胱機能が改善された(Dowd, Kolcaba & Steiner, 2000)(尿失禁と頻尿のコンフォート質問票は，この文献に再掲されている。これ以外での再掲の許可は出なかった)。さらに，クロスオーバー(途中で介入群と対照群とを交換する)のグループを加え，このグループに，3週間録音テープを聴くように依頼し，その後，両者から4回目のデータ収集を行った。クロスオーバーのグループに膀胱機能の有意な改善を認め，彼らのコンフォートは介入3週間後には介入群のレベルまで増

進した。

その他の興味深い知見として，尿失禁と頻尿のためのコンフォート質問票が，失禁の改善が見られるであろう対象者（n＝17，介入群の90％）を予測したことである。したがって，コンフォートは失禁や頻尿の治療効果が誰にもたらされるかを予知するもので，中範囲理論であるコンフォート理論の有効性を立証している（Dowd, Kolcaba & Steiner, 2000）。本研究はオハイオの腎臓基金から助成を受けた。

続く研究で私たち（Dowd, Kolcaba & Steiner, 2002）は，コンフォートの予測特性，すなわち直近のアウトカムが，健康や膀胱機能の知覚，頻尿や失禁のエピソードのような，それに続く健康探索行動にどのように関連するかをはっきりさせたかった。コンフォートは，膀胱機能（R＝0.52），健康の知覚（R＝0.40），頻尿（R＝－0.40），失禁症状（R＝－0.21）という予測される成り行きに中程度に関係することがわかった。後半の2つの相関関係は，コンフォートの増進に伴って尿失禁と頻尿が減少すると解釈された。これらの知見は，コンフォートが健康探索行動を予測するものであり，コンフォートと健康探索行動には再帰関係があるという私たちの知見を立証した。パス解析によって，どの変数（コンフォートかまたは特定の健康探索行動のいずれか）が最初にくるかということについて，さらなる情報が得られるだろう。しかし，本研究では対象者数が少ないため，パス解析は行っていない。

4．Schuiling（博士論文）：コンフォート介入の生理学的パスの明確化：出産に焦点を当てて

本研究は，分娩におけるコンフォートの「根本的な」考え方について，前にも論文を発表したことのある助産師の，魅力ある研究である（Schuiling & sampselle, 1999）。この論文の公表後，コンフォートは母親が産みの苦しみを超越し力を強めるというSchuilingの考え方について，私は喜びの意を彼女に伝えた。彼女はミシガン大学で博士号取得に取り組んでおり，私にその論文の外部審査員となって欲しいと依頼があった。私はふたつ返事で引き受けた。それからお互い長期にわたる実り多い関係が始まった。

Schuilingの博士論文の研究では，分娩中のコンフォートの存在を量的に表すこと，つまり彼女が以前に公表した理論の考えを実証的に裏付けることを狙っていた。図7-6に示した理論的枠組みは私のものであるが，Schuilingが測定用具と測定方法をデザインしやすくするためにこれを用いた（Schuilingは，その

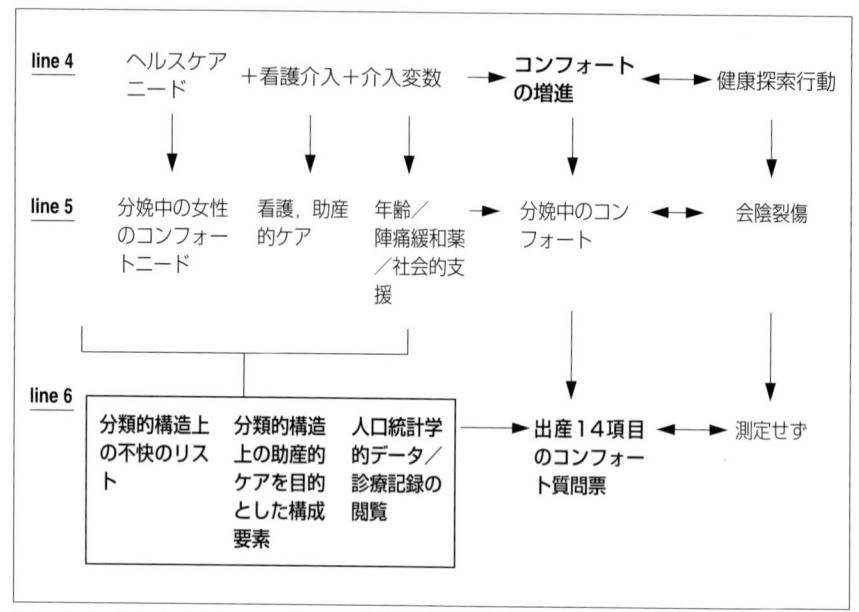

```
line 4   ヘルスケア      +看護介入+介入変数   →  コンフォート  ←→ 健康探索行動
         ニード                                 の増進
           ↓              ↓          ↓           ↓              ↓
line 5   分娩中の女性    看護,助産   年齢／        分娩中のコン  ←→ 会陰裂傷
         のコンフォー    的ケア     陣痛緩和薬    フォート
         トニード                   ／社会的支
                                    援
                   ┌─────────────────────────┐
line 6   │分類的構造上  分類的構造   人口統計学│→ 出産14項目   ←→ 測定せず
         │の不快のリス  上の助産的   的データ／│   のコンフォー
         │ト           ケアを目的   診療記録の│   ト質問票
         │             とした構成   閲覧      │
         │             要素                   │
                   └─────────────────────────┘
```

図7-6 分娩中のコンフォートに関する研究の理論的枠組み
注：太字は本研究で測定された操作的変数(Shuiling)

図に独自のコンフォートの概念枠組みを図式化した)。図を用いることで，分娩中の女性のコンフォートニードが明確になるだろう。わが子を出産中の女性のコンフォートがアセスメントされ，また，コンフォート質問票の回答結果をもとに，2つのグループに分けられるだろう。1つのグループは得点が平均値以上の人たちで，もう1つは得点が平均値以下の人たちである。コンフォートの介入として，社会的支援や陣痛緩和薬の量と種類は重要な介入変数となる。Schuilingは分類的構造に基づいて14項目のコンフォート質問票を作成し，ベースライン時，分娩開始前，分娩の最中，移行期に測定した。データが共変量であれば反復測定多変量共分散分析(repeated measures multivariate analysis of covariance；RM MANCOVA)を行い，共変量でなければ，反復測定多変量分散分析を行う。Schuilingは博士論文に取り組むにあたって，質問票の心理測定特性が強いこと，分娩陣痛中の女性が質問票に回答可能であること，質問票がグループ間の差に対して感度が高いことを希望した。これらのアウトカムは，彼女の研究計画の基礎となるだろう。さらに，コンフォートの増進と会陰裂傷の減少との間での，理論的なつながりも検証したいと考えている。

前述の研究からの学び

適合性

　理論的枠組みは，最初から最後まで適合性ある研究を計画するために大変重要なものである。もしコンフォート研究の計画に関心があるのなら，この枠組みが，全人的なニードと介入のために，最善に機能することを覚えておいて欲しい。これは本章で考察した研究の至るところに共通した論理である。興味深いことに，他のコンフォート研究について私が受けた問い合わせでも，この論理が同様に含まれていた。例えばある大学院生は，熱傷病棟の患者が包帯交換に耐えているときに用いる音楽療法のテープ作りに熱心に取り組んでいた。ある看護学研究者はフライトナース*をしており，救急搬送中の患者のホリスティックなコンフォートに関心を持っていた。さらに他の看護師は，婦人科検診を受けている女性のコンフォートを増進させることを望んでいた。これらの，そして本章の研究は，ヘルスケアの場における患者の全人的なストレスの例であり，多種多様なことのようではあるが，いずれも相互に関係を持ち，必ずしも身体的痛みを含まない，不快な経験に対する介入を語っている。

　あなたの介入が患者のニードにしっかりと向けられている場合や，コンフォート質問票の項目が患者のコンフォートニードと介入に適合している場合に，意味ある結果が最も表れやすい。あなたの介入の方法論的な側面を熟考するために，介入変数ははっきりさせなければならない。つまり，介入変数を研究計画ではどう扱うのか，データ分析ではどう扱うのか，ということである。あなたの介入に続くアウトカムや健康探索行動に直接関連するアウトカム，組織のアウトカム（第9章参照）は母集団や研究課題，介入，グループ間の差，研究疑問に適合していなければならない。独自の理論的枠組みを構築することは，これらの重大な決定をしたり，助成金や公表に関する決定事項を文書化したり，研究を通じて補助要員や教員との話し合いをする際に，あなたを導いてくれることになる。

α（アルファ）

　先に述べたように，あなたの結果に意味があるかどうかを決定するカットオ

---

*訳者注：救急ヘリコプターなど航空機で輸送中の患者のケアをする看護師

フ値を選択するときには，社会科学者に洞察を与えた Lipsey(1990) の助言を考慮して欲しい。彼は人間科学研究の多くで，介入群や非介入群にはほとんどリスクがないと考えていた。私のイメージ誘導法による介入は治療の一例であり，患者のコンフォートに望ましい効果をもたらさなかったとしても，誰も傷つけることはない。αは当然タイプⅠエラーの防止に厳密に合わせた 0.05 から緩めてもよいのではないか。タイプⅠエラーは，介入が有意に達した場合に結果として起こる過ちと考えられるが，実際には有意差がない場合に生じる。例えば治療薬の治験の場合には，タイプⅠエラーは決して起こしたくない。なぜならこのエラーは，特定の健康のアウトカムを促進するために「機能した」と考えて，将来潜在的に危険な薬剤となる可能性を示すものだからだ。したがって，リスクのある介入でタイプⅠエラーを防止することは正しいことなのである。

しかし，αを 0.10 まで緩めると，タイプⅡエラー，つまり結果が有意でないと思われるときに実際は有意差があるという場合であるが，そのタイプⅡエラーを起こす懸念が生じる。もし私のイメージ誘導法による介入のαを慣習的な 0.05 水準に設定したならば，私はきっとタイプⅡエラーを起こすことになったであろう。その研究から得られた F 値 0.07 は有意とは言えず，その介入は有効な介入，つまり成功例のパターンからは除外されたであろう。

Lipsey は，初期の人文科学の実験研究が無意味な結果として報告された理由を，介入に伴うリスクの程度に対してαが厳格すぎるからだと確信していた。彼は介入に伴うリスクの程度に基づいて，タイプⅠとタイプⅡエラー間のバランスをとるよう提案している。美術や音楽療法，小児の気晴らしとしての風船遊びのようなホリスティックな介入の多くについては，あまり厳格でないα 0.10 を用いて，タイプⅡエラー防止のために調整するべきである。薬物療法のような潜在的リスクを伴う介入では，伝統的なα 0.05 がより適切である。タイプⅠエラーに対してαは 0.10 であることがより望ましく，過度ではないことを覚えていて欲しい。

検定統計量

先の研究から学んだもう 1 つのことは，統計学はホリスティックな芸術であるということだ。私たちは反復測定多変量共分散分析または反復測定多変量分散分析を実によく好む（共変数が存在するか否かによる）。なぜなら，これらは時間と介入の間での相互効果を捉え，私たちのホリスティックなパラダイムに適合するからだ。私は博士論文では，2 つ以上のグループにはほとんど多変量

共分散分析を行ってきた。つまりそれらを「多変量」とした。独創性豊かな共同研究者である統計学者でさえも，私が使っていたStevensのテキスト（1992）に従い，2つのグループ間の経時的な差を測定するため，つまり2つ以上の測定時点を用いるために，多変量共分散分析を用いた。そういうわけで私の研究のすべては，少なくとも3つの測定時点を設定していた。この方法論的な解決策は，コンフォート理論に見事に適合した。検定統計量の反復測定多変量共分散分析は2つ以上のグループから得られた全データを同時に見ることによって，介入と時間の間での相互効果を捉えることができる。これはホリズムそのものである。

バイアス

　前述の研究をはじめ人文科学におけるいかなる実験的研究においても，研究対象者の自己選択によってバイアスが生じる。乳がん患者の研究では，この研究参加者として適格かについて説明を受けた女性の半数は，実際には自身で研究に参加することを選択していることを私たちは承知している。残りの女性たちは，自分の抱えている診断に加えて他の活動もするということにあまりにも怯えているか，あるいは彼女らを救うであろうイメージ誘導法が信じられなかったのか，あるいはまた自分のコンフォートを増進するための先を見越した行動をとるエネルギーがなかった。つまり，私たちの研究参加者は，意識的にコンフォートを増進させようと選択しているのだ。

　同様に尿失禁の研究では，研究への参加を自己選択した地域住民は，自分のコンフォートを増進するために介入されることを選択しただけでなく，膀胱機能を改善する試みを選択している。加齢や出産による「よくある」結果として，失禁パッドを使用したり尿失禁を受容したりという，自分たちのコンフォート領域を超えることを選択しているのである。

　このような研究参加者による選択が，研究にバイアスをもたらす。私たちはより良い生き方を見つけたいと思っている人々や，新しい考えを受け入れられる心を開いた人々，建設的にストレスをマネジメントしている人々に，研究参加者となってもらっている。ここで残された重要な課題は次のことである。つまり，自分のニードに気づかない人や長期間の健康への介入が自分の生活にはふさわしくないと感じている人々を，どのようにコンフォートにしていくか。彼らのコンフォート領域（ベースライン）は，より高いコンフォートを求めている人々とは異なっているのだろうか。

コンフォートの引用文をめぐる思索(第7章)

> 彼らは贅沢を知り，極貧を知ったが，
> 決してコンフォートを知ることはなかった。
>
> Samuel Johnson, 1750
> (物書きとして生計を立てることについての書簡)

　ここで私たちは，境遇に大きな違いのある人々がタイプの異なる不快を共有していることがわかる。一部の著述家らは贅沢に暮らし，身体的ニードはすべて満たされている。それ以外の著述家らは貧しい生活を送っており，安全，食物，保護というニードも満たされていない。しかし，貧しい彼らに共通しているのは，意味深い不朽の何かを書き記したいという切望である。この切望は，活力的に書いている最中でさえも軽減されることのない大きな不快となり，この不快は，彼らの対峙している境遇よりも重要なことなのである。

　自分の目標(あえて言えば宿命)を実現させる必要があるということは，絶え間ない苦痛であり，その苦しみはこの上ない安心をも妨げる絶え間ない強い衝動であり，障壁を超越し目標に向かって突き進む以外には，ほとんど軽減されることはない。この原動力に従うことを選んだならば，目標がリハビリテーションであっても，寛解であっても，その他の個人的な到達点であっても，自分のコンフォート領域を超えることになるだろう。誰もがこのような目標を選択するわけではないし，コンフォート領域を超える力量を持つわけでもない。しかし，自分のコンフォート領域にいることは，しばしの休息を与え，戦う力を強めてくれる。

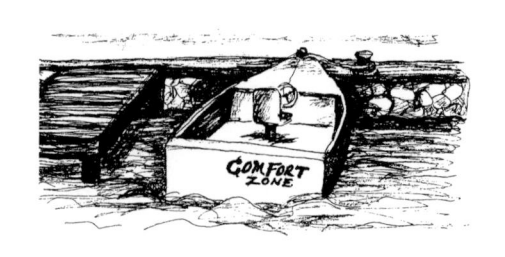

Chapter 8

コンフォートケアの倫理*

　　なにしろりっぱな死に方をなさったからね。生まればかりの赤ん坊のようにあどけない顔をしてさ。あの人はちょうど12時と1時の間，あの世に行ってしまった。あたしね，あの人がシーツをいじりまわして，その花模様を摘もうとして，摘んだ花を眺めるようにご自分の指先を見てニコニコしているのを見たとき，これはもういけないと思ったわ…「どうなさいました。Sir John！」ってあたしが言ってね，「さあさあ，元気を出してくださいよ」って声をかけたら，あの人は「神様，神様，神様」って3度か4度うめくように言ったわ。そこで，元気づけようと思って(to comfort him)，神様のことを考えるのはおよしなさい，まだそんなこと考えるのは早いわよ，って言ってあげたら，あの人，足の上にもっと布団をかけてくれって言うの。それであたし，ベッドの中に手を入れて，あの人の足にさわってみたら，まるで石みたいに冷たくなっていた。

　　William Shakespear（〜1598），ヘンリー5世，第2幕，第3場（女将 Quigley が語る Falstaff の臨終場面）（松岡和子：シェイクスピア全集Ⅲ, p.169, 白水社，1998）

---

*原注：本章は Raymond Kolcaba 博士との共著である。

先日，夫と私は，アメリカ哲学学会のミッドウェスト大会で，コンフォートケアの倫理について発表するよう招聘された。確かにこの話題は，意思決定と終末期の課題に対する私たちの関心事に十分にふさわしかったが，今まで詳しく展開したことはなかった。けれども依頼を受ける前に，倫理の研究がどのように体系づけられているのかは見直していた。本章では，コンフォートケアに関する論議の枠組みを整え，意思決定に関わる3つの倫理的側面を融合するために体系化された研究計画を活用する。事例研究と前述のコンフォートの引用文をもとに議論を広げていく。

倫理の研究

倫理(ethics)は行為の研究であり，行為は選択された態度である。標準的な場合，選択は熟考と呼ばれる特別な思考から生じる。私たちは可能な選択肢の重みづけをしながら熟考する。そして最善の選択肢を決定し，それを選択する。倫理の研究は，熟考のプロセスが持つ3つの側面に分けられる。第1に，熟考に際して私たちは行為の原則に従うことができる。これは義務の倫理(ethics of obligation)とも呼ばれてきた。第2に，選択肢の重みづけをするために，行動がもたらす結末を推定し，それを活用することもできる。最善の結末(アウトカム)を保証する行動は正しいと判断される。これは帰結主義の倫理と呼ばれてきた。第3は，熟考する個人の性格が行動の理由づけや動機づけを後押しする。これは，徳の倫理と呼ばれてきた。

義務の倫理

義務の倫理の基準は一般道徳である。これは両親が子どもたちに善悪の違いとして教えるものだ。このように教える目的は，子どもたちの道徳的な感覚や分別を発達させることにある。道徳的感覚の知的側面は，一連の規則や原理の形で表現される。一般道徳の例としては，嘘をついてはいけない，人をだましてはいけない，約束は守るべきだ，というようなことが含まれる。道徳的感覚の情緒的側面は，倫理観と言うべきものである。それは，責任，自責の念，羞恥心，義務のような感覚を含む。倫理観は私たちが道徳的原理をどのように使うかの決め手になる。

一般道徳の範囲を超えた法律や専門職の行為規約のような他の規則もある。看護においては，すべての看護師のための倫理規定(付録G，247頁)，実践理

論に具体化された原則，老年学やホスピスなどの専門領域に関するケアの標準がある。法的義務と専門職としての義務は，これらの規則を実践場面に適用することで作られていく。他のヘルスケアに関する学問にも，同様の倫理規定がある。

結果主義の倫理

　選択と行動は生産的なものである。それらは変化をもたらす。変化は私たち自身，他者，私たちの周りの世界に起こり得る。私たちは何かを選択するとき，どのような変化が望ましいかを問う。簡単な答えは「善いことだから」である。すると哲学者は「善とは何か」と問う。私たちは価値とは何かという問いが生じてくる。結果主義の倫理（consequentialist ethics）は，善とは何かという考察を展開させる。最善の結末をもたらすのならば，行動は正しく，あるいは道徳的に好ましいとされる。言い換えれば，行動の善悪は行動の結末に基づく。

　看護の考え方の多くは，患者の望ましいアウトカムに関心が向けられている。治療上の決定は，あらかじめ約束された結果に基づく。最善の結果をもたらす治療は，倫理的に最善の選択とみなされる。例えば，患者にモルヒネを投与することを正当化したいなら，それによって患者の痛みが緩和するという望ましい結果が得られ，副作用はほとんどないと主張してなされるのだろう。

徳の倫理

　徳（virtue）とは，ポジティブな性格の有様である。知恵，勇気，正直はよくある徳である。性格の有様は，生来の気質から成る。賢い人は賢く振る舞う傾向があり，勇気ある人は勇気ある振る舞いをする傾向があり，正直な人は正直に振る舞う傾向がある。生来の気質によって，どのような感情を抱くかが決まってくる。正直な人は正直に感じる。その感情は，正直な行動の動機づけとなる。ある人のことを正直な性格であると判断している場合，私たちはその人が正直に振る舞うであろうと予測する。

　模範的な看護師は，ある種の性格を持っている。気遣いや思いやりがあり，情け深く，楽観的であるなどのある種の徳を持つ人物を，私たちは典型的な看護師としてみなしているのかもしれない。そのような人が「看護師らしさ」つまり看護師として申し分のない性格か，あるいは看護師としての徳を備えていると感じさせる傾向がある。

コンフォートケアと義務以上の仕事

　コンフォートケアの倫理について考えるとき，私たちは義務，結末，徳がいかに結びついているかということに気づかされる。一般的な道徳が法律や職務規定に関わるように，看護倫理は通常，義務の倫理を通して取り組まれる。臨床現場では，義務は職責を明確に示している。職責は，看護師が患者に対してなさねばならないことを示す。患者は看護師らの職責に基づいた確かなケアを受ける権利がある。患者の権利が満たされれば，看護師は自分たちの仕事をよくやっていることになる。看護師がまさしくなすべき<u>義務</u>は，職務規定書や，アメリカ看護師協会（ANA），国際看護師協会（ICN）など職能団体による倫理規定（付録 G, 247 頁，H, 248 頁）に詳細に記されている。どの規定も同情や慈善のような徳には言及していないし，性格の良さには触れていない。

　しかしながらコンフォートケアは，職責にまさるものである。これは義務以上の仕事なのである。このことは看護師が自己犠牲を払わなければならないという意味ではない。コンフォートケアは職責で要求されていることの補足を意味する。義務以上の仕事は極度の犠牲を伴うこともあるが，必ずしもそうであるとは言えない。簡単に言えば，交通事故に遭った人への優しい言葉かけも含まれる。義務以上の仕事とそうでないものとの区別は，行為の突出度ではなく，それが職責を抜きにしたものであるかどうかにある。職責は消防士の職責がそうであるように，危険やけがのリスクを負いかねない。一方，子どもにアイスクリーム代を渡す配車係の行為も職責を超えている。そして，義務以上の仕事の範囲は，どこまでが義務の限界かに左右される。義務が包括的であれば，義務以上の仕事の入る余地はほとんどないのに対し，義務がわずかであればその余地は大きくなる。

　義務以上の仕事を実践する徳は，「職責を超える」と記述されることが多い。職責と呼ばれるものは，その原則，規則，基準，規定の範囲内で，専門領域の義務を遂行することを意味している。「職責以上」という言い回しは，非常に勇敢で献身的，並外れた情け深さ，大胆なリーダーシップ，他者への尊敬のような徳の特性を思い起こさせる。看護師がハリケーン現場の避難所へ救助に駆けつけ，救急処置やコンフォートを与える場合，時には自分の家族や家を何週間も離れることになる。看護師のそのような行動は，明らかに期待されることを超えており，さらに，私たちのほとんどができると感じていることをも超えている。

健康分野全体としてのコンフォートケア

　1995年に私は，コンフォートケアとは，「患者のために看護師によって行われる，患者をコンフォートにする行為のプロセスと，それによってもたらされたコンフォート増進のアウトカムを伴う看護のアート」と定義した(Kolcaba, 1995b, p.288)。増進されたコンフォートは望ましい。なぜならそれは，さらなる定義によると，リハビリテーションや化学療法，医療上の問題を切り抜けるような健康探索行動をとるよう患者を強化するからである。それはまた，平穏な死を迎えるための意思決定ができるよう患者(と家族)を強化する(Kolcaba & Fisher, 1996)。

　コンフォートケアの考え方は看護学で始まったが，そこには，神学，社会福祉，医学，心理学のような，ヘルスケアに関わる多くの学問に取り入れられ，適用された理論的観点がある。コンフォートケアという用語は，コンフォートとケアという2つの用語のダイナミックな組み合わせだ。この用語は，コンフォートが目標(名詞)であり，かつ，ヘルスケアを提供する型(形容詞)として，健康に関連する支援をイメージさせるよう協働している。ケアという用語は，患者へのきめ細かな配慮であり(名詞)，かつ，ある行為を示す言葉(動詞)として表現されている。したがって，この枠組みを用いたケア提供者は，コンフォートを増進する特定の即時的な目標に向けて，患者個々に対してケアリングと表現される行動を起こしている。

　コンフォートケアは，顕在的・潜在的な身体的コンフォートニードに対して，敏感に注意を払うことを必要とする。満たされていない身体的ニードは，十分で正常な酸素供給，水分出納バランス，免疫反応，栄養，換気，移動動作，血液生化学，排泄などのような，医学的問題のニードに関連しているかもしれない。時に，これらの急性的な身体的ニードは，他のコンフォートニード(サイコスピリット的，社会文化的，環境的)よりも優先される。しかし，すべてのニードは満たされるべきであり，そうすれば多くの場合，身体的な領域でより健康的でホリステックな反応をもたらす。コンフォートケアは，この幅広く先を見越した状況で多くのヘルスケアの場とその提供者，家族やグループを含む患者集団に当てはまる。

　コンフォートケアの優れた点は，人間主義であり，エンパワメントすることであり，個別的であり，目標指向であり，それを促進する施設に利益をもたら

すことである。コンフォートケアは，ヘルスケアの原則の倫理的構造と，さらに学問領域を超えた一般道徳に合致するため，学際的な枠組みとなり得る。コンフォートケアは，健康に関連するすべての学問領域に対して，個々の患者が自己のコンフォートを増進する意思決定に焦点を当てるように方向づけている。つまり，統一モデルである。理論的に言えば，コンフォートケアは意図的であり，学問領域としては患者がコンフォートを増進する意思決定をするために，患者のコンフォートを重んじなければならない。コンフォートケアはまた，「職責を超えた」行為のための枠組みも提供する。

コンフォートケアは簡単で，直観的に学んで実践できる。なぜなら，生活背景にかかわらず，私たちは自分のコンフォートニードと，それらがどのように相互作用し，どのように満たされ，そして「コンフォートであると感じること」の恩恵についてよく知っているからである。コンフォートケアのモデルは，ヘルスケアの他の倫理的価値にうまくとけ込むので，幅広い患者層でのケアの倫理にうまく当てはまる。本章のここから先は，義務，結末，徳の倫理的カテゴリーで構成されている。

倫理的義務

善行

私は本書の中で，コンフォートケアは患者にとっての価値，つまり，患者が看護師や他のチームメンバーに求め，望んでいるものであると，強く主張してきた。このことからもコンフォートケアは，利他的な性質を持つことがわかる。コンフォートケアは患者にとって喜びであり，患者はそれを受けたとき，気分の良さを感じる。コンフォートケアを実践する提供者は，善行の倫理や「立派なことをする」倫理を行動で示している。なぜなら善は実践されなければならないからだ。この倫理に従うと，コンフォートそれ自体が価値ある結末あるいは目標なのである。

善行はヘルスケア専門家に共通する道徳の一部である。私たちはまず危害を加えないこと，次に善を行うことを目指す。しかし，この倫理の欠点は，普遍性を持つ点にある。私たちは「どの善行が専門職の義務とみなされ，職責として要求されていること以上とみなされるのはどんなことか」という疑問を持つ。専門職としての義務の境界があいまいなため，スタッフや管理者の削減によって，看護師とチームメンバーらによる日常的な善行を最大限実践する可能性を

狭めてきた．大多数の看護師は自分たちの最善を尽くしたいと願っており，それができないと葛藤が生じ，ケアに対する患者の満足度も下がってくる．

　このようなことから，善行の倫理の欠点は，資源にも関係している．つまり，ヘルスケア提供者の行う「善いこと」に対して時間や経営管理上の奨励や見返りがないと，これらの行為は専門職の義務としてより明白で即時的な犠牲となってしまう．悲しいことに，患者にとって十分で望ましい結末としてのコンフォートは，多くの施設管理者には優先度が低い．けれども，健康などの重要なアウトカムとコンフォートの強い関連性を示すことで，看護師は管理者にコンフォートケアの優先度を高める説得ができるかもしれない．

　第9章で検討するが，多くの管理者が，患者のコンフォート(そして，患者のコンフォートの増進に必要なスタッフの増員)は，善行の倫理を満たすこと以上に，具体的な報酬を得られるのかを知りたがっている．例えば，管理者らは患者の満足度の高まり(スタッフを増員しない施設と比較して)や，最低水準の改善(在院日数や再入院の削減という結果)を期待している．要約すると，本来の目的のための善行の倫理は，資本主義社会やヘルスケアシステムにおいて，現段階では優先度が高くないのである．けれども，私たちは，患者のコンフォートに価値を置くヘルスケアケアシステムを創造するビジョンを持って，これを変えることができるのだ！

自律

　コンフォートケアは善行を超えたもう1つの倫理的側面を患者のケアに加える．コンフォートケアは患者のニードとそのニードに対する患者の思いに基づいている．自分たちのニードが取り計らわれると患者は元気づいてくる．コンフォートケアは，患者が自分の目的に沿った意思決定や行動を必要とし望むときに，彼らの力を引き出してやる気を与える力となる．それは患者が，危機や困難，望んではいないが必要とされる治療やリハビリテーションを「乗り越える」のを促進する．患者の最も現実的なゴールが死である場合には，平穏な死を迎えることを助ける．このようにして，用心深く合法的に十分な能力を持つ患者にとって，コンフォートケアは患者の自律(自己決定)を促進する．

　しかし，ヘルスケアの領域では，自律には必然的に何らかの負担が伴う．これらの負担は，いくつかの情報源の中から適切な情報を選び取る必要性があることを含んでいる．意思決定の中核となる情報を入手するには，時間，エネルギー，教養，金銭，人脈，コンピュータや図書館利用の技術，忍耐が必要とな

る。セカンドオピニオンは保険会社の許可を要する。患者や家族が度を越えた強要や圧力下で意思決定を急がされる状況では、予期せぬ病状や疾患によるストレッサーによって負担が増す。それゆえに、ヘルスケアにおける患者の自律というのは（自由な事業計画と同様に）、たいてい非現実的なものとなる。

　ヘルスケアにはほかにも自律を抑止するものがある。(a)自己決定よりも集団の規律を重視する文化的慣習への患者の執着、(b)患者や家族の従属的または受身的役割での社会適応、(c)断片的な情報を意味あるものに統合する教育背景や意志の欠如、(d)特定のヘルスケア提供者への信頼や義理を守る態度、である。例えば、私の母は自分のケアが明らかに標準以下だとしても、どこかほかへ受診することで自分の今のヘルスケア提供者を傷つけたくないと思っている。さらに、乳幼児や子ども、昏睡状態の患者や外傷や疾患で認識に障害がある患者にとって、患者の自律を適用するのはふさわしくない。

　これらの要因や、生き続ける力によって不死身であるという思い込み、死の否認という一般的な傾向によって、わが国の成人のわずか10～20%しかアドバンス・ディレクティブ（第1章、訳者注〔16頁〕参照）にサインがされていない。これは1990年の患者の自己決定法（Patient Self-Determination Act）の経緯から見ると、驚くべきことかもしれない（Robinson, 2001）。アドバンス・ディレクティブのない80%以上の成人が、自分のヘルスケアについて急に意思決定しようとしてもできないはずであり、誰かが彼らのために選択しなければならないだろう。その誰かとは、患者が望むと思われることに従う愛する者かもしれないし、またあるときには、患者のことをよく知らない医師かもしれない。コンフォートケアの枠組みは、哲学者が<u>委ねられたケア</u>の状況と呼ぶこれらのシナリオに対して、適切なガイドラインを示すことができる。

委ねられたケアの倫理的結末

　私たちは、委ねられたケア（entrusted care）を、ヘルスケアで治療に関して代理人によってなされる大小の決定と定義する。委ねられたケアでは、患者が家族や医師、ケアマネジャーらに、公式または非公式に<u>権限が与えられる</u>。患者が突然、脳外傷や脳卒中になったり、親近者がいなかったり、自分のヘルスケアの意思決定に関して誰かへ権限委譲していなかった場合には、委ねられたケアは<u>権限を与えられた</u>ものにならないかもしれない。

　委ねられたケアには多くのあり方が考えられる。例えば、死にゆく患者は理

解力はあるものの，誰かへの特別な望みを明確にしてそれを誰かに知らせ，それに基づいて行動をとらせたりするには，あまりにも弱く臆病で不慣れである。私の義母を例に挙げると彼女は医師から，前回の透析中に心臓が一時停止したことを告げられた。医師は彼女に，回復する見込みは以前考えていたよりもかなり少ないと伝えた。そして「次回の透析中に心臓が停止した場合，蘇生を望みますか」と彼女に尋ねた。彼女は単純な人で，おそらくこの質問やことの重大性を十分理解していなかったようだ。彼女の答えは(驚いたことに)，「先生がしなくてはならないことは何でもしてください」というものだった。この言葉によって彼女は自分のケアを委ねたことになり，主治医は難しい決断をさせられることになった。

　患者が自分で頼むとしても，頼まないとしても，委ねられたケアの状況に直面したとき，意思決定のための現在の倫理的基準は(a)代理人による判断，(b)最大利益，となる。意思決定は，患者の見地に立って，その結末が最も望ましいという明快な暗黙の了解のもとになされることが想定される。

代理人による判断

　代理人による判断の原則は，「文書による指示がない場合に，代理人は患者の能力が奪われていない場合に行うであろう決定をすることができる」と述べられている(Robinson, 2001, p.76)。もし患者が，特定の医療状況下で特定の治療を受けることに関する話を詳細に代理人としているならば，自律の原理は擁護される。しかし，患者が詳細な話をしていない人に，医療に関する決定をするよう指名していたら，自分の希望や，その医療状況に合った望ましいアウトカムについて，決定的なことが何も述べられていないことになる。あるいは，家族が患者の言ったことについて納得してないこともあるかもしれないし，彼らの愛する者が言ったことは，本当はそういう意味ではないのだと主張するかもしれない(同様に家族は，患者が書いたアドバンス・ディレクティブについても同意しないかもしれない)。家族が同意しないケースでは，いかなる最終的決定もなされず，延命を望む家族が将来訴訟を起こさないように，たいてい患者には延命処置が続けられる。

最善の原則

　最善の原則では，「能力を失った患者が代理人と希望する治療について話していなかった場合には，代理人は患者に関する一般的な知識や，患者の価値観

を治療の決定に適用しなければならない」(Robinson, 2001, p.76)。その他の考慮すべき因子としては，予後，QOL，患者にとって重要とされる結末，苦痛の程度がある。

最善の基準に関する最大の問題は，多くの尊敬すべき人たちが，予後について，何が QOL を高め，損なうのか，そして，現在の決定の結果として将来経験するであろう苦痛の程度をどのように評価するかということについて，さまざまに異なる意見や，既得権に深く影響された見解を持っているということだ。ほとんどの高齢者は慢性疾患をいくつか抱えているものだが，何かのきっかけで健康状態が「一線を越える」変化があるまでは，問題なしに，あるいは辛うじて生活している。このような場合には，患者の最善について，さまざまな専門家がさまざまな意見を持つ。以下に示した Ruth の事例研究は，私の実践からの例で，最善の原則のいくつかの欠点を表している。

事例研究：意思決定—アルツハイマー病

> Ruth は認知症が進行したため自宅で生活できなくなり，私の勤務するアルツハイマー病棟に入院した。Ruth はナーシングホームで数年間過ごした後，乳がんを発症し，それが急激に悪化した。彼女の息子は腫瘍の治療を希望せず，彼女の健康状態を総体的に考えると，いかなるがん治療も侵襲的で無益であると思っていた。ナーシングホームの医療管理者は，腫瘍が疼痛を起こし開放創となっていたので，温存療法がふさわしく，人道的であると考えていた。医療管理者は，腫瘍の摘出を主張していた外科医と，軽度の化学療法を提唱したがん専門医と，放射線療法が最善の結果をもたらすと考えていた放射線医師と話し合った。患者の最善に関して，個々人の善意から成る 4 つの異なる意見が出た（この例から，最善の原理は主観性が高く，誰の意見を優先するかという権力闘争を伴うことがわかる）。家族の希望は何の治療もしないことであったので，腫瘍は化膿し，認知症の合併症で亡くなるまで，1 年以上にわたって痛みを伴った。

コンフォートケアの前提は，人間のコンフォートへのニードは普遍的であるということだ。したがって，この事例研究では，Ruth にとって最も重要な結末として，コンフォートが考慮されても良かったはずだ。この事例でコンフォートケアが適用されていれば，家族は皮膚を裂いた創から生じるコンフォートニー

ドを優先させただろう。認知症が進行したRuthでさえ，浸潤，摩擦，繰り返される感染，かさばったガーゼからの絶え間ない刺激は，不安や興奮の原因となる。温存的外科手術治療をすることは，麻酔や拘束を伴い，慣れ親しんだ環境から離れるために，おそらく一時的に彼女のレベルを低下させることになるが，彼女のコンフォートは主要疾患である認知症の長い行程にわたり大いに増進するはずだ。外科的処置による身体的不快は，さらなる混乱を招かないよう鎮痛薬によって和らげられる。同様に，膀胱留置カテーテルや静脈点滴ラインなどによる拘束は，術後早期に取り除かれる。Ruthのサイコスピリット的なコンフォートは，自分の乳房にあった恐ろしく悪いものが取り除かれたと知ることで，増進したかもしれない。環境的には，入院が一時的な不快になるが，すぐに慣れた環境に戻ることができる。環境的な不快も，最愛の家族やナーシングホームのスタッフのような社会的コンフォートを与える手段によって埋め合わすことができる。もし，Ruthの息子がコンフォートケアの枠組みを適用したとすれば，おそらく，母親のすべてを考慮に入れたコンフォートニードに基づいた異なる決定をしたに違いない。― 短期間の入院で余儀なくされた，一時的なコンフォートニードを代償するための計画とともに。

委ねられたケアを決定する原則としてのコンフォートケア

　私はコンフォートケアが，多くのヘルスケアの研究分野における委ねられたケアの事例での意思決定のために，さらに役立ち信頼できるモデルとして幅広く検討されることを提案する。今日まで倫理的原則として用いられたコンフォートケアの優れた点がいくつかある。

　1. ホリスティックなコンフォートケアは，委ねられたケアにおける権力闘争を減らす。それは，（患者の）コンフォートへの普遍的なニードが，ヘルスケアにおける意思決定のしっかりした土台となるからである。意思決定の焦点は，患者のホリスティックなコンフォートが最高レベルに到達することである。患者のコンフォートは望まれた結末であり，その目的に向けて慎重な選択を通して達成される。コンフォートケアは，既得権や信念から離れ，患者をホリスティックな意味で最もコンフォートにしようと意思決定をする人に，焦点を当てている。

　2. コンフォートケアの基準は客観的である。なぜなら，患者のコンフォートを増進するために選択したヘルスケアの結末を観察できるからである。身体的

感覚と精神的知覚がポジティブなとき，患者はリラックスしてよく眠る。患者は家族に対して穏やかに対応する。したがって，ヘルスケアの決定の適切さは，多くの場合，即時的に起こる患者のコンフォートの観察可能な指標によって確証される。

3. コンフォートケアの基準は，患者個々の特異的な状況とそこで望まれる一連のコンフォートを明らかにすることを通じて，どの患者にも同じ方法で適用される。このパターンは，患者の能力やヘルスケアの決定に加わることへの希望にかかわらず適用される。コンフォートケアは，<u>個々の意思決定のためのパターン</u>を伴っている。

4. コンフォートケアは，身体的，サイコスピリット的，社会的，環境的なコンフォートを伴うためホリスティックであり，いかなる決定も，患者の総合的なコンフォートレベルをイメージするため，コンフォートのすべてのタイプのバランスをとることを基盤としてなされる。

次の事例研究では，競合する結末間の葛藤が，倫理的意思決定のためのコンフォートケアの枠組みを用いて，どのように解決されたかを示している。

事例研究：意思決定 ─ リビングウィル

　私のおじの Bill は，たくましいが敬虔な信仰を持った優しく礼儀正しい男性だった。83 歳になった頃はまったく健康で毎日歩き，自宅で自営をしながら牧歌的な暮らしをしていた。その後パーキンソン病が発症し，軽度の認知症が最初に目立ってきた。このとき，彼はアドバンス・ディレクティブに署名し，死を先延ばしするような人工的な栄養は望まないと表明した。彼は強い信仰を持っており，死を恐れてはいなかった。

　それから 3 年，Bill は自宅で生活し，50 歳の妻のケアを受けていた。けれども疾患は進行し，1 日に数回転倒するようになった。混乱することが多くなり，日常生活動作の能力は低下していった。筋肉は硬直して痛んだ。薬は増え，興奮，衰弱，カタトニー(緊張性昏迷)を引き起こし，小さな脳梗塞を発症した。嚥下困難になり，それはパーキンソン病薬を飲めないことを意味した。もはや治療に対する希望を述べることはなかった。

　私たちは，Bill が人工的な栄養チューブを望まないことを知っていたが，薬剤なしにはパーキンソン症状を管理することはできなかった。彼は強い

振戦と緊張のためけいれんを起こし，強い痛みと屈辱のうちにあった。ベッドから跳ね上がらないように抑制しなければならなかった。彼を愛し彼をよく知る私たち家族は，彼の身体状況が速やかで平穏な死を妨げているので，彼が以前表明した死への望みに反対することで意見が一致した。私たちは，彼がカルビドパ／レボドパの大量投与が受けられるように，経管栄養チューブの挿入を依頼した。しかしこれは栄養も補給されるため，彼の死を先延ばしにすることを意味した。Bill はナーシングホームに入所し，薬と栄養の持続投与を受けて意識もしっかりし，よりコンフォートな状態で横たわっていた。6か月後，彼は話すことも活動に参加することもできず，眠るように他界した。

これは競合する結末が明らかではない状況での最善の選択だった。私たちは Bill のリビングウィルに反したことに罪悪感を覚えたが，もし，彼に必要な薬剤を経管栄養チューブから投与しなかったら，彼の死がどんなに不快で尊厳を失ったものになるか，誰も本当は知らなかったことに気づいた。身体的にコンフォートにするという決定がなされたとき，私は速やかな死を望む彼の名誉のために，栄養の滴下量を徐々に減らすようホスピスの支援を受けたかった。彼の直近の家族はその方法に賛成しなかったが，いずれにせよこの事例では，寛大に死が訪れた。

終末期のコンフォートケア

私たちはアドバンス・ディレクティブの多様な選択肢の1つとしてのコンフォートケアという言葉をよく理解している。この用いられ方は何らかの点で，私が本書で展開してきたコンフォートケアのホリスティックな意味と一致する。医療従事者と家族が，患者の「コンフォートケアのみ」という希望を厳守する場合，どのような介入が患者のコンフォートを増進するのか，しないのかを考慮することで方向性が示される。このような状況では，患者が人工的な補液と栄養についてどのように考えているかを確かめることが大切である。なぜならこの2つの方法は，アドバンス・ディレクティブに印刷されている文章の「コンフォートケアのみ」の分類に含まれることが多いからだ。問題なのは，人工的な補液や栄養が患者のコンフォートを増進させないことが多いということだ。それらは死が差し迫っている状況で，家族や医療従事者の気持ちを楽にさせる

ために行われている場合がある。

終末期での委ねられたケア提供者が抱く疑問

　本書に述べられているように，愛する者の終末期を決定する場合に起こる重要な問題について，ホリスティックなコンフォートケアの枠組みは，看護師と家族との話し合いに役立つ。例えば，看護師と家族は共に次のように考えることができる。

・介入Xは，コンフォートを与える手段か。
・介入Xは，コンフォートを誰に提供するのか。
・誰（患者，家族，医師，看護師，管理経営者）のコンフォートを，第一優先に考えているか。
・患者をさらにコンフォートにするように，家族をどのように最高のコンフォートにすることができるか。
・この決定を支えてくれるような頼れる人が，私にはいるだろうか。
・私は，次のシフトや次の来訪者，あるいは学際的なチームが仕事で使えるように，コンフォートニードやコンフォートを与える手段に関して，余すところなくすべてを伝えてきただろうか。

　これらの疑問は，患者や家族，そしてスタッフのコンフォートのために，患者中心で総合的なプランを作成する際に考慮する重要なポイントとして役に立つ。

満足のいく死

　「満足のいく死」は，誰にとっても重要なこととして述べられてきた。つまりそれは，患者，ヘルスケア従事者，家族にとって，満足な最期としての死ということである(Dozor & Addison, 1992)。お互いに別れを言い，患者の人生を振り返ってその意味を見出すときなのである。「患者は，あたかも母親の腕の中で揺られながら眠るように死んでゆくべきだ」(Dozor & Addison, 1992, p.539)。反対に，望ましくない死とは，抑圧されて無力で罪悪感があり，不安な感情が交錯する満たされぬ相互作用として述べられてきた。死にゆく患者を見てきた研修医によってこれらのわだかまりが報告されてきたが(Dozor & Addison, 1992)，死にゆくプロセスに関わる誰もが，同様の感情を経験し得る

のである(Dozor & Addison, 1992)。

　コンフォートケアの枠組みは，満足のいく死と一致している。なぜなら，そのプロセスに携わる者は前向きで思慮深く，目的志向だからだ。総合的なコンフォートは，人生の回顧，人間関係の修復，平穏な解放への望みを伴う。理論的に言えば，コンフォートな死の目標は，終末期を迎える以前か，あるいはその最中に，患者によって明確にされる。目標には，特定のコンフォートを与える手段が，自然で満足のいく死を保証するという前提を伴う。ホリスティックな意味で自分がコンフォートであるとわかっている患者には，安楽死はもはや必要ではなくなる。

　コンフォートの枠組みは，話し合いや意思決定，行動に対して，価値あるホリスティックな構造を与えるものであるが，コンフォートケアは伝統的に，患者や家族，学際的なチームメンバーが，希望から身を引くものだとみなされてきた。重篤患者の症状経過が非常に不安定であることが，このようなジレンマの原因となる。つまり，治療からケアへと患者の対応の目標を変える時期について，常に明確な決定がなされるとは限らないということだ。コンフォートケアの枠組みは，このような難しい事例のガイドラインとして，非公式に看護師と家族へ判断の方向性を示すが，それは死が避けられないかどうかではなく，むしろ患者のコンフォートに寄与するか，もしくは損なうのかについての方向性である。これらは意味深く生産性のある決定であり，やがて訪れるであろうヘルスケアのアウトカムへの不安は，患者の即時的なコンフォート状態の増進に焦点を当てることで緩和されることができる。

希望

　これらの難しい状況の中で，希望は常に重要な役割を果たす。ヘルスケア従事者は死にゆく過程の中で，患者と家族に希望を与えることを求め，そして与えるべきである。しかし，何が望まれているのかについては，死にゆく過程の中で徐々に再評価されていく。

　希望は，個人の信条によって特徴づけられ，より良い明日を期待することは本当に可能なことで重要なことでもある。希望は死ぬ運命よりもむしろ，不死であることにしばしば向けられる(Hinds, 1984；Nowotny, 1989)。患者の視点から希望というものを定義すると，医師の希望(うまく健康を取り戻すこと)と，家族の希望(患者が生きること)は二の次になる。さらに，見当違いの希望を持たせることは，患者(そして結局は家族)に，死は不回避であることの現実味を

増すという，さらなる不快を生み出しかねない。したがって，法律で規定されようと，非公式に実践されようと，死が「安らかな」ものであって欲しいという患者の希望は，ホリスティックなコンフォートケアの現実的な目標なのだ。患者は平穏な晩年を望むのと同様に，死にゆくときもまた同じことを望んでいるのである (Kolcaba & Fisher, 1996)。

　患者への対応の目的が延命からコンフォートケアに変わったなら，たとえ患者が急性期ケアの状況にあったとしても，すべての決定は，それらが患者のコンフォートに寄与するかどうかで判断されるべきとする，ホスピスの規範に則って行われることがふさわしい (Orr, Paris, & Siegler, 1991)。意図してコンフォートケアの枠組みは，ホリスティックなコンフォートケアのニードが明らかになったとき，ケア提供に関する検討や意思決定のためのポジティブで人道的なガイドとなる。

　このコンフォートケアの考え方は，アドバンス・ディレクティブから拡大され，家族のコンフォートにも配慮された，患者のコンフォートのすべての側面を含む。看護師がこの拡大された考え方として枠組みを活用した場合，コンフォートケアは患者と家族を強め，平穏な死に対してポジティブに関与するものになる。結果として家族は困難を乗り越え，愛する者の死を支えるようにエンパワメントされ，患者は平穏と尊厳，そしてコンフォートを伴って死と向き合うことを許され，勇気づけられるのである (Kolcaba & Fisher, 1996)。下記の，3つ目の事例研究では，危機的状況での希望の役割を明らかにする。

事例研究：意思決定 ― 急性期ケア

> 　Arthur は，冠状動脈バイパス術でグラフトを挿入した58歳の男性である。1週間後，彼は呼吸不全と消化管の大量出血のために集中治療室に再入室した。人工呼吸器を装着し，他の侵襲的なラインも挿入された。血圧を維持するために多くの輸液と投薬が必要だった。2日後，Arthur は腹部の激痛を起こし，開腹術をしたところ，腸管が壊死していたことがわかった。腹膜炎を起こしていた。治癒のために人工肛門が左腹部に造設された。
> 　人工肛門造設後も Arthur は，人工呼吸器を装着したままの重症状態だった。続く2か月間は，肝不全，敗血症，シャント造設と毎日の透析療法が必要な腎不全を併発した。彼の主治医は家族に，自分は「希望を捨てる」つもりはないと告げ，これは Arthur が回復可能だと考えていることを意

味した。家族は医師の信念に加え，最初の手術前のArthurが，健康的で活気に溢れていたという事実に苦しんだ。しかし，彼はホワイトボードにマジックで「私はもう死ぬ，これ以上のことはするな」と書いた。

　コンフォートケアの枠組みの活用は，家族と看護師に対して，Arthurの急性のコンフォートニードと，徐々に変化する希望という目標に取り組むことを可能にした。例えば，身体的コンフォートについては，十分な疼痛緩和をもたらす投薬は傾眠状態を招くのだが，Arthurは家族の面会時にそうなるのをとくに嫌がった。家族は痛がっているArthurを見たくなかったので，面会を減らせば鎮痛薬を増量できるという考えのもとで面会を減らした。しかし，徐々に家族は，Arthurが家族の面会を希望していること，面会中は覚醒していたいこと，家族の面会中に強まる身体的疼痛は，家族がそばにいるという社会的コンフォートによって超越されることがわかってきた。彼らは皆，Arthurが適度にコンフォートでいられるのに十分な投薬がされる中で，家族と共に過ごすのに十分な覚醒状態での面会を望んだ。

　同様に，環境的ニードは，看護師が部屋は暗いほうが落ち着くと考えていても，Arthurが採光のためにブラインドを開けて欲しいと言った場合には，そうすることによって満たされた。また，プライバシーと静寂へのニードに対しても取り組んだ。Arthurのコミュニケーションに対するニードは，「はい／いいえ」で答えられる質問と，ホワイトボードの使用や読唇術によって満たされた。あるとき，彼は看護師を見上げ，「私はもうすぐ死ぬ」と口を動かした。看護師は同意してうなずいた。Arthurは感謝の意を示し，それから看護師に，「準備はできた」と家族へ伝えるよう頼んだ。死が差し迫ったことを，看護師，Arthur，そして家族が互いに認め合うことは，とてもコンフォートなことだった。

　希望という目標は，治療から「平穏な死」へと徐々に変化していった。Arthurは，家族をさらに困らせることになるので，生命維持を停止するときにはそばにいないで欲しいと頼んだ。Arthurと家族によって合意された特定の状況で，人工呼吸器ははずされ，Arthurは，信頼していた看護師が見守る中で穏やかに亡くなった。Arthurの望みは満たされ，満足のいく死という全員の希望が現実のこととしてかなえられた（Kolcaba & Fisher, 1996）。

ケアとあわれみにおける徳の倫理

　誰かをケアするとき，そこにケアする側の欲求やロマンティックな思いが介在することがある。哲学者の Lawrence Blum によると，そのようなケアの形は結構なことだが，道徳的に意義深いものではない，なぜならそれは，徳ではないからだ(1992, p.125)。ロマンティックな思いを伴うケアは，通常はむしろ，少なくとも知的な道徳的要素を含まないと欧米文化で受け止められている1つの感情とされている。しかし看護師は患者の世話や，患者に良いことをすべきだと期待されている。こうしてケアは，患者に対する単なる義務としての認識とは区別される。もちろんケアは，より純粋に知的で慈善的な心のありようと並存することが可能である。ケアは時には不愉快なこともあるかもしれないが，役に立つ仕事である。それは他者にとって良いことのためにケアがなされるからである。

　ケアには他者への開かれた心や，他者の気持に敏感であることが不可欠である。私たちは他者にとって何が良いことであるかをわかっているとは必ずしも言えない。他者のあるがままの姿によってそれを教えられるのである。ケアとしてとる行動が単独であれ組み合わせであれ，その患者のコンフォートを<u>現実に</u>増進するかどうかが，意思決定を導く指針になる。実際のコンフォートは，患者の表情や行動，言葉などに表れる。私たちは自分が患者のことを一番よくわかっていると考えてはならない。どんな方法であっても，私たちに知らせてくれるのは患者のほうからなのである。

　患者のためにケアとあわれみが，看護の倫理綱領(付録 G, 247 頁，H, 248 頁)に謳われていないのが，私にとっては意外なことだった。これらの特徴(倫理的な徳)は，一般的にヘルスケア分野で働く者にとって，共通の道徳としての側面であると考えられているからである。倫理綱領の作成者は，徳を省くことによって，結果的に綱領を割り切った理論的なものにした。徳を省くことで作成に関与した看護師らは，徳のある看護実践は職責を超えたものであると言おうとしているのだろうか。ケアとあわれみは義務以上の仕事なのだろうか。私は，患者と1つの専門領域としての看護のためにも，そのようには考えたくない。

　看護師やその他のヘルスケア従事者が，決められた手順で患者のコンフォートのために行うことの多くは，職業上の義務というカテゴリーに収まる。しか

し，これまで職業上の義務とされてきたことのいくつか(例えば，背中をさすること)が，今や実践者あるいは管理者により「職責を超えたとみなす」こととみなされつつある。とくに受け持ち患者数が多いなど，負担の大きい場合にそうなりやすい。確かに，看護師がそのようなコンフォートを与える手段を実践するには，時間と励ましが必要であるし，人手不足の場合に最初に削られるのはこれらのことである。しかし，このようなコンフォートの実践こそが，患者が後になって振り返り，自分や家族を苦しいときに助けてくれた看護師や他のスタッフに思いをはせるとき，真っ先に思い起こされることなのである。看護学生と話をするとき，私はこのような徳を備えた看護師こそが心に残るのだと，いつも言うのである。

心に残る看護師

　学生にコンフォートケアを紹介するときは，自分や近親者で，重症疾患やけがで入院したことがある者はいるかと尋ねることから始める。たいてい数名の学生が手を挙げる。そしてさらに，そのストレスフルな時期に，覚えている看護師がいるかを尋ねる。するとわずかな学生の手が残り，私はその学生たちに話を聞く。時には，気短かで荒っぽい看護師(改善の見込みのない看護師も記憶に残る)の話も聞くが，並外れてすばらしい，優しく配慮の行き届いた看護師の話が，たいていいくつかは出る。私は学生に，それらの看護師が心に残った出来事の具体例を話すように言う。そこで挙がってくる話は，第5章や前述の引用文で示したモデル事例によく似ている。つまり，優しいと記憶されている看護師は，患者と家族をコンフォートにしていたのである。心に残る看護師は，手順の説明に時間をかけ，患者の手をとって安心感を与え，励まし，マッサージを行い，部屋を整え，特別な食べ物を用意し，約束を守る，などを実践していた。看護師は有能でありながらも，患者や家族はその看護師が提供した優しさ，あわれみ，個別的にしてくれたケアをとくに覚えている。看護師の手技的な使いこなしが記憶に残ったという学生は1人もいない！(能力に欠ける看護師は，患者に必ずや不快感をもたらすことは間違いないが)

　私は学生に，ポジティブな意味で心に残る看護師になりたいかと尋ねる。それから私は，コンフォート理論はこのような看護師になるためのパターンをもたらしてくれるものであると話す。それだけではない。コンフォートケアは，効果的で，個別的で，ホリスティックであり，まさにそれは，患者が看護師に

してもらいたいことなのである。私は学生に，臨床看護師は，非公式なアセスメントのプロセスの中でコンフォートニードを尋ね，コンフォートの4つのコンテクストを「クリック・オフ*」することで，いかに時間を節約することができるかについて述べる。つまり，この患者は身体的，サイコスピリット的，社会的，環境的にコンフォートであるか。コンフォートニードが把握されると，それらのニードへの対応は，患者との関わりの中で，患者がコンフォートにされていると気づかないほど円滑で途絶えることのない行為を通じて実践される。さらに，看護師が部屋から去ったあと，患者はたいていとても満足しており，すぐにはナースコールを押さない。コンフォートケアの美しさと明快さとはそのようなものである。

私たちがコンフォートケアを実践するとき，4つのコンフォートニードの分類が相互に関連し合い，総コンフォートは部分の総和以上であることを直観する。例えば，激しい疼痛は，動けない，機能しない，救いがないという不安をもたらす。一方で，背中をさすることは，孤独，緊張，不安，不眠などの多くのコンフォートニードを満たし，1つの介入から期待されること以上の，多くのポジティブな効果をもたらす。看護師は他のヘルスケア従事者よりも，たいてい多くの時間を患者とともに過ごしているとは言え，看護に限らずどの領域であっても「心に残る」ケア提供者を育成することができる。

コンフォートの引用文をめぐる思索(第8章)

　なにしろりっぱな死に方をなさったからね。生まればかりの赤ん坊のようにあどけない顔をしてさ。あの人はちょうど12時と1時の間，あの世に行ってしまった。あたしね，あの人がシーツをいじりまわして，その花模様を摘もうとして，摘んだ花を眺めるようにご自分の指先を見てニコニコしているのを見たとき，これはもういけないと思ったわ…「どうなさいました。Sir John！」ってあたしが言ってね，「さあさあ，元気を出してくださいよ」って声をかけたら，あの人は「神様，神様，神様」って3度か4度うめくように言ったわ。そこで，元気づけ

---

*訳者注：「クリック・オフ」：カチッ，カチッとクリックする音をたてるように機械的に記録すること

ようと思って (to comfort him), 神様のことを考えるのはおよしなさい, まだそんなこと考えるのは早いわよ, って言ってあげたら, あの人, 足の上にもっと布団をかけてくれって言うの. それであたし, ベッドの中に手を入れて, あの人の足にさわってみたら, まるで石みたいに冷たくなっていた.

　　William Shakespear(〜1598), ヘンリー5世, 第2幕, 第3場(女将 Quigley が語る Falstaff の臨終場面)(松岡和子：シェイクスピア全集Ⅲ, p.169, 白水社, 1998)

　この引用文で, 女将 Quigley は, 宿屋の女将としての義務を超えた, Falstaff へのケアについて語っている. 彼女の優しい行為は, あわれみの徳を表している.

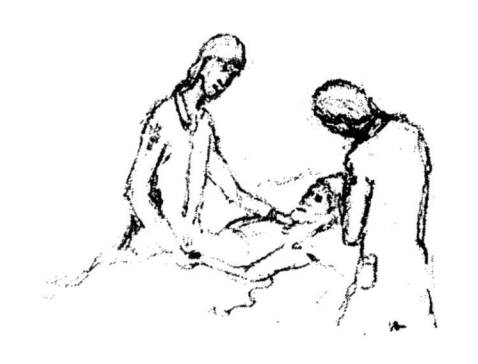

Chapter 9

ミッションの更新

> 世界中で…何よりもまず,人は看護ケアによるコンフォートと安全の確保を望んでいる。
> 編集長 M. Mallison, *American Journal of Nursing,* 1990, p.15

> われわれは朝早くから夜遅くまで労働して
> 貴族のならず者どもを養っているのだ
> われわれが手にする慰め (comfort) は
> もう死後の慰めしかないのだ
> Robert Burns, スコットランドの詩人 (1838) *The Tree of Liberty*
> (岡地嶺:ロバート・バーンズ—人・思想・時代, 81頁, 開文社出版, 1990)

　第7章では,特定のコンフォートを与える手段(介入もしくは治療)を受けたグループは,対照群に比べ,時間の経過に伴いコンフォートに関して統計学的な有意差が示されたというコンフォート研究について述べた。さらにいくつかの研究では,尿失禁患者に関する2つの研究(Dowd, Kolcaba, & Steiner, 2000 ; Dowd, Kolcaba, & Steiner, 2002)のように,コンフォートと特定の健康探索行動(HSBs)の関係性が測定された。そのときから,コンフォート理論には新たな変数が加えられ,前提が付け加えられた。本章では,なぜ,そしていかにして新しい変数である<u>施設の統合性</u>(Institutional Integrity ; InI)*が理論モデルに加

わったのかを検討する。そしてこの変数の概念的かつ実践的な定義づけを示す。また，本章では，施設のアウトカムや看護師の生産性の指標，専門職としての看護の現在のイニシアティブについての私の考えも述べる。

アウトカム研究へのコンフォート理論の展開

背景

　ヘルスケアの提供方法の大転換であったマネジド・ケア（managed care）** は，その結果として，20世紀後半に病院のアウトカムの強調をもたらした。マネジド・ケア以前は，診断のための検査や処置の実施，入院期間の決定，薬剤処方の指示について，医師は無制限に自由にできた。メディケアやメディケイドのような国営の施策は，医師や診療科，病院に，在院期間中のあらゆる提供サービスに対して報酬を支払った。政府も民間保険会社も，医療費の削減や疾病予防のために，管理上の権限や規制を出すことはなかった。1980年代中頃までに普及した，この「出来高払い」システムの下で，医療活動は利益をもたらし，病院は豊かで収益が多かった。

　結局は，医療費のコントロール不良によって，政府と民間保険会社の経済資源は深刻なほど圧迫された。経済学者は，経費の管理やヘルスケアに使われる国民総生産の割合を削減するために，管理の強化を主張した。診断群別診療報酬（DRG）に基づく早期退院が標準となったが，愛する者を在宅でケアしている家族への支援は最小限にとどまった。新薬や技術の開発の経費がほとんど削減されない一方で，病院や在宅ヘルスサービス，ナーシングホームが提供するサービスに支給される金額はどんどん削減されていった。ヘルスプロモーションや疾病予防は依然として後回しにされていた。1990年代初めには，公的・民間のヘルスケア提供者は財政危機に陥った。

　1990年代半ばは，破産しないために，保険で十分カバーできる患者で満床にするために，病院間での競争が激しくなった。65歳以下のほとんどの人々

---

*原注：ここでは InI を，<u>施設の統合性</u>（Institutional Integrity）の略として，II の代わりに用いた。これは，APA（American Philological Association）の表現法とは少し違う。なぜなら II はごく自然に「2」と読まれてしまうからだ。InI が施設の統合性の略であるとわからなかった読者は，誤解したまま読み進めることなしに，そこで示している意味を見つけ出さねばならないことに気づくであろう。

**訳者注：マネジド・ケア；政府や保険会社などの第三者機関である支払い者が，患者と医師の仲介役となって治療内容の監視などを行う。

は雇用主を通して保険に入ったが，それは大企業でのフルタイム労働者に限られていた。雇用主が従業員の保険内容を選択するのである．次には，保険会社が自分たちの登録者が利用する病院を決定し始めた．したがって病院管理者は病院の先行きよりも，患者により良いアウトカムもたらすことを証明しなければならなかった．また経費削減のために，保険会社や地域で活動している看護師が，健康増進活動を再び強調することによって予防医療が勢いづき始めた．マネジド・ケア・システムは管理責任をとり，最終的には大部分を経済面に考慮した治療方針に決定していった．

　ほとんどの医師はサービスごとの支払いを患者に請求したので，その料金はマネジド・ケアによってすぐに大きく危険にされされるものにはならなかった．けれども看護師は，幅広くあえて言語化されないサービス提供に対して病院から給与を支給されていたので，直ちに雇用主の予算制約の攻撃の的となった．当時も現在も専門職としての看護師の人員は，施設の予算に占める割合が大きいが，おそらく融通が利くものとみなされていた．このようにして看護師は，施設が収益を上げ続けるために，管理者の努力の成果として削減された．

　2001年には，人員削減された病院では，看護師はもはや患者のコンフォートニードを評価したり，コンフォートのために取り組んだりする時間を持てなかった．看護師は1人の急性期患者のもとから他の患者のもとへ走り，急変に対応し，まだ体調がすぐれず弱っている患者を急いで退院させ，すぐさま新たに病状のより悪い患者の入院を受けた．これらすべてがスタッフである看護師に，膨大な量の事務処理とストレスをもたらした．看護師はどこにいても忙しかったので，ミスを起こしたり，重篤な患者の症状悪化を見落としたりすることを恐れた．十分な人員配置を維持する代わりに，強制的な残業が押しつけられた．病院での看護実践は自律性や専門性を欠くようになった．これらの理由により，多くの看護師が臨床現場から離れ，教育や民間企業のようなより知的職業にふさわしい環境に移っていった．

　看護師の権利擁護団体は，経費削減方法と適切なケアの基準のバランスをとろうとして，施設のアウトカムを調べ始めた．分析者はまず，患者死亡率や感染率，褥瘡，医療過誤，在院日数，再入院などのようなネガティブなアウトカムを調査した．これらのアウトカムや他の調査書は公開され，それらが不十分だった病院は時には信用を失った．するとこれらの病院はさらにその後のデータ公開を拒否した．「調査書」のシステムは，消費者やマネジド・ケア・グループが，競合している施設の比較のために作られたが，病院側の協力が乏しいた

め失敗に終わった。しかし，これらの団体や他の研究者らによって行われた初期の研究によって，看護専門職の配置の少なさとネガティブなアウトカムであるインシデント発生の増加との関係が指摘され始めた。

　アメリカ看護師協会(ANA)は指標となる3つのカテゴリーを，調査，比較した。それはつまり，構造，プロセス，患者のアウトカムであり，時にはそれぞれの相関性も含まれる。例えば，さまざまな施設での看護師‐患者比(構造)に関するデータは，院内感染率(アウトカム)と比較された。これらのデータは最終的に，看護専門職の配置が多いほど，尿路感染や肺炎，ショック，上部消化管出血，在院日数の増加などの，ネガティブなアウトカムが減少するという結果を示した(Buerhaus & Needleman, 2000 ; Foley, 2001 ; HRSA, 2001 ; Saltus, 2001)(これらのデータは内科患者から得られたものである)。

　これらの結果は専門職としての看護師の配置が増えるほど，患者はさらにもっと良くなるということを経験的に示しているので，看護にとって大変重要であった。競争の時代では，患者がより良くなったときに，ビジネス社会としての病院もより良くなった。しかし，測定されたアウトカムは，ネガティブなものである。その他の例では，外科患者に重要なアウトカムの測定があった。それは「救命の不成功」と呼ばれ，敗血症，肺炎，ショック，上部消化管出血，深部静脈血栓症による患者死亡率と定義された(HRSA, 2001)。

　病院は危険な場所であると長い間知られており，上記の報告はその裏づけでもある。しかし，入院を強いられている患者は，院内感染，大出血，ショック，もしくは医療過誤から「救われる」以上のことを望んでおり，また必要としている。彼らは家族だけでなく，看護専門職からもケアされることを望み，それを必要としている。患者は安心や情報，タッチ，個別的なケアを求めている。要するに，今日の先端技術のヘルスケア領域において，患者は今まで以上のコンフォートを望んでいるのである(Kolcaba, 2000)。もし看護の専門家が患者にとって貴重な存在としてあり続けるなら，私たちは患者が看護師に望み，期待することを提供しなければならない。

遡及法

　上述したヘルスケアの傾向から，コンフォート理論は，看護専門職を衰退させている現状と患者ケア全般に対して取り組まなければならないということに私は気づいた。その取り組みの1つの方法としては，研究を通じてホリスティックな患者ケアや適正な人員配置条件，専門職としての労働環境の価値を示すこ

とだろう。思考や研究を筋道に沿って導くような新しい概念が，コンフォート理論に必要だった。

　遡及法(retroduction)とは，考え方を生み出す推論の1つの形式である。今後さらに展開や検証ができる現象を選択したり，指定するのに有用である。このタイプの推論は，既存の理論がさほど多くない分野に適用される(Bishop, 1998)。アウトカム研究は，マネジド・ケアの影響を受けて，看護やその他の学問領域で行われてきた1つの調査の分野である。一例としては，病院や地域の母集団から1年とか5年とかかけて集めた大きなデータベースを活用する。選定された患者の介入やアウトカムは，質問紙や診療録の閲覧によって測定され，次にこれらの変数は，看護の内容，人員配置の水準，組織体制，財政的な目標と関連させて分析する。

　前述したMurrayの示す20世紀の枠組みでは，21世紀の施設のアウトカムの重要性を説明することができなかった。そこで図9-1のコンフォートの中範囲理論の最後のラインに，施設の統合性が加えられた。施設の統合性は概念的に「完全で，全人的で，堅実で，理にかなった，専門的で倫理的なヘルスケアの提供者として存在するヘルスケア組織の質，もしくは状態」と定義された(Kolcaba, 2001)。

　コンフォート理論を適用する目的の1つは，より多くの看護人員配置，専門性を発揮できる環境，患者志向型の価値体系が特定の財政的，および健康に関連する目標に到達しやすいことを表していることである。このポジティブな関係が結果としてデータの中に表されたならば，看護師やチームメンバーが提供方法を理解し最善のケアを提供することのできる，まさに専門職としての環境が，病院や組織の管理者から注目と支持を受けるだろう。そこで，オリジナルのコンフォート理論の提言リストに，3つの提言を加えて示す。それは下記の7，8，9である。理論的提言の全リストは図9-1に記してある。

7. 患者がコンフォートケアによって強められた結果として健康探索行動をとるとき，看護師と患者はヘルスケアにさらに満足し，患者はより健康に関連した(診断に適合した)アウトカムを示す。
8. 専門職としての労働環境は，患者と施設により良いアウトカムを生み出す。
9. 特定の施設で患者と看護師がヘルスケアに満足しているとき，合衆国において健康に対する施設の果たす責任を社会が承認することは，施設の

ヘルスケアニード ＋ 看護介入 ＋ 介入変数 → コンフォートの増進 → 健康探索行動 → 施設の統合性

コンフォート理論を適用させるための提言

1. 看護師は患者・家族の現存のサポートシステムでは満たされていないコンフォートニードを確認する。
2. 看護師はそれらのニードに取り組むための介入を計画する。
3. 介入計画と成功の見込みがあるかどうかの決定には介入変数を考慮する。
4. 介入が効果的で、ケアリング方法に組み込まれていれば、コンフォート増進のための即時的なアウトカムは達成され、介入はコンフォートを与える手段となる。コンフォートケアはこれらの要素のすべてを必要条件とする。
5. 患者と看護師は望ましい現実的な健康探索行動に同意する。
6. コンフォートの増進が達成すれば、患者はさらにコンフォートを増進する健康探索行動をとるよう強化される。
7. 患者がコンフォートケアによって強められた結果として健康探索行動をとるとき、看護師と患者はヘルスケアにさらに満足し、介入はより健康に関連した（診断に適合した）アウトカムを示す。
8. 専門職としての労働環境は、患者と施設により良いアウトカムを生み出す。
9. 特定の施設で患者と看護師がヘルスケアに満足しているとき、合衆国において健康に対する責任を果たす施設の果たす責任を社会が承認することは、施設の存続と繁栄に寄与するであろう。

図 9-1 施設の統合性に関連したコンフォートケアのための理論的枠組み

図 9-1 は Kolcaba, K. (2001). Evolution of the mid range theory of comfort for outcomes reserch. *Nursing Outlook, 49*(2), 86-92 からの許諾を得て改変。

存続と繁栄に寄与するであろう(本章に後述するマグネット施設に関する項を参照)。

施設の統合性の運用

アウトカム研究ではネガティブなアウトカムに焦点を当ててきたが，施設の統合性とは一般的に望ましいアウトカムであり，さまざまなポジティブな方法での測定(運用)が可能である。まず最初に最も簡単に入手できるデータは，患者や家族の満足度に関する調査である。これはほとんどの病院や機関が，競争目的のためにすでに集めている情報である。施設の統合性の2つ目の例としては，成功した退院であり，これは最初の入院の原因となった症状によって，退院後6か月以内に再入院をすることがなかった患者の数として運用できる。施設の統合性の3つ目の例は，在院日数(length of stay；LOS)である。在院日数に関するデータは，施設のデータバンクから容易に入手できる。施設の統合性の4つ目の例は，病院や機関の財政面の安定である。言うまでもなく，財政的データはそれぞれの施設の協力を通してのみ集めることが可能である。

現在私は，理論の最後の部分を検証する方法を開発中である。それはつまり，施設での患者のコンフォートと，健康探索行動への患者の取り組み，そして退院後に調査されたケアに対する満足度との間の，ポジティブな関係の存在を示すことである。コンフォート理論は，施設でのコンフォートケアを意図的に強調し，支援することで，患者個人が癒され，強められ，よりいっそう健康探索行動をとるよう動機づけられるからこそ，満足度の高まりによって施設が「報酬を得られる」であろうということを前提としている。もしこの理論が検証に持ちこたえるのなら，ケアの受け手だけでなく，施設の繁栄のためにコンフォートケアが重要であることについて，施設はさらに多くの根拠を得るだろう。

ストレスフルなヘルスケア環境下では，コンフォートケアを最大限提供することは難しいことかもしれないので，コンフォートケアに対する施設の責任は，患者のコンフォートのためにきわめて重要であることに留意して欲しい。専門職としての労働環境，患者志向の価値体系，現在の看護の生産性の測定方法の変革を強調することで，意図的なコンフォートケアを，今一度価値あるものとすることができる。

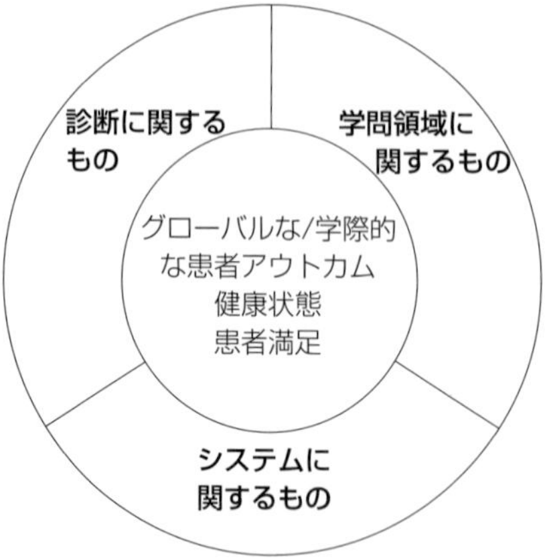

図 9-2　アウトカムのカテゴリー

Johnson, M., & Maas, M. (1999). Nursing-sensitive patient outcomes. In Cohen, E., & Deback, V. (Eds.), *The outcomes mandate* (p.39). St. Louis : Mosby より許諾を得て掲載。

看護を反映するアウトカム

　患者のアウトカムは，マネジド・ケア・システムにおけるヘルスケアの質の測定に不可欠であることが明らかになった。患者のアウトカムを測定したものは数多く入手することができるが，看護介入の評価としてポジティブなアウトカムを明らかにし測定することは，これまでほとんど強調されることがなかった。しかし，これらのアウトカムは看護介入に直接的に関連しており，私たちの専門性を支えるものとして，まさに看護のあり方を反映する。つまり，患者のアウトカムは看護実践に最も影響を受けるものなのである (Johnson & Maas, 1999)。

　アウトカムの測定は質の評価と効果の研究に必須の要素である。前述したように，継続的な質の改善を促進するためには，患者のアウトカムに関する情報はネガティブなアウトカムだけでなく，最低限のアウトカム，十分なアウトカム，より優れたアウトカムについてもまた明らかにするべきである (Johnson & Maas, 1999)。異なったタイプのアウトカムを明確にするためのアウトカム研究の図式は，**図 9-2** に示した2つの同心円に表される。内側の円，もしくは中心は患者の健康状態や満足度などのような，グローバルな／学際的な患者の

アウトカムを含んでいる。外側の円は仲介役となるアウトカムの3つのタイプを含む。それはつまり，診断に関するもの，学問領域に関するもの，システムに関するものである。

　患者のコンフォートのアウトカムは，看護の実践と基準を反映し，個人や特定集団に対して，コンフォートを与える手段の効果を測定することができるため，ポジティブで，学問領域に特有なアウトカムの良い例である。この仲介役としての学問領域に関するアウトカムもまた，患者の健康と満足度に影響を与える。

標準化された看護を反映するアウトカム測定法の必要性

　看護学特有の患者のアウトカム測定法を明らかにしていくことに加えて，これらの測定法が標準化され，妥当性が実証されることも，同様に重要である。看護専門職者が臨床評価に必要な当事者であろうとするなら，看護ケアを反映する患者のアウトカムは，他の学問領域や患者に重要なアウトカムと共に測定されることが必須である。その上，看護が臨床評価や方針決定に関与するためには，標準化された看護データが，コンピュータ化して統合化された臨床情報システムに加えられることが必要となる(Johnson & Maas, 1999)。

　定型退院データセット(Uniform Hospital Discharge Data Set, Health Information Policy Council, 1985)や，定型外来医療ミニマムデータセット(Uniform Ambulatory Medical Care Minimum Data Set, National Committee on Vital and Health Statistics, 1981)，長期療養ミニマムデータセット(Long Term Care Minimum Data Set, National Committee on Vital and Health Statistics, 1980)などのようないくつかの同一基準のデータセットが，米国ヘルスケア提供システムのために開発されてきた。このようなデータセットの多くは，組織や機関に関する貴重な情報を提供してきたが，それらは必ずしも看護ケアの有効性を決定づけはしなかった。一般的に看護が生き残るために重要な意思決定や政策の展開は，看護の有効性を研究者が調査して示すことができなければ，看護に特有のデータ抜きで作られてしまう。これはいかなる補助的なヘルスケア領域においても同様である。

　私は患者のコンフォートが，Jennings, Staggers, Brosch(1999)らによってまとめられたものや，アメリカ看護師協会により提案された調査書の様式(ANA；Derman & Huber, 1999)，アイオワプロジェクト看護成果分類(Nursing Outcomes

Classification ; NOC)システム(Nursing Outcomes Classification, 2000, p.173)などのようないくつかの分類図式によって，そのアウトカムの1つとして挙げられていることで励まされてきた。また私は，NOCシステムは多くの看護スペシャリストが，その専門領域における看護介入の有効性を測定するために全領域で応用が利き，また，実際に応用されている最も信頼できるポジティブなアウトカムの図式を提示していると確信している。NOCシステムは，看護介入分類(Nursing Intervention Classification ; NIC)システムに対応し，選択された同じ分類のアウトカムをもたらすための普遍的な看護介入の有効性を測定することができる。

　看護師は誰でも患者のコンフォートを測定できること，そして，看護師は誰でも小規模もしくは大規模の研究プロジェクトにおいて，自分の病棟でのアウトカムを測定する方法として，コンフォートの選択を要求できることに気づいて欲しい。私たちが患者のコンフォートは重要なことであると考え，患者のコンフォートに有効で，より専門性を発揮できる環境を求めるのならば，その重要性を示す必要がある。加えて，コンフォートケアへの私たちの(そして施設の)献身によって，施設は利益を得ることが可能であることも示す必要がある。

　米国看護師資格認定センターが，看護師にとってもっと魅力的な施設を作るためのモデルや実践を発展させ，実行するようなヘルスケア組織を推奨していることは喜ばしいことであった。そのような最良の実践を展開している施設は，今日，「マグネット(人を惹きつけるもの)」の称号を与えられている(American Nurses Association, 2001)。マグネット施設はアウトカム研究によると，マグネットでない施設よりも，看護師の就労期間が常に2倍長かった。さらに重要なことに，患者のネガティブなアウトカムがほとんど見られなかった。つまり在院日数が短縮され，ヘルスケアサービスに対する満足度が上昇した(American Nurses Association, 2001)。私の希望は，コンフォートケアが最良の実践のためのモデルの1つとなり，患者のコンフォートの増進に明らかに関与するポジティブなアウトカムが，マグネット施設にとって重要な目標となることである。そうなるために看護師は，実践とアウトカム測定の途切れのない流れの中で，ホリスティックなケアのアウトカムとしてのコンフォートを，記録に残していかなければならない(Buerhaus & Norman, 2001)。

疼痛とコンフォートの臨床実践ガイドライン

　米国周手術期麻酔看護学会（American Society of Perianesthesia Nursing；ASPAN）は「疼痛とコンフォートの臨床実践ガイドライン」を作成中である。その先駆的な看護師グループは，このガイドラインが患者に最も大切な2つの現象，つまり疼痛とコンフォートに対する取り組みが，看護の専門性として最も重要なことだと信じている。私もまた同意見である。2002年1月に開催されたその看護師らのコンセンサス会議で，私は患者のコンフォートについてわかっていることを発表する機会を得た。コンセンサス会議の目的は，実践ガイドラインに載せる内容について，国内から参加の周手術期麻酔看護師から意見をもらうことであった。

　会議の幕を切ったのは，コンセンサスのプロセスや疼痛とコンフォートに関わりの深いエキスパートたちであった。発表者らは(a)普遍的な実践ガイドラインのための必要条件，(b)術後疼痛，(c)コンフォート，(d)病院認可の合同委員会による実践ガイドラインの今後の方向性，に関する背景を提示した。私はこれらのエキスパートから多くのことを学び，発表内容に対する意見からいくつかの新しい示唆を得た。

　米国疼痛管理看護学会の共同創設者であるChris Paseroの言葉に，私は胸を打たれた。彼女は「この10年間は疼痛管理の時代です」と言った。彼女の予測は周手術期麻酔看護師に本当に歓迎された。そのように言われるまでには長い時間がかかったのだった。後に私は，おそらく次の10年間はコンフォート管理の10年であろう！　と提言した。それはまさに2010年よりも早い時期に，看護師の認識にコンフォートを植えつけようとするASPANの意向でもあるが，ASPANは看護の専門領域の1つでしかない。ホリスティックなコンフォートについて疼痛同様に語り合い，取り組むといったパラダイムシフトが受け入れられ，実践に移され，また米国医療機能評価機構のような認定団体から支持されるまでに多くの時間を要することを私たちは皆，承知している。ヘルスケアにおいて，コンフォートに関する真のパラダイムシフトが生じるのに10年かかるというのは，おおむね正しいように思える（それまでの間，私の指はうまくいくよう十字を切って祈り続けるのではなく，キーボードを打つことにかかりきりになるだろう！）。

コンフォート

　私のプレゼンテーションは，ホリスティックなコンフォートの定義で始まった。これについては，用語解説や本書の他の箇所でも述べている。繰り返すと，コンフォートとは経験の4つのコンテクスト（身体的，サイコスピリット的，社会的，環境的）の中で，緩和，安心，超越に対するニードが満たされることによって自分が強化されるという，即時的な経験である。ご存知のように，この定義はコンフォートの分類的構造(TS)（図1-2）から浮かび上がり，後にコンフォート理論を通して適用された。私はまた，分類的構造の中のセルが，コンフォートのいかなる属性を表しているかを聴衆に説明した。そこで看護師らは当然のこととして，コンフォート理論とその主要な前提について，またもや耳にすることになった（図9-1）。下記の前提は，第4章の全人的なホリズムという前提から展開したもので，プレゼンテーションの中でも取り上げた。

- コンフォートは，看護やヘルスケアに関する学問領域に密接に結びついた，望ましく，人を強化する，ホリスティックなアウトカムである。
- 人間は，基本的なコンフォートニードを満たそうと，また満たされた状態であり続けようと努力する。それは積極的な努力である。
- コンフォートを与える手段の効果は，6つの感覚（触覚，嗅覚，味覚，聴覚，視覚，固有感覚*）で知覚される。
- コンフォートは個別性のあるもので，痛みがないこと以上のものである。

痛み

　ガイドラインが看護専門領域のために作られている場合，すべてのガイドライン利用者が同じように読み取れるよう，用語解説を設けるのは良いことである。この本の用語解説中の多くは，周手術期麻酔の用語解説にも取り入れられており，またこの専門領域のために新しい用語もいくつか開発された。私の用いた痛みの定義は，感覚，認知，情動の要素などを含む多次元的な不快である（Melzak & Wall, 1982）。

---

*訳者注：身体とくに上・下肢の位置や動き，抵抗や重さなど，潜在意識レベルで感じる感覚

局所痛

　このコンセンサス会議のために私は，特異的で耐え難く，予期できる，外科的処置に関連する比較的限局した痛みを表すために「局所痛」という新しい言葉を作った。その言葉は，痛みとコンフォートとの関係について考察するのに役立つものであるとわかった。なぜなら痛みのタイプにはさまざまなものがあるからである。局所痛は術後疼痛管理の焦点であり，局所痛が管理されなければ，明らかにコンフォートを減じる因子となる。その他の専門領域での局所痛は，分娩・出産に伴う子宮の収縮，がんや外傷，片頭痛や脊椎断裂などのような問題に関連するであろう。局所痛の考えに従うと，その痛みは急性であり，（願わくは）期間限定である。私たちは局所痛を深刻な不快と呼ぶこともできる。

コンフォートと疼痛の関係

　分類的構造はコンフォートと局所痛がどのように関係しているかを説明するのに役に立つ。局所痛は分類的構造のセルでは「身体的緩和」に該当し，緩和されなければ，ホリスティックコンフォートを減じる主な因子となり得る（吐気，嘔吐，便秘，空腹，酸素不足，口渇，電解質の不均衡，そして患者が気づいているのかわからないその他の身体的問題なども，このセルの中のその他の不快となり得ることを覚えていて欲しい）。このように疼痛とコンフォートとの関係図を描くと，コンフォートの傘下には，効果的な疼痛管理を重要事項として占めていることが明らかになる。局所痛もまた，前記のMelzakの定義と一致して，情動的，認知的，感覚的要素を備えている。しかし，疼痛管理が唯一のコンフォートの側面ではない（身体的緩和をもたらす他の候補として，ほかに11のセルがある）。疼痛緩和とコンフォートの関係は非常に複雑である。

痛みの増強因子

　Paul Brand博士（Yancey & Brand, 1997）は，彼自身の入院生活の中で感じたことを記述している。

　　私は医学的背景があるにもかかわらず，無力で，未熟で，受け身であると感じた。私は機械の歯車，しかも動きの悪い歯車に格下げされたという抗しがたい感覚になった。どういうわけか廊下から漏れてくるすべての音が，私の苦しい状況に何らかの形で関わってきた。車輪の付いたカート…私のところに来るに違いない。廊下からのうめくような声。あー，嫌だ。

それが何なのかわかっているのだ(1997, pp.262-263)。

　Brandは「痛みの増強因子」という言葉を新たに作り，意識の中で痛みの知覚がより高められる反応と定義した(p.262)。彼はどんな有効な処方薬よりも，不安，恐れ，怒り，罪悪感，孤独，そして無力感のような増強因子が，（局所の）痛みの経験全体にいかに大きく影響しているかを述べている。効果的な疼痛管理とコンフォートの増進という2つのミッションを果たすためには，どんな刺激が要因となって痛みをさらに悪化させる特有のネガティブな反応を引き起こし得るのかを看護師が判断し，それに基づいて適切な介入をしなければならない。

　痛みの増強因子という考え方は，看護師が患者のコンフォートに専心することがいかに重要であるかを明らかにしている。つまりこれは，局所痛を管理するための最も効果的，効率的な方法なのである。痛みとコンフォートは密接に関係している。つまり，分類的構造の他のセルのコンフォートが増進すると，局所痛は減少する。第5章で吟味した3つのコンフォートを与える手段（介入）のタイプは，局所痛の治療に使うオピオイドやその他の鎮痛薬を補助するものとして，すべて利用可能である。パニックのレベルに達する前に不安を除去することは，疼痛管理計画として最も有効な看護計画であろう。なぜならそれは，特定のタイプの局所痛に対して必要とされるオピオイドの量が，予測量よりも少なくなるからである。

疼痛とコンフォートのための臨床実践ガイドラインの推奨

　100人以上の看護師から合意を得た痛みとコンフォートの管理に関するデータをもとに，以下の推奨文が作成された。

1. 既往歴を聴取するときには，過度の不安や，痛みに関する過去の経験，慢性的な不快など，局所痛を強める傾向や危険因子を尋ねる。
2. 混乱が不安を招くので，処置後に混乱する傾向がありそうな人や，その他の理由により混乱している人は，あらゆる感覚器を補うもの（義歯，眼鏡，補聴器，杖もしくは歩行器）がしかるべき場所に必要である。このような患者には，可能であれば全身麻酔の代わりに局所麻酔を勧める。
3. 個々の患者に対して，それぞれ最も適した麻酔または疼痛管理の戦略を立てるようにする。

4. 患者やその家族に，コンフォートを減じているものがあるか尋ね，現在の痛みの増強因子を確認して対処する。
 5. 過去に患者に有効だったコンフォートを与える手段について尋ね，その人に合ったケアを継続して提供するために，それを「申し送る」。これにより，さらに患者の信頼が高まる。
 6. 特殊な状況や処置から予測される局所痛について周到な教育を実施し，代替療法を含めた最善の選択肢を提供する。可能ならば，患者に選択するよう働きかける。
 7. 処置後のコンフォートと疼痛管理の目標は，処置に先立って決定する。がんのような病理的な痛みに対しては，コンフォートと疼痛管理の目標を決定する。例としては，休息や活動のために必要なコンフォートは十分か。コンフォートの目標は状況によって変化するであろう。
 8. コンフォートと疼痛管理の戦略を開始したら，実践者は的確な質問をし，頻繁にそれを繰り返さなければならない。例えば，痛みの程度を10が最も悪い値として，1〜10のどのあたりかと尋ねる（患者は「痛みがもっとひどくなるということなの？」と思いかねない）よりも，「どのくらいコンフォートに感じられますか」とか，「痛みは治まってきていますか」と尋ねることで，患者はよりポジティブになり，恐れが減少するかもしれない。
 9. アセスメントと記録の頻度に関する施設ガイドラインを作成する。
 10. 疼痛とコンフォートのアセスメントのすべてを記録に残し，過去に設定した目的がどのように達成され，どの介入が効果的であったかを明らかにする。

アセスメント，測定，記録

　コンフォート質問票は研究のために最も信頼性の高いデータを提供することがわかってきた。コンフォート質問票は患者の母集団に応じて，長さや内容を変えることができる。しかし，周手術期の看護師は，手術後の患者はたくさんの質問に対処できないので，前述の推奨文の8番目にあるように，1つか2つの簡単な質問をすることのほうがよいと私に話した。他の選択肢としてビジュアル・アナログスケールがあり，ホスピスの患者には理解しやすいことがわかっているが，手術後の患者は見ることが困難なので適切ではないかもしれない。質問紙の組織化された選択肢にかかわらず，重要なことは，a)局所痛とコン

フォートについて頻繁に尋ねること，b)常に患者の反応を記録すること，c)どの介入が効果的だったのか判断すること，である。

看護師の生産性

簡単ではあるが「統計専門家」が看護師の生産性(nurse productivity)を評定する方法について説明する。現在，看護師が毎日担当する患者の<u>数</u>(患者の病状の重篤さにより異なるが)が，通常は看護師の生産性として考えられている。それは看護師個人，病棟，施設ごとに評価できる。看護師の生産性は，工場労働者の生産性とおそらく類似している。工場では，1日に労働者が完成させる製品数が生産性の尺度になる。そのように考えると，つまり看護師に割り当てられた患者の数と質は，工場に運び込まれた原料に似ている。不具合のない完成品が望ましい<u>工場のアウトカム</u>であり，その工場の労働者の生産性となる。同様に，コンフォートや早期治癒，早期歩行，機能回復，リハビリテーション計画の遵守(同じ医学的問題での早期の再入院がない)などの<u>望ましい患者のアウトカム</u>や，患者の満足度でさえも，その病院や機関の生産性の尺度で<u>あるべき</u>である。コンフォート理論に従うと，患者のホリスティックなコンフォートニードに積極的に取り組めば，より効率的，より完全にこれらの望まれたポジティブなアウトカムに達することができる。看護師はこれらの疾患に関連した望ましい目標を達成するために，施設の支援と，コンフォートケアの提供の強化を必要としている。

施設の責任は，コンフォートケアのために看護師の人員を十分に配置し，環境をポジティブに保証することにある。そうすることではじめて，看護師は3つの典型的なタイプのコンフォートを与える手段や介入を実行できるのである。つまり，技術的なコンフォートを与える手段，コーチング，そして魂のためのコンフォートフード(詳細は第5章に述べた)である。コンフォートケアが看護のアートと科学を具体化し，患者のコンフォートの価値を示す中で，私たちはホリスティックなコンフォートをもたらす高いレベルのスキルとケアリングをさらにまた強調する。コンフォート理論は，看護師にコンフォートケアを実践するための時間と支援があれば，患者がより良いアウトカムを示し，そのアウトカムが看護の生産性と施設の統合性の<u>事実上</u>の程度となることを主張する。施設は別の方向でも成功を収める。すなわち，看護師の離職率と無断欠勤が減少し，看護師の満足度が増すのである。

施設の統合性に有用なコンフォートケアの革新的モデル

1. ホスピスケア

　このパイロット研究の目的は，訓練を受けた看護研究者による週2回のハンドマッサージという単純な介入が，終末期に直面している人のホリスティックなコンフォートを，増進させることができるかどうかを判断することであった。コンフォートの即時的なアウトカムが増進されれば，患者は健康探索行動としての平穏な死も体験するだろうと私たちは仮定した(Kolcaba, 1994)。

　コンフォートケアは理論的基盤にスピリチュアルケアを含むので，ホスピス看護に無理なく適合する。ホスピスケアの標準として取り上げられているように，コンフォートはケアの重要な目的でもある(American Nurses Association 1991, 1994; National Hospice Organization, 1994)。私たちは，先行研究や文献検討をコンフォートケアの枠組み(図9-3)に当てはめていくにつれて，ホスピス患者のコンフォートは私たちの知っていることと変わらないことを確認した。私たちはまた，ホスピス看護師やチャプレン(施設の司祭)，医師，ソーシャルワーカーとも語り合った。私たちはコンフォートの格子(分類的構造)にコンフォートニードを配置し，できるだけ多くのニードに取り組むことのできる介入を計画した。

　このハンドマッサージの介入は，教えやすく習得しやすいので選択された。データ収集が終了したとき，このプロトコールを補強するために専門職やそれ以外のケア提供者にマッサージ方法を教え，説明書のパンフレットを手渡した。これはケア提供者とケアの受け手との「つながり」に大変効果的な介入となるようなので，家族や専門職のケア提供者の日課として組み込まれることを私たちは望んだ。

　私たちの研究チームはマッサージを実施するために，私たちの学部所属の有資格のマッサージセラピストから訓練を受けた。マッサージセラピストが示したマッサージの重要な要素は，(a)患者と家族に接近すること，(b)環境を整えること，(c)手順の説明を行うこと，(d)信頼関係を築くこと，(e)タイミング，であった。これらの要素は私たちが作成したプロトコールに不可欠な事項として記載された。そうすることによって，この介入が，コンフォートの格子に示されたコンフォートの内容領域をカバーすることを確認できた。研究チームの誰もが患者と家族に同じ方法で接近し，実際に同じ技術でマッサージを行うた

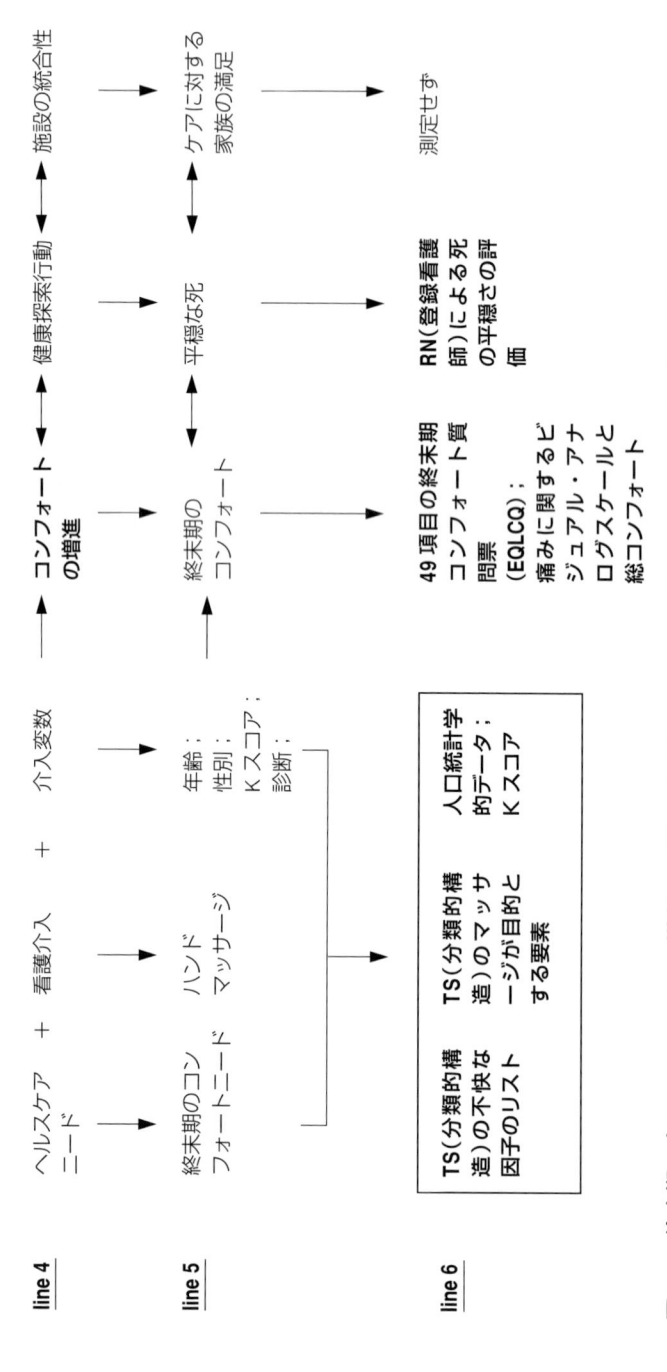

line 4	ヘルスケアニード	+	看護介入	+	介入変数	→	コンフォートの増進	↔	健康探索行動 ↔ 施設の統合性	→	ケアに対する家族の満足
line 5	終末期のコンフォートニード		ハンドマッサージ		年齢；性別；Kスコア；診断；	→	終末期のコンフォート	↔	平穏な死	→	
line 6	TS(分類的構造)の不快な因子のリスト		TS(分類的構造)のマッサージが目的とする要素		人口統計学的データ；Kスコア	→	49項目の終末期コンフォート質問票(EQLCQ)；痛みに関するビジュアル・アナログスケールと総コンフォート		RN(登録看護師)による死の平穏さの評価		測定せず

図 9-3 終末期の人のコンフォートを増進し，平穏な死をもたらすハンドマッサージの研究の理論的枠組み

注：太字はこの研究において測定された操作的変数を示す (Dowd, Kolcaba, & Steiner, 2000)。

めに，文書でのプロトコールは必要不可欠であった。

　対象者は，ニューヨーク州のオハイオ北西の2つのホスピス機関から選定した。私たちはチームカンファレンスに参加して，選定基準を満たす患者を特定し，研究を開始するために彼らの家を訪問する許可を得た。彼らの自宅で研究について一度詳細に説明し，それでもなお研究参加を希望する場合に，同意書にサインしてもらった。同意書にサインをした患者は，グループの割り当て（処置群または対照群）が中に記載されている封筒を選んだ。私たちはこのようにしてグループの無作為割り当てを行い，患者は自分の属するグループにはバイアスがないことを確認した。

　私たちは人口統計データに加えて，観察された機能レベル（Karnofsky & Burchenal, 1949）であるKarnofskyスコア（付録E，243頁参照）から，データ分析の潜在的共分散（介入変数）を得た。患者が3週間にわたって週2回の介入を受けた後，コンフォートが時間経過に伴いどのように変化するかを測定するために，私たちが開発して事前にパイロットテストを行った終末期のコンフォート測定用具を用いた（付録F，244頁参照）。49項目の質問票は，分類的構造に示されるように，コンフォートの内容領域を網羅するよう作られた。それぞれの回答項目は，[1＝まったく同意しない]から[6＝強く同意する]までの，6つの選択肢がある。もし患者が「いくらか」リラックスできていたなら，彼（彼女）らは4を回答として選び，また仮に患者が楽に呼吸できるなら1を回答として選択した。自分で質問票を読んで回答できる患者がいる一方で，私たちに読んでもらうことを望む患者もいた。そのような場合には，12×20センチのカードに，質問番号と「まったく同意しない」を示す[1]から「強く同意する」を示す[6]が，両端に書かれているカードを用意した。参加者は自分でカードを手にし，それぞれの質問に対してできる限り自発的に回答した。

　それぞれの患者の総コンフォートスコアはすべての回答の合計であり，スコアが高ければ高いコンフォートを示した。これは今まで私たちが開発したコンフォート質問票に共通する形式であるが，質問票がどの程度機能しているかについて私たちが行った測定用具研究では，93名のホスピス患者が，49の質問項目に回答するのにとくに問題はなかった（Novak et al., 2001）。しかし，人生の終末間際の患者にとって，あまりにも長いのではないかと考える他の看護研究者もいた。そこで別の14名のホスピスケア熟練者からなるグループが，測定用具短縮のために，優先される項目をランクづけした。彼らはその結果を私に送り，私はこれらの優先された項目を分類的構造上に配置し，コンフォート

の内容領域全体が均一に網羅されるように，いくつかの項目のバランスを調整した。私たちのチームでは，患者が質問票のすべてに回答できない場合にのみ，太字の項目(付録F, 244頁参照)を用いることに決めた。

私たちは総コンフォートと痛みを測定するために，2つのビジュアル・アナログスケールも用いた。参加者が研究終了前に亡くなったときは，健康探索行動に当たる平穏な死の程度は，プライマリ看護師に一端が［1］で，もう一方の端が［5］の縦軸上で評価された。最初は，データは研究を開始した時点，次に2週目に1度，そして研究終了時に，個々の患者からデータを集めた。介入グループでは，データはハンドマッサージ施行前に集められており，患者は介入後にリラックス感を維持することができた。これらの患者は週2回のハンドマッサージを3週間にわたって受けた。

これはまとまった助成金を得た後であったが，パイロット研究だったため，増進されたコンフォート，平穏な死，ケアに対する家族の満足度のような望ましい施設のアウトカムが，それぞれどのように関係しているかは調査しなかった。むしろ私たちは，コンフォートの増進や平穏な死のための，ハンドマッサージの効果の実証的なエビデンスをまず最初に得る必要があると感じていた。もし，パイロットデータ(量的，質的)が増進されたコンフォートや平穏な死と，介入との関係を支持するならば，私たちは施設の統合性の変数を加えたり，いくつかの機関を含めてさらに大きな理論の検証を行うだろう。これらの施設の統合性の変数は，ケアに対する家族の満足や，介入の費用対効果の分析のようなものになるだろうが，これらについては，私たちの研究に参加しているホスピス機関がいずれも関心を持っている。

2．高齢者急性期ケア(Acute Care for Elders；ACE)

ACEとは，オハイオ北東部の老年病専門医，看護師，ソーシャルワーカー，病院管理者が協同で立ち上げた，急性期病院での高齢者のケアモデルである。1990年代初頭，これらの専門領域の人々は，急性疾患や外傷という予測されること以外にも，虚弱高齢者の機能低下を予防するための高齢者になじみやすい病棟を作るために集まった(Landefeld, Palmer, Kresevic, Fortinsky, & Kowal, 1995；Palmer, Landefeld, Kresevic, & Kowal, 1994)。

これらの専門家らは，高齢者が入院に伴うストレスによって，しばしば重篤な機能低下を起こすことを観察してきた。そのストレス因子には，静脈ライン，尿道カテーテル，経鼻胃管などによる拘束や，長期の床上安静，病院スタッフ

への排泄や食事・輸液・移動の依存，新たな薬物療法や麻酔，環境からの刺激による混乱，不十分な採光，トイレの便座が低いこと，感覚補助具がないこと，隔離，機能別になっているスタッフからのケアなどが挙げられる。高齢者の多くは急性疾患や外傷以前に体が衰弱しているので，入院理由に病院生活によるストレスが加わると，高齢者本来の能力が「狂って」しまう。

入院生活によってこれらの虚弱な高齢者は，急速に能力が奪われ，もはや家に帰ることは不可能となる。したがって，まずはACE病棟を設立し，そのアウトカムを通常のケアと比較するという2つの目的があり，それはすなわち，(a)機能低下を予防できることを示すこと，(b)ACEプロトコールの費用対効果を示すこと，であった。

学際的カンファレンス

ACEモデルは学際的で高度の技術を必要としない。ACEグループに無作為に振り分けられた人々は，老年学に精通する専門看護師(clinical nurse specialist ; CNS)を中心とするチームカンファレンスで，日々のケアを再検討した。その他の出席者としては，ACEの医療責任者，患者のプライマリ看護師，薬剤師，理学療法士，必要に応じて精神科医や家族，指導医などが加わった。学際的な共同チームはACE患者のリスク要因や生じている問題を特定し，これらを軽減する治療や介入を判断し，患者のカルテの経過記録用紙に，医師の指示への提案事項を記した。主治医はその提案にサインをし，「同意」か「反対」かを示した(その提案を実施しない場合には，経過記録にその理由も記載する) (Panno, Kolcaba, & Holder, 2000)。

環境

ACE病棟で大切なことは，病棟を高齢者にできるだけなじみやすい環境に調整することである。廊下全体に取り付けられた手すり，関節炎のある手でも押し開けられるドアノブ，照度は高いがまぶしさを押さえた照明，すべての部屋の大きな文字のカレンダーや時計，施設らしくない落ち着いた色遣いの壁や廊下，患者らが集まることのできる家族ラウンジやダイニング，表面が滑らないカーペットをすべての床に導入した。このような改良によって，高齢者は入院生活になじみやすくなる。

医療ディレクターと専門看護師

　パイロット研究の初期段階では，協同チームと主治医との間の連携役として，ACE の医療ディレクターが必要不可欠であった。彼は教育者，研究者，カウンセラーとして多様な役割を担うために，老年医療の特別な教育を受けてきた。そして患者の担当医と一緒に協同チームの提案を検討することに多くの時間を費やし，ある医師がその提案実行に躊躇した場合は，チームカンファレンスで意見を十分に出し合った。ACE チームの提案が実行されるとまもなく，主治医は患者が経過良好であることがわかり(Panno, Kolcaba, & Holder, 2000)，自分の受け持つ高齢患者がいずれ ACE 病棟に入れるよう依頼してきた。

　専門看護師は合同カンファレンスを毎日開催し，ACE で患者をケアするプライマリ看護師を招集したり，家族のような特別ゲストの参加も調整した。彼女はカンファレンス前にていねいに ACE 患者の記録をまとめ，特定された問題やリスク要因に応じて進行状況を示した。また，ACE 患者に関わる看護師や他のスタッフを支援し，自らも看護師としての役割も果たし，推奨されるやり方や，学生や家族の関心事を見失わなかった。これらは次回のチームカンファレンスで議論されることになる。

看護師主導型のガイドライン

　通常のケアからのもう1つの脱却は，医師の指示なしで看護師が実行できる，看護師主導型プロトコールのためのガイドラインであった。8時間の院内集中教育を受けた ACE 病棟の看護師は，責任が増すにつれてより自律した実践を行った。予防や回復のための看護のガイドラインは，日常生活動作(ADL)，移動，排泄，栄養と輸液管理，スキンケア，患者の安全，急な錯乱やうつ状態に焦点を当てている。ガイドラインには援助目標が含まれ，ポータブルトイレの使用やトイレ誘導，うつ状態や認知症のスクリーニング，機械的抑制の廃止，ヘパリンロック，スキンケアへの介入などのような，医師の指示なしで個別の状況に即して実行できる看護介入を示した。このような介入の成果は学際的なカンファレンスで評価された(Panno, Kolcaba, & Holder, 2000 ; Palmer, Landefeld, Kresevic, & Kowal, 1994)

在宅に向けた退院計画

　協同チームは入院時に退院に向けたアセスメントと計画立案に着手した。介護用品や住宅改修，訪問看護や介護，代替療法，服薬管理，食事，医師の診察

予約などの計画は優先度が高かった。家族は退院計画を立てるにあたり，相談や支援を受けた。患者が家から入院した場合，目標は家へ帰ることであった(Panno, Kolcaba, & Holder, 2000)。

関係の継続

退院後，CNS は入院中に確認された身体機能や精神的な問題やリスク要因をフォローアップするために，協同研究用コミュニケーションシートを用いて，ACE 患者に電話をした。コミュニケーションシートはまた，在宅でケアプランを実施するために訪問看護師にも活用された。在宅で薬物治療の変更や追加の援助について指示が必要な場合は，CNS から医師に電話した。この継続看護のプロセスは，医療費のかさむ退院直後の再入院防止に役立った。

コンフォートケア

ホリスティックな観点は，ACE モデルに特有のものであった。学生は，患者の身体的，情緒的，精神的，社会的，文化的，環境的ニードを，患者の家や家族の状況下で評価するためにコンフォート理論を活用した。CNS は入院中のホリスティックなケアと退院計画を立案，実行するために，合同カンファレンスにこれらの要素を盛り込んだ。患者のコンフォートは看護ケアによって増進したので，リハビリテーションも順調に進んだ(Panno, Kolcaba, & Holder, 2000)。コンフォートケアのモデルは，私がアウトカム研究を考える前に開発したものなので，プロジェクトの計画には組み込まれていなかった。しかしCNS は，ホリスティックなアセスメントについて教育を受けることが，チームメンバーに必須の要素であると私たちに語った。

研究

ACE の原理とホリスティックなケアがうまく機能したことを示すために，アウトカム研究が行われた。ACE はオハイオ州クリーブランドで開始され，そこでのパイロット研究では，ACE のプロトコールに無作為に振り分けられた患者が，通常の病棟から退院した患者よりも，退院時の機能が改善していたことが証明された(Landefeld et al., 1995)。この前途有望な結果を得たことで，オハイオ州のクリーブランドとアクロンで，さらに大きな母集団を対象にした研究が再度行われた。アクロンは私が看護学 3 年生の臨床指導をしていたところであり，実証プロジェクトの一部となることの承諾を得た。

研究開始から9か月が過ぎ，70歳以上の患者161名がACEのプロトコールに割り当てられ，165名の患者が通常のケアとなった。患者は皆社会人口学的特性や機能レベル，合併症が類似していた(Panno, Kolcaba, & Holder, 2000)。ほぼ次のような結果が得られた。(a) ACEの患者は，他の病棟から退院した患者よりも在院日数が0.8日短く，医療費は1,490ドル安く，9か月で130万ドルの削減になった，(b) ACEの患者は，移動，排泄，転倒予防のケア計画をかなり多く受けていた，(c) ACEの患者は転倒防止のための抑制頻度が低下した，(d) ACEの患者は退院計画が早期に開始された，(e)医師，看護師，家族，患者は，ACE病棟でのケアに満足した，(f) ACE病棟が高齢患者のニードを満たすこと，退院計画を立案すること，医師へ役立つ情報を提供すること，治療計画を実行することにおいて，優れていると評価する医師がさらに増えた(Panno, Kolcaba, & Holder, 2000)。

上記のアウトカムが印象的な一方で，看護を反映するアウトカムはとくに測定されなかった。しかし，コンフォートの増進と早期治癒との関係や，理学療法が順調に進むこと，また患者の自信や自己決定，動機づけが強まるといったアウトカムは，看護の領域に特異的なものであるに違いない(図9-1)。また，<u>看護師のコンフォート</u>は，プロジェクト成功のために必要不可欠であった。この病棟は看護師の努力を支え，ケアのための新たな戦略に関する教育を提供し，患者のアウトカム向上のために，何が機能して何が機能しなかったのかをフィードバックすることを求めた。このように看護師のためにコンフォートを与える手段を測定することは重要である。なぜならそれらは，看護師の高い定着率や出勤率を通して達成される，医療費削減に関連するからである。

3. 教区看護

教区看護(parish nursing)は，1998年にアメリカ看護師協会(ANA)と保健援護協会(Health Ministries Associations, Inc.；HMA)により実践基準が示された新たな看護の専門領域であり，急速に発展を遂げている。教区看護の目的と基準は次のように述べられている。

各州の看護実践法に定められているように，患者の価値観，信念，信仰生活に応じた健康増進のための独立した専門的看護実践である。スピリチュアルケアは健康増進活動の大きな要素である。クライエントの関心の中心は信仰のコミュニティであり，支援の対象は家族，個々の教区員，地域社会である(American Nurses Association and the Health Ministries Association, Inc., 1998, p.2）。

　教区看護は，教区員のスピリチュアルな健康と身体的な健康に関心を寄せる看護師らによって，米国キリスト教会の活動として草の根的に始まった。教区看護師はさまざまな方法で，健康教育や健康回復，心-身体-スピリチュアルの関連性，そして傷病の予防を推進している。看護師らは教区員の具合が悪くなったときに，迷路のようなシステムになっているヘルスケアとやりとりをしたり，必要な社会支援や専門医への照会を受けられるよう支援したり，スピリチュアルなものと健康問題の統合を支援する。教区看護師は健康フェアや健診を企画し，ストレス対策，体重コントロール，リビングウィル，自殺予防，悲嘆や喪失といったテーマで健康教育を行い，教会の会報に健康情報を載せる。カウンセラーとして活動し，家庭やナーシングホーム，もしくは病院にいる教区員を訪ねる看護師もいる。1人ひとりに医薬品の適切な用い方を教え，医学専門用語を解説し，診察予約のために医師の外来を訪れたり，地域資源の照会もしばしば行っている。

　看護師によるケアは礼拝の場で組織的に提供される。一部の看護師は礼拝の場で業務時間を設け，そこで患者の健康に影響している生活上の深刻な問題について語る場を提供した。礼拝の場で時間を指定して開放すると，教区員の目にもとまりやすい。

　教区看護師は，健康教育者，健康カウンセラー，ボランティアの指導者，他の健康機関との連携役として，信仰集団に専門的な実践活動を行う。看護師らは自らの所属する教区でも他の教区でも活動することができる。教区看護師は在宅看護師が行うような「直接手をかける」ケアは行わないが，教区員に在宅ケアサービスの受給資格がなかったり，検診や医師の外来予約のための外出が難しい場合に，教区看護師やボランティアが外出困難な教区員を訪ね手助けする。メディケアのような保険でカバーできるサービスと，実際に人々が必要としているサービスとの格差が大きいため，信仰集団に寄り添うことが，ヘルスケア提供システムとの有機的な結びつきを作り，礼拝に参加している教区員の健康状態を向上させることになる。教区看護師は教区員を身体的に十分ケアし，また，彼らの自尊心と自己の存在価値を養うために，ポジティブな影響を与える立場にある(Westberg, 1990)。

歴史

　教区看護のルーツは，1800年代初頭にクリスチャンサービスとして召集された初期の慈善事業にさかのぼる。今日の教区看護は，病院のチャプレンであり教授であった Granger Westberg 博士の業績から発展した。Westberg は健康増進や疾病予防に必要な行動変容には動機づけが必要であり，この動機は人々の人生観からくると信じていた。人々の信念体系や信仰に即した人生哲学は，変化に必要な動機づけとなり，さらに医師，看護師，牧師がチームとして動く場で全人的ケアを行うことは，疾病予防に明らかな差をもたらすと信じていた (Westberg, 1990)。

　W.K.Kellogg 財団の支援により，Westberg は12の家庭医の診療所を教会堂の中に設立した。これらの施設は米国やカナダからの医学生や看護学生，牧師のための教育センターとなった。このプロジェクト終了後，彼は健康増進と疾病予防のために牧師と登録看護師の技術を組み合わせる方法で，教区看護師のモデルを継続した。彼は著書で次のように述べている。

　看護師は国家の財産であり，思いやりと強さの宝庫であり，長い間世間から身を隠していた非常に価値あるものである。看護師は40年以上にわたって，人々の健康をいかに維持するかに全力を注ぐ予防医学にもっと目を向けるよう医療専門家に求めてきた。今こそ健康的な生活へと動機づける役割を再考しつつある施設のインフォーマルな場で，看護師が多くの人々に手を差しのべる絶好のチャンスなのである (Westberg, 1990, p.20)。

　教区看護ケア提供のための4つの一般モデルは，以下の通りである。
  1. 看護師は賠償責任保険に入り，患者の診療録を所有するヘルスケア組織または機関に雇用されている。
  2. 看護師は賠償責任保険に入り，患者の診療録を所有している教区集団に雇用されている。
  3. 看護師は報酬を得ず(ボランティア)，看護師自身の賠償責任保険に加入する。看護師または教区集団のいずれかが患者の診療録を所有する。
  4. 看護師はヘルスケアシステム(health care system；HCS)と教区員との間で契約を交し，HCS が賠償責任保険やコンサルティングを請け負い，教区集団が看護師やサービスに対する支払いを支援する。

ミズーリ州のセントルイスにある国際教区看護師人材センター（IPNRC；1999）は，教区看護師の支援と研修を行っている。人材センターには研修コースカリキュラムがあり，国内の至る所で教育が行われる。それは全国看護連盟（NLN）とアメリカ看護師協会（ANA）両者に推奨されている。3時間の大学での履修単位，もしくは31単位の継続教育として学習することができる。人材センターは教区看護師の継続教育のために，奮起させられるような3日間の会合を年に1度開催し，またウェブサイトもある。

教区看護におけるコンフォートケア

教区看護のためのコンフォートケアの枠組み（図9-4）は，いくつかの点で私が関わった教区看護師の小グループのガイドとなっている。まず1つ目は，その枠組みはコンフォートの4つのコンテクスト（身体的，サイコスピリット的，社会的，環境的）の中で，私たちの仲間や友人のホリスティックなニーズをアセスメントする方向性を示している。看護師はフォーマルなニーズをアセスメントする一方で，インフォーマルな観察で得た情報をそこに加えることもできる。例えば，私は老人会の一員であるが，高齢者を社会活動に送迎する教会のバン（車）の運転手が，乗客にシートベルトをつけるよう求めていないことに気づいた。教区看護師である私たちは，現在装備されているシートベルトの修理や交換を支援してもらったり，今後バンを買うときにはシートベルトを取り付けるよう要求する書類にサインをした。また，それぞれのバンには，乗客である高齢者に「シートベルトを締めましょう」と呼びかける表示を取り付けるよう勧めた。この介入はバンを利用する高齢者の環境的・社会的コンフォート（すなわち，安全）を改善することが目的であった。

2つ目に，コンフォートケアの枠組みによって，私たちは選択された介入に影響を与える教区集団の介入変数を明らかにしなければならないことに気づく。そのような介入変数は，教区集団の社会経済的状況や人口統計，交通手段や他の地域支援の有用性，ボランティアプログラムの範囲などである。

3つ目は，教区集団の健康増進活動，術後の順調な回復，平穏な死（それが最も現実的なアウトカムである場合）などのような健康探索行動は，短期のアウトカムの指標であるということ。4つ目は，施設のアウトカムは，入院や救急外来の受診，重症な負傷の発生などのデータで測定できることである。

line 4

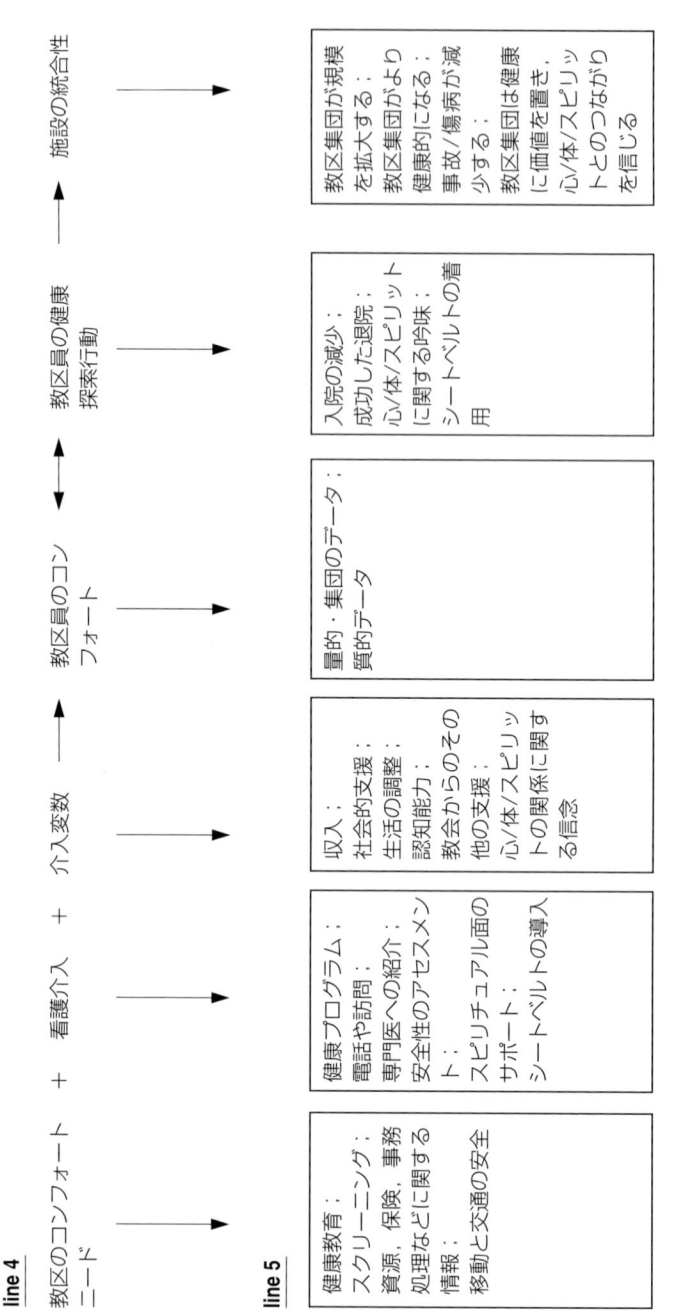

教区のコンフォート + 看護介入 + 介入変数 ←→ 教区員のコンフォート ←→ 教区員の健康探索行動 → 施設の統合性

line 5

健康教育：スクリーニング：資源、保険、事務処理などに関する情報：移動と交通の安全	健康プログラム：電話や訪問：専門医への紹介：安全性のアセスメント：スピリチュアルなサポート：シートベルトの導入	収入：社会的支援：生活の調整：認知能力：教会からのその他の支援：心/体/スピリットの関係に関する信念	量的・集団のデータ：質的データ	入院の減少：成功した退院：心/体/スピリットに関する吟味：シートベルトの着用	教区集団が規模を拡大する：教区集団がより健康的になる：事故/傷病が減少する：教区集団は健康に価値を置き、心/体/スピリットとのつながりを信じる

図 9-4 教区看護のための理論的枠組み

必要文書

　多くの教区看護師は病院と協同して実践しているので，記録は重要な問題である。病院は病院認定合同委員会(JCAHO)の記録に関する基準に従わなければならない。さらに，教区看護師は，コミュニティでの実践を価値あることだと証明するために，患者のアウトカムを文書化しなければならない。

　現在のところ，国際教区看護師人材センターはすべての教区看護師の介入とアウトカムを文書化するのに，NIC 分類システムと NOC 分類システムを使用するように推奨している。センターの刊行物の中には，NIC と NOC を用いた記録と，スピリチュアルケアに関連したいくつかの看護診断に役立つ様式と利用説明書がある。コンフォートは，すでに NOC に挙げられており，教区看護実践の重要なアウトカムであり，看護師が実践枠組みとしてコンフォートケアを用いる場合は，とくに重要なアウトカムとなる。

4. 地域のコンフォートケア

　地域公衆衛生看護(community health-public health nursing；CH-PH)は，地域看護の原則に住民集団を基盤とした取り組みを統合させたものである。CH-PH 看護師の実践の場は，州衛生局や訪問看護サービス，地域社会や居住地区のヘルスセンター，その他デイケアセンターに及ぶ。CH-PH 看護は 10 代の妊娠，学生の健康，薬物濫用やホームレスなどの問題に取り組んでいる(Kovner, Harrington, & Mezey, 2001)。ほとんどの学士号看護プログラムと登録看護師(RN)資格プログラムでは，CH-PH 看護に固有の教育を行っている。このような焦点を絞った教育は，公衆衛生看護学校と同様に看護卒後プログラムにも見られる。

　政府の公文書である「*Healthy People 2010*」(U.S. Department of Health and Human Services, 2000, p.2)では，通常，カリキュラム展開と学生の研究論文とその発表，臨床経験の指針を示している。将来を展望したこの文書によると，2010 年までの合衆国の包括的な健康目標は 2 つあり，(a)健康的な生活の質の向上と年月の延長，b)健康格差の是正，である(p.2)。

　「*Healthy People 2010*」には，健康教育と介入の 28 の重点領域が挙げられている(**表 9-1**)。学生，教育者，研究者はこれらの重点領域の中から，突っ込んで考える論題や，授業計画案の展開にふさわしい論題を精選することができる。

　私が教育を手伝った CH-PH 看護コースは，RN-BSN(登録看護師学位取得コース)であり，学生は地域のアセスメントに相当な時間を費やした。このプ

表 9-1 「Healthy People 2010」 重点領域

1. 良質な健康サービスへのアクセス	15. 傷害と暴力の予防
2. 関節炎，骨粗鬆症，慢性腰痛	16. 母性，新生児，小児の健康
3. がん	17. 医薬品の安全
4. 慢性腎疾患	18. 精神保健と精神障害
5. 糖尿病	19. 栄養と肥満
6. 障害と二次的状況	20. 職場の安全衛生
7. 教育と地域を基盤にしたプログラム	21. 口腔衛生
8. 環境衛生	22. 身体活動と健康維持
9. 家族計画	23. 公衆衛生のインフラ
10. 食品の安全	24. 呼吸器疾患
11. 健康教育	25. 性感染症
12. 心疾患と脳血管疾患	26. 薬物乱用
13. エイズ	27. 喫煙
14. 予防接種と感染症	28. 視力と聴力

Health People 2010 : Understanding and Improving Health(2nd ed.) Washington, DC : U.S.Department of Health and Human Services より転載。

ロジェクトを行うに際しては，上記2つの目的か，あるいは28の重点領域のうち少なくともどれか1つに関連したコンフォートニードを特定することが求められた。私たちはできるだけ多くの地域看護の概念を活用して，CH-PH看護にコンフォート理論を適用した。学生が課題に用いたケアプランは**図 9-5**の通りである。その後地域内の集団への看護ケアについてよく考えられた学生によるケアプランが完成した。

図 9-6の line 4 は，その他の図にも表されているすべての line 4 に類似している。それは中範囲理論のレベルである。図 9-6 の line 5 は，共同で地域のアセスメントをした5人の学生が，line 4 の概念をどのように取り扱うかを示している。学生らがアセスメントしたのはオハイオ州の小さな農村地域だった。学生は皆，自分が住んでいるところとは異なる地域を選ぶように求められた。例示した対象集団は，医療保険に加入していない子どもたちだった。この研究業績は学生の承諾を得て記載している。

枠組みを拡大したコンフォート理論を適用することにより，コンフォートニードは地域において，住民の健康や安全，エンパワメントを損なう因子として概念づけられていることがわかった。学生は研究を行った地域で，身体的，サイコスピリット的，社会的，環境的コンフォートの明白なニードについて考える

看護師/学生　氏名 _____

対象集団

評価 (健康/コンフォード ニード)	政策の展 開 (介入)	介入変数	コンフォート ニード充足の 確認 (即時的なア ウトカム)	健康探索行動 /後に続くア ウトカムの保 証	地域への長期 的効果
身体的					
サイコスピリット的					
社会文化的					
環境的					

図 9-5　地域のコンフォートケアのケア計画

ことを求められた。最終的には，地域のコンフォートニードの全体像を，注目する1つの小さな地区に絞り込み，『*Healthy People 2010*』（U.S. Department of Health and Human Service, 2000）に解説されている重点的な健康課題に，ケア計画の焦点を当てた。この事例では，子どもたちのヘルスケアへのアクセスの改善に焦点が当てられた。

　学生は「地域のコンフォートニードのアセスメント」という標題の下に，アセスメントしてわかったことを列挙した。介入という用語は「政策の展開」と言い換えられ，学生はCH-PH看護師の対象とする集団が，小児科クリニックをもっと利用しやすくなる諸活動を表示した。介入変数は，看護師やクリニックはほとんどコントロールできないが，ケアプランの方向性と成功を左右する諸要因であった。看護師は，対象集団のコンフォートニードが満たされているかを，客観的データ，主観的データ，支持するデータを集めて判断した。看護

line 4 : 地域看護に適応させたコンフォートケア

地域のコンフォートニードのアセスメント ＋ 政策の展開 ＋ 介入変数 → コンフォートニードが満たされたかどうかの決定 → 健康探索行動/後に続くアウトカムの保証 → 地域への長期的効果

line 5 : 多数の無保険の子どものいる地域（適用方法モデルの例）

利用可能なヘルスケアプログラムに関する両親の知識の欠如	メールキャンペーンによる消極的住民への活動拡大	識字率の低さ	家に電話をしたとき、親が情報を得たことを意思表示した	3か月間のフォローアップ	地域の子どもの小児救急利用率の減少
アクセスの障害：交通手段／仕事から離れられる時間／不便な時間帯	窓口の1本化	コミュニケーションスキルの低下	プログラムに対してより多くの親が積極的になった	サービスの適切な活用	登校サーベイランス：地域での小児疾患の発生率の減少
収入や財源が乏しいことに関連した自尊心の低下	クリニック診療受付時間の柔軟化	現存クリニックの使さ	より多くの親が加入した	ワクチン接種の普及	う歯の減少
小児救急部門利用率の高さ	バスやタクシーの無料バス	信頼できる人の少なさと孤立の高さ	パンフレットが好感を持たれ、読みやすい	無料バスを用いた交通手段の活用	アクマラリミの減少
小児疾患やう歯発生率の高さ	クリニック所在地の評価	政策変革の費用の高さ	両親がサービス基準を言語化した	他の親からのクリニックの照会	感染症の減少
	参加コンプライアンスへの結びつきを強化する報奨金	親子への社会支援の乏しさ			親子に好意的と認められた地域
	キャンペーン参加者からのフィードバックの獲得	地域集団に対する関心の少なさ			
		最低賃金で単身親家庭割合の高さ			

図9-6 地域のコンフォートケアのケア計画

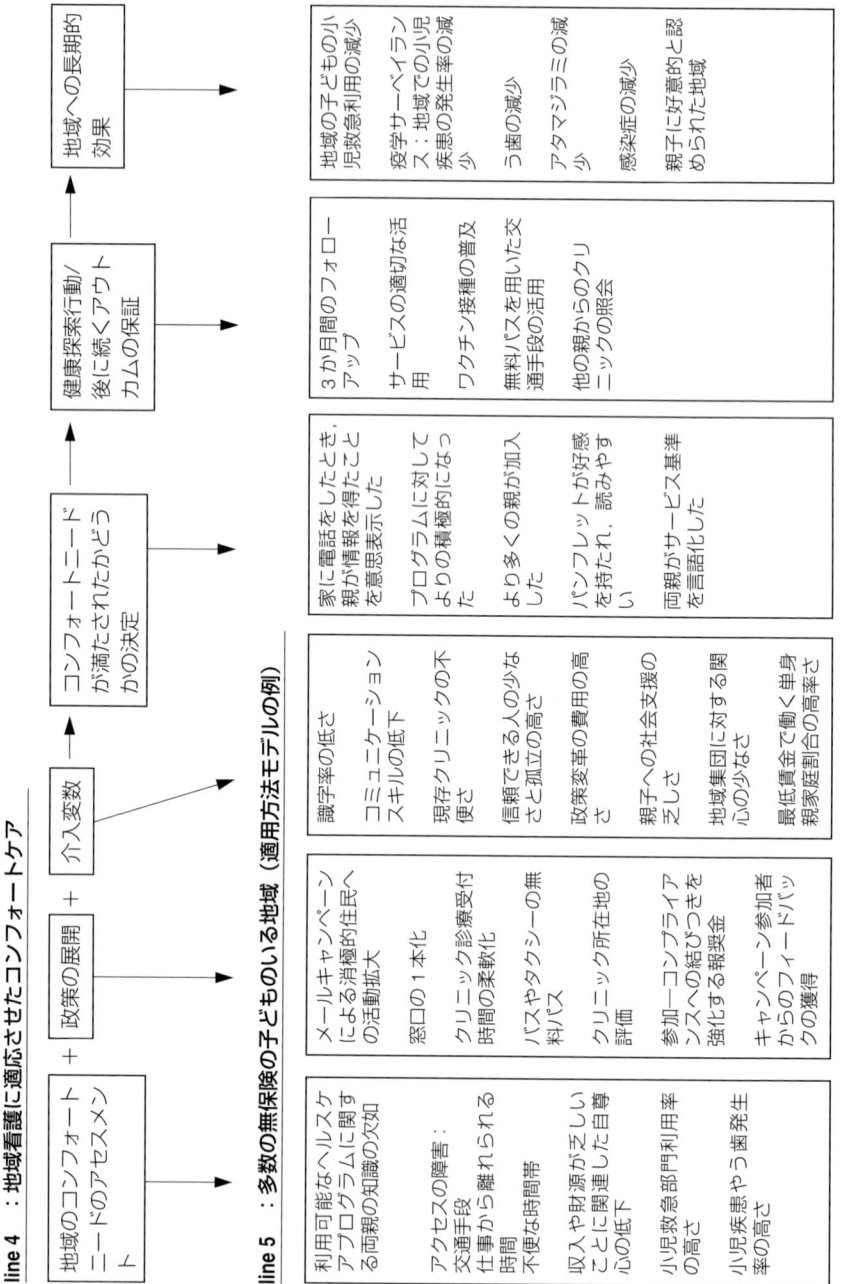

師は健康探索行動に基づき，その対象集団にとって現実的な目標を挙げた。施設の統合性の概念は地域の状況に合わせるために「地域への長期的効果」と言い換えられた。こうして，学生が展開した新しい政策の望ましい結果が，図の最後の欄に示されている。

この教育コースを担当した教員は，学生の作成した地域ケアプランの結果に満足した。そしてさらに，地域アセスメントでのコンフォート理論の有用性を評価するよう学生に求めた。学生は次のようなポジティブな所見を述べた。「人が生活する地域をコンフォートにする要因を考えることは，本当にやりがいのあることだった。」「コンフォート理論は，地域をホリスティックに考えるのに役立った。私は，身体的，サイコスピリット的，社会的，文化的，環境的コンフォートに関して，社会的そして環境的コンフォートの一部分としての安全について考えた。」「これは特定の地域の生活状況について考える，これまでとは異なる方法であった。誰もが自分の生活の場がコンフォートであることを望んでいる。」

地域の社会構造に由来するホリスティックなコンフォートニードについて考えるのは実に興味深いことである。身体的コンフォートニードは，水質，空気，交通，そして騒音レベルに関係する。サイコスピリット的コンフォートニードは，地域住民の参画または疎外，および人口に見合った礼拝所があることに関係する。社会文化的コンフォートニードは，利用可能な社会的支援の範囲，住民の教育や収入のレベル，多様性への寛大さ，異文化や伝統の容認などに関わる。環境的コンフォートニードは，暴力，安全な踏切，歩道，運動場，照明，交通手段，在宅高齢者への支援，ヘルスケアへのアクセス性，警察や消防の存在と近さ，家や建物の外観，理にかなった魅力的な都市計画，緑地帯などの安全問題に関係する。これらの要因から構成される全体像はどの地域においても，若者や高齢者，その中間層（生産年齢人口）である市民の健康や QOL の強力な指標となる。Nightingale の遺産から「Healthy People 2010」まで，看護師は地域の環境を改善するため，リーダーシップの役割を担う権限が与えられている。

看護師のコンフォート

私はこの本を書く以前，看護師のコンフォートについては少ししか考えてこなかった——実際，私は患者のポジティブなアウトカムを文書化し，測定することが看護ケアの科学の本質だと信じていたので，患者のコンフォートに意図

的に焦点を当ててきた。しかしながら，この章の2つ目の引用文に初めて出会ったとき，私はためらいを感じた。そのためらいは病院看護師の不足という現状によって確固たるものになった。看護師は病院で，報酬や評価がほとんどもしくはまったくない状況で，困難でストレスフルな仕事をまさに成し遂げている。そこには実際の看護の不足は（今のところまだ）なく，それはただ劣悪な労働環境にうんざりした看護師が，集団で病院の職を離れたのだ，というアメリカ看護師協会の考えに私は同意する。誰かが言ったように，看護師はそうすることで意思表示しているのである。

　私は今，病院の職場環境の実態は看護管理学の本質であるという前提のもとに研究を行っている。また，看護師のホリスティックなコンフォートは，職場への定着率や長期欠勤，労働意欲，採用における重要な要因であると確信している。この現実について考え，看護管理者がどのように対応していくかを手助けするために，別のコンフォートの図を描いた（図は良くなっているように思う）。**図9-7**では，安全な医療機器，賃金や福利厚生の改善，既婚者が働きやすい柔軟な勤務体制のような特異的なコンフォートニードは，「専門職としての労働環境」に組み込まれる。看護師は，人員配置や受け持ち，そしてケア提供のモデルに影響を及ぼす決定に関与すること望んでいる。看護師は最大限に自律した実践を望んでおり，自分たちの貢献が重んじられることを望んでいる。これら職場環境の重要な問題への無関心が，看護師不足の根源になっていると私は思う。そしてまた，看護師や他のヘルスケアチームメンバーのコンフォートニードに取り組むことは，患者ケアの改善や施設の統合性を維持するためにきわめて重要である。コンフォートケアは，潜在的で魅力ある組織のためのポジティブで，ホリスティックで，論理的なモデルを提供する（American nurses Association, 2001）。言うまでもなく，多くの業績は言語化されることを待っている。

line 4

看護師のコンフォート ＋ 管理上の介入 ＋ 介入変数 → 看護師のコンフォート → 看護師の健康探索行動 → 施設の統合性 → 利益の増加／患者のアウトカムの改善／より高い患者の満足度

line 5

- 専門職としての労働環境: 安全な人員配置水準 / ヘルスケア提供モデル / 看護師のコンフォート質問票 / 高いモラル; 生産性の増加; ストレスに関連した疾病/負傷の減少
- コンフォートを基盤にした実践を展開するための同僚間の協同環境: 看護師の協議組織 / 柔軟なスケジュール / 団体への加入
- 安全な備品（ベッドやランジ）: 財政の安定
- 仕事に対する取り組み方: 支援スタッフ / 施設としての価値
- アウトカムの測定能力: 専門看護の実践モデル

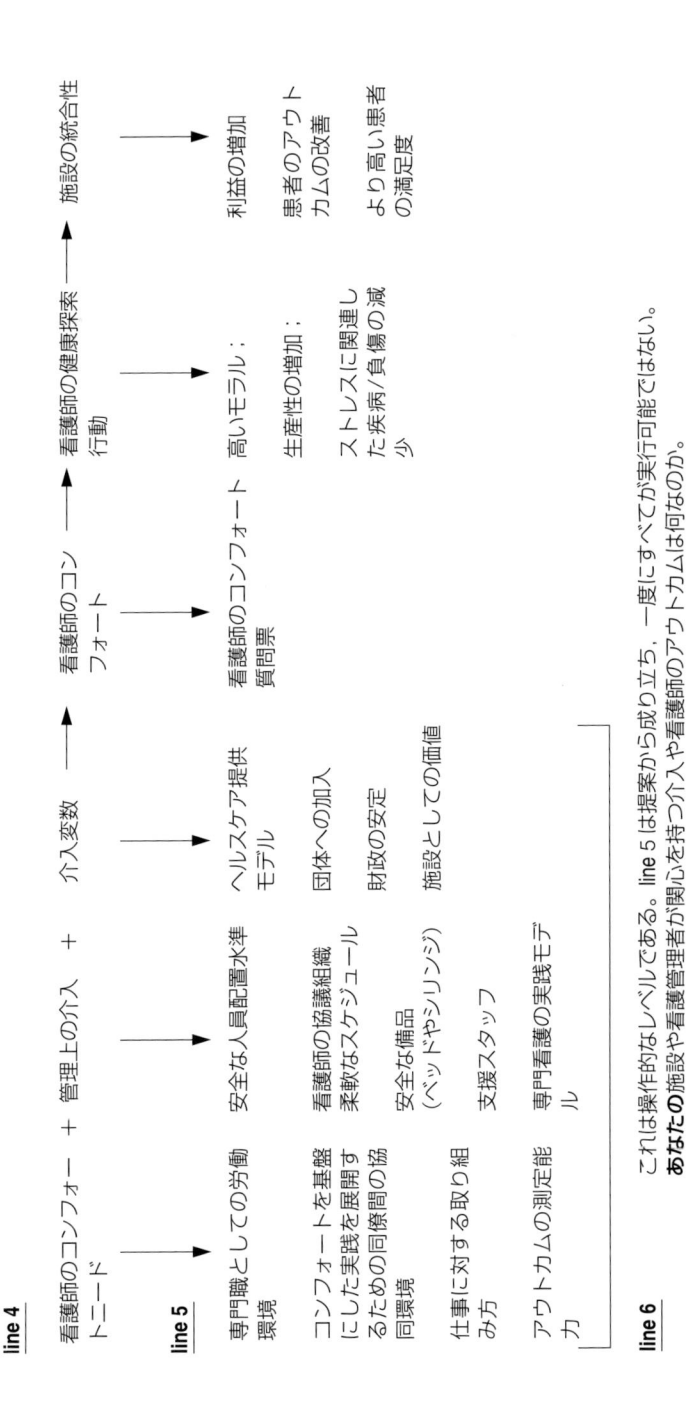

line 6

これは操作的なレベルである。line 5 は提案から成り立ち、一度にすべてが実行可能ではない。**あなたの**施設や看護管理者が関心を持つ介入や看護師のアウトカムは何なのか。実際的な価値があり、測定可能な施設の統合性の指標は何なのか。可能性は尽きない。Good Luck!

図 9-7 看護師のコンフォートの研究のための理論的枠組み

コンフォートの引用文をめぐる思索(第9章)

> 世界中で…何よりもまず,人は看護ケアによるコンフォートと安全の確保を望んでいる。
> 編集長 M. Mallison, *American Journal of Nursing,* 1990, p.15

　この引用文を選んだのは本書で示してきた重要な目的を表しているからである。私はまず,看護師が世の人々から与えられてきた重要なミッションを強調したい。それは,健康に関連するストレスから患者をコンフォートにすることである。コンフォートはストレス対処や癒しに用いられ,人々を元気づける道具であることを,患者は直観的に知っている。ヘルスケア領域では高度な医療技術を要し,緊急事態もあるため,家族では対応できないコンフォートニードがあることも彼らは知っている。それゆえ患者は,看護師が彼らの擁護者であり,理解可能な情報源であり,必要なサービスを提供する頼みの綱であるとあてにしている。患者は利用できるすべてのヘルスケア従事者の中で,最も看護師を信頼している(Malone, 1999)—私たちは,1つの学問分野として高い信頼を維持するために,患者が求めているもの,必要としているもの,期待しているものを提供しなければならない。

> われわれは朝早くから夜遅くまで労働して
> 貴族のならず者どもを養っているのだ
> われわれが手にする慰め(comfort)は
> もう死後の慰めしかないのだ
> Robert Burns, スコットランドの詩人(1838)*The Tree of Liberty*
> (岡地嶺:ロバート・バーンズ—人・思想・時代, 81頁, 開文社出版, 1990)

　この引用文は本書のもう1つの大切な目的である看護師のコンフォートについて書かれている。看護師のコンフォートが私たちの人生で重んじられることを,私は心から望んでいる。それは,ホリスティックに実践するためのコンフォート,専門職の職場環境としての病院のコンフォート,家庭生活と専門職

としての生活が共に尊重される計画的なスケジュールによるコンフォート，福利厚生，給料，年金，継続教育の面で管理者に支えられているコンフォートである。これらのコンフォートは基本的で，謙虚で，他の専門職者と比較しても並はずれたものはないが，多くの理由で看護師を避けて通ってきた。コンフォートを通して元気づけられる私たちの時代となりますように。そしてあの世へ行く前に，専門職としてのコンフォートを受けられますように！

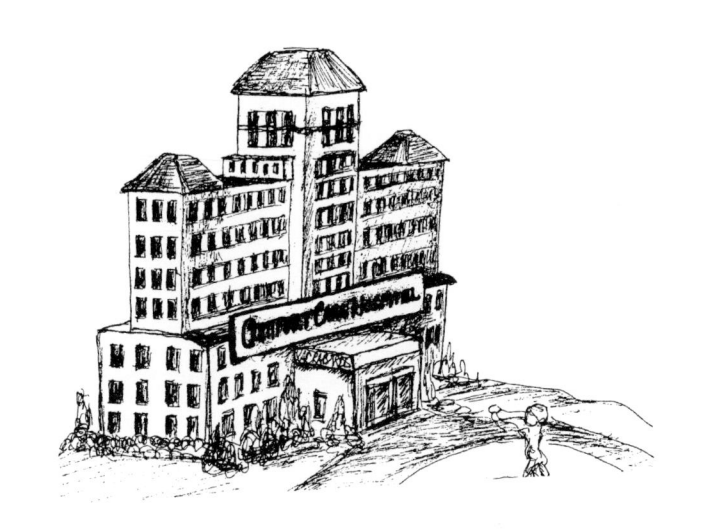

Chapter 10

将来へのコンフォートのビジョン

　2001年9月11日火曜日，合衆国の，そしておそらく世界の将来が劇的に変えられた。私たちは未知の世界に追い込まれ，そしてそこから新たな未来を創造するだろう。私のコンフォートのビジョンは，この激変をもたらした事件に大きな影響を受けた。この事件に関するコンフォートの引用文をいくつか紹介する。新たなコンフォートケアの方向性を，これらが示唆してくれるからだ。

　　　　国民の祈りの日の金曜日(2001年9月14日)，人々は互いにコンフォートを求めて全国に集まった…。参加者は手を握り合い黙祷を捧げた。
　　　　　　　Brazaitis, T., "The Survivors need help too."
　　　Cleveland Plain Dealer, Sunday, September 16, 2001, p.H-3

　　　　「愛しているよ，と私たちは何度も何度も繰り返しました。それはまさしく，とても大きな平安を私たちにもたらしました」とLyzは話す［2001年9月11日ペンシルバニアで墜落したニューアーク発93便の英雄，Jeremy Glickの妻］。「私はあのときの感覚を感じ取りました。彼は私に言いました。『愛しているよ，Emmy（私たちの娘です）。彼女をよろしく頼むよ。』それから，『君が人生でどんな決断をしても，僕は君に幸せであって欲しい。そして，君が

決めたことは何でも尊重するよ。』それは彼が私に言ったことの中で，最も大きなコンフォートを与えてくれています。彼の声は力強く聞こえました。彼はパニックになることなく，とても冷静であるように聞こえました。私は彼に，私と Emmy の姿を頭の中にしっかり思い浮かべるよう言いました…。すると彼は言いました。『少し助言して欲しい…。今，この男たちを攻撃しようと話しているところなんだ。僕はどうしたらいいと思う？』そしてその瞬間，私はまさに最後の決断を下しました。『あなた，あなたはそれをするべきよ。』」

  Elyzabeth Glick（Jeremy Glick の妻）　2001 年 9 月 18 日，NBC，デートラインで Jane Pauley によるインタビュー

「私は家族や子どもたちのことを思う。」大統領は心を落ち着かせるためにしばらく顔を逸らしながら，大統領執務室に集まった記者たちに言った。「愛情で結ばれ生きてきた，1 つひとつの家族すべてをコンフォートにできるよう願う。」

  George W. Bush, Bob Kemper による報告，2001 年 9 月 14 日，Chicago Tribune, pp.1-3

Dzemila Spahovic は，被災者のメンタルヘルスプログラムのケースマネジャーであるが，アメリカへの襲撃後，火曜の夜の悪夢について報告している。「私はここに来たとき，とにかく安全でいられることを望みました。」彼女は混乱し，眠れず，突然の騒音に恐れおののいているボスニア人をカウンセリングしたときのことを語った。Spahovic は，自分自身が恐れにとりつかれている間は，他者にコンフォートを提供することは難しいと言った。「だけど」，彼女は笑いながら言った。「誰かがやらなければならないのよ。」

  Dzemila Spahovic, J. Lieblich and S. Franklin による報告，2001 年 9 月 14 日，Chicago Tribune, pp.1-11

Chapter 10　将来へのコンフォートのビジョン　*203*

　私たち国民の悲劇が起きたのは，私が頭の中でこの章を書き始める準備をしていたちょうど5日前のことだった。言うまでもなくその出来事は，この最終章を，私が想像し得なかった方法で変えた。その火曜日はいつもの平日のように始まり，東海岸（ニューヨーク市とワシントンD.C.がある）沿岸の空は青く輝き，気温も快適だった。しかし，午前8時45分，仕事に向う人たちがオフィスに入るとき，ジェット旅客機は世界貿易センタービルのノースタワーに激突した。15分後，2機目のジェット機がサウスタワーに衝突し，そのすぐ後，3機目のジェット機がワシントンD.C.の米国国防総省に衝突した。

　米国国防総省の墜落とほぼ同時に，4機目のハイジャックされた飛行機が私の故郷のオハイオ州クリーブランド上空に入り，それから，ワシントンD.C.の首都を狙うために突然方向転換した。4機目のハイジャッカーたちは，機内の勇敢な5人の乗客に取って代わられ，ペンシルバニアの野原に墜落した。4機の飛行機の200名の乗客と乗務員が亡くなり，地上では2,100人以上の消防士，警察官，そして市民が亡くなった。計画的で残忍な恐ろしい出来事だった。

　それ以来，報じられたニュース記事や論評から，私たちは計り知れないほどの奮闘と悲嘆を思い知った。そしてまた，私たちがどれだけ国やお互いを愛し合っているかを改めて知った。私は黙考するためにゆっくりとテレビから離れ，思いやりある人々の卓越したニードと行為としてのコンフォートに改めて気づいた。なぜコンフォートなのだろうか。どんな用いられ方をしようとも，誰もがその意味を直観するというのはどういうことなのだろうか。この概念の豊かさと多様性は，いつでも私を驚嘆させる。私は看護が100年以上も前からコンフォートをミッションとしてきたことを誇りに思う。前述の引用文は，コンフォートの重要性と，この狂気じみた世の中でコンフォートにすることを忘れてはならないと物語っている。実際，コンフォートは今日も，これまでにも増して必要とされている。

　この章ではあなた方とともに，普遍的な伝達手段であり，強化すべきものとしてのコンフォートの重要性を探求する。ヘルスケア提供者として，患者へのコンフォート提供というミッションをいかに復興させるかという新しいビジョンを作ってみたい。それは患者の健康探索行動（HSBs）に，より強く結びついていくだろう。コンフォートは5つのレベルで吟味される。患者/家族レベル，病院/施設レベル，地域レベル，国家レベル，そして世界レベルである。私はここ数年，最初の3つのレベルについて考えてきた。けれども，私の心にとても鮮明に残る米国への襲撃によって，国家や国際社会のコンフォートにも取り

組まざるを得なくなった。そこで，この先では，国家のコンフォートと国際社会のコンフォートという究極の目標が意味するいくつかの洞察を示したい。将来のコンフォートケアに向けた「神話のようなビジョン」(Berry, 1988)を夢見て作ることを許して欲しい。緊迫と変化のまっただ中でコンフォートを提供することは，Dzemila Spahovic が先に述べたように，「誰かがやらなければならない」ことなのである。

患者/家族レベルのコンフォート

　将来は，医師，ソーシャルワーカー，薬剤師，理学療法士，看護師などケア提供者が誰であろうと，ヘルスケアの場がどこであろうと，個人や家族のコンフォートが高く評価されることをぜひとも私は願っている。看護師は，人が疾病や外傷で入院しなければならない場合，その不安や恐怖を軽減するために，ヘルスケア提供者の意識の中に患者/家族のコンフォートをもたらす先導者となることができる。ヘルスケアを提供するモデルとしてのコンフォートケアは，普遍的に求められるものであり，扱いやすく，直観的な親しみやすさがあり，受け手にとっても，施設にとっても結果として恩恵をもたらすものとして奨励される。

　看護師は自分の仲間や家族がずっと健康でいられるように，予防接種や，ヘルメットやシートベルトの着用，情報に基づいたライフスタイルの選択を通じて，健康と安全を促進し続けていかなければならない。私たちが保健行動をとり，健康を重んじ互いに癒し合う役割モデルとなれば，より説得力を増すだろう。私たちは外界で起こることに絶えず用心して気を配ることによって，地域社会の中でも互いの「見張り役」となることができる。

　私たちは，先を見越して行動しなければならない。わが国の医療費補助をまったく受けることができない大人や子ども，住む家もないほど劣悪な状況に置かれた人の割合は嘆かわしいものである。無保険やホームレスの子どもや大人の問題は，状況を打開する期待がほとんど持てないと思われるほど，政治と経済の泥沼にはまった看護問題である。私たちはすべての人が食べ物や衣類，教育，社会のやさしさや保護などのような，基本的保健サービスと基本的コンフォートを受ける権利があると固く信じなければならない。そしてまた，私たち自身が政治に関与し，公平に変化していくプロセスに関与することによって，公民権を剥奪された人々を擁護していかなくてはならない。

私たちはまた，ホームレスや無保険の人々にサービスを提供する一方で，そのような不平等の存在に対して激しい憤りを表現する必要がある。編集者に手紙を書いたり，行政官庁に駆け込んだり，選挙に投票し，投票する公民権を剥奪された人々を励まし，職能団体に参画し，国会議員に話すことによって主張することができる。国際連合の世界人権宣言では，「人々は生きている場所と，そこで共に生きる人々に対する義務を負っている」（United Nations, 2000）と提唱している。多くの看護師は病院を離れていくが，私たちの地域や国で人生を共に旅する仲間の公平な治療や健康と，コンフォートを擁護する看護師としての責務を放棄することはできない。私たちは手を取り合い，共に戦いの渦中にいることを認め合うことで，互いにコンフォートでいる。人々から信頼され，人数的にも多く，実際にケアを行う看護師は，ヘルスケアに関する論争で意見をはっきりと述べるのにまさに最適な人材だろう。私たちの声は小さく，今のところ足並みは揃っていないが，互いのコンフォートと専門職としての役割を通して，なすべきことを声を大にして言う強さが与えられるだろう。

病院/施設レベルのコンフォート

　10年前，ヘルスケアを専門とする経済学者は，病院は大幅に収容力が削減され，多くが閉鎖するだろうと予測した。その結果，在宅ケアの増加が推測された。多くの人が自宅で十分なサポートを受けながらケアされることを望むに違いないというのがその理由だった。2002年現在，いくつかの地域病院は閉鎖されたが，ほとんどが大規模な複合企業体に吸収された。
　これらの複合企業体の病院グループは，マーケティング，構造改革，設備投資など，さまざまな費用投資をして，いまだに業界で競い合っている。その間に，在宅ケアの報酬は議会によって大幅に切り下げられている。現在，医療費はこれまでよりも高騰し，ヘルスケアの利便性は公平さを欠き，1つの深刻な疾病や外傷が，患者や家族を貧困にさらす。このビジネスのいったいどこが利他的なのだろうか。
　現在看護師は，患者の安全というスローガンの下に，人員配置と労働条件の変革を主張している。私にとって患者の安全とは，重要ではあるがケアにおける必要最低限のレベルに思える。それは「もし，あなたがこの病院の患者なら，害を被ることはないだろう」というようなことである。このような基準では，最善のケアという目標にほど遠い。最善のケアとは，患者と家族のコンフォー

トが保たれ，それによって癒されたと強く感じ，健康探索行動に結びつくことを意味する。言い換えれば，癒しとは平穏な死を迎えたり，愛する人を見送る力を与えられたという感覚を含め，いかなるときにも患者に必要なこととも言える。病院でのケアがコンフォートや癒しに焦点を当てていたら，医療費の大きな割合を占める死にゆく人に費やされる費用は，妥当な金額に削減されるだろう。私が抱いているビジョンは，病院が徐々にこのような考え方に基づいた決定がなされる場所に変わることである。

　看護ケアの目標として患者のコンフォートを挙げる他の理由としては，それが主観的で他者志向だからである。それは私たちの誰もが，自分がどのようなときにコンフォートであるかを知っているということである。患者もまた，自分がどのようなときにコンフォートであるか，少なくとも，看護介入前よりも介入後のほうがコンフォートであることを知っている。わが国のテロの波が立証したように，私たちも患者も，自分自身の安全について多くを知ることはできない。テロの波が，私たちや患者は安全を願うことしかできないことを表している。コンフォートは主観的なので，それを測定することが可能で，またそれは患者志向なのである。

　将来の病院ケアに対する私の神話的ビジョンの1つは，管理者が患者のコンフォートを擁護し始めることである。次のスローガンが，広告としてどれほど魅力的か考えてみて欲しい。「当院はコンフォートケアをする病院です。」このようなスローガンは，患者や患者の保険会社に対しても，また，看護師の募集にも使うことができる。看護師をコンフォートにすることが，患者へのコンフォートの提供となるということに明確な関心を示す病院は，患者や看護師の不足に悩まされることはないだろう。保険会社は，被保険者を満足させる病院と提携することを望んでいる。加えて，男性も女性も，上司や患者から創造性とケアリングが評価され尊重されるところでは，専門職として役に立ちたいと思うようになる。

　将来の病院にとって，コンフォートケアは私たちのほとんどが学校で習ったように，ホリスティックなケアを実践するための枠組みとなっている（Kolcaba, 2000）。これは看護の究極の目標であるが，それを成し遂げるには時間とエネルギー，集中力，ポジティブな補強が必要になる。看護の全業務に関する記述には，「看護師は，患者と家族のホリスティックなニードに対し，身体的，サイコスピリット的，社会文化的，環境的なものを含めて対処する」という声明を伴い，全人的な患者への配慮がされなければならない。

Chapter 10 将来へのコンフォートのビジョン

　コンフォートケアを提供する病院のホリスティックで学際的なケアの目標（測定可能な目標であることが重要である）は，対象患者のコンフォートを増進させることである。これを成し遂げるためには，看護師が対象患者のケアを継続することが必要であり，そうすることにより私たちは，コンフォートを通して患者や家族が彼らの健康問題に取り組む勇気をもたらすことができる。学際的チームが共に患者の機能低下を予防して退院計画を最大限に活用するため，いかに最善を尽くすかを共に話し合うには，組織としての仕組み作りが必要である。私たちには対象患者をよく把握し，コンフォートニードをアセスメントする時間が必要である。そして私たちもまた，食事や休息，定刻通りに家族のもとへ帰ることが必要な人間であることをサポートしてくれる環境が必要である。私たちは高等教育を受けた他の専門職と同様の報酬や役割と，尊敬されることが必要なのである。このような変化は，人を惹きつける病院（マグネット・ホスピタル）の理念に一致するものとして第9章で述べた（American Nurses Association, 2001）。

　コンフォートケアを提供する病院の看護師は，新規採用者を正職員として雇用するかどうかや，昼食休憩時間の割り振りをどうするかなどを含め，自分たちの病棟のことに関しては，おそらくすべて職員の賛否をとるボトムアップ式の管理を行っている（Simon,1999）。それぞれの病棟の専門職と非専門職は，スケジュールや予算，受け持ち患者の割り当て，チームの指導，職員の報酬などのモデルを検証し，最善の方法について賛否を問いかけている。うまく「適合」し，費用効果があり，勤労意欲が高まり，離職を防止し，（患者と看護師の）コンフォートを増進するモデルは継続され，他の病棟の役割モデルとなる（Kolcaba, 2000）。

　コンフォートケアを提供する病院は，院内や自宅での患者の回復という点から生産性を測定する。これらの病院は，看護を反映するコンフォートのアウトカムが，順調な退院や患者の満足（図9-2参照）のような学際的なアウトカムに寄与するという考えに同意するだろう。また，コンフォートケアを提供する病院は，グローバルな取り組みと同様に患者のコンフォートを促進し，測定するだろう。患者のコンフォートとそれに続く学際的な取り組みとの間に，どのような関係があるかが評価されるだろう。そしてこの病院は，強力な看護モデルとポリシーがもたらす恩恵についてその証拠を示し，それが離職防止と生産性向上につながるのである。患者はより早く回復し，病院は「収益」を上げるだろう。私のビジョンは「win-win」の提案である。そのように人を惹きつける

組織だと言われることが，予算を伴う事業として認められるようになり，さらに組織を後押しすることになるだろう。

地域レベルのコンフォート

　私の地域におけるコンフォートケアの神話的ビジョンは，さらに理想を追求したものである！そのビジョンは，医療費を削減した病院から早期に退院した患者と家族への，在宅支援体勢が整った地域を含んでいる。そのようなサポートは，患者の自宅でサービスを提供する教区看護師やケアマネジャー，ソーシャルワーカー，看護助手，医師という形をとるかもしれない。コンフォートのための介入は，現実に報酬が支払われるだろう！学際的なチームは活動地域の中心に拠点を置くだろう。このような地域の拠点事業所でのケア提供モデルは，ホリスティックで料金が手頃な共通目標のケアとして，再びボトムアップ式に発展するだろう。ケアの受け手はおそらく，複数の提供者の中から人柄や利用料金，出来具合をもとに選択できるであろう（これは，とくに大規模な地域社会で複数のホリスティックな保健医療チームがあることを想定している）。

　日本では，健康な近所の人や知人が，療養者や虚弱な近隣者の送迎や食事の支度，買い物，着替え，入浴，銀行手続き，レクリエーション，家の維持管理，そして話し相手をすることで，クレジット（換金を想定したポイントなど）を受けるという記事を読んだ。これらのクレジット（コンフォート・クレジットと呼ぶこともできるだろう）は，この活動拠点である地域の事業所で計算，記録され，1週間などの単位で整理保存される。そしてその後，コンフォートを提供する立場の人が病気や虚弱となった場合，それまで得たクレジットを換金し，新たなコンフォート提供者がコンフォート・クレジットを獲得し始める。やや計算ずくのように思えなくもないが，これには相互扶助という魅力がある。もちろん，虚弱や病気の近隣者のニーズが無視されるよりは，自分たちの地域に後に還元されるコンフォート・クレジットの貯蓄システムがあるほうがいい。

　その他に地域で着目すべき健康問題としては，地域をコンフォートにする要因を特定し，それを目指して努力することである。その要因とは，歩道や歩行者に安全な交差点と横断歩道，公共交通機関，必要不可欠なサービスや商店が身近にあること，騒音のコントロール，適切な照明，清潔な水と空気，分別があり安全な対応のできる勤労者，公平で自己の内面を制する法律（私は自己管理の概念が好きである），利用しやすい保健医療システムやレクリエーション

などがあるだろう。コンフォートな地域は，車よりも人間の生活や交流に焦点を当てていると私は信じている。前章で述べたように，これらの要因は地域看護の学生に着目されている。このようなアセスメントや提案が政策に反映される地域を心に描いてみて欲しい。

　Watson (2001) は，退院後の看護について，別個の再構成されたものとして述べている。看護師はインターネット上での膨大な情報にアクセスする方法を学び，この情報を住民に伝えなければならなくなる。すると看護師は得られた情報から「意味のあるものを見出し」やすくなるだろう。看護師は学際的になり，クライエントによる選択をサポートするために，膨大で多様な情報源を処理することができる。こうしてクライエントとの関係は，意図的なケアリングとなり，地域に根ざしたものとして，「出産，生活，加齢，変化，成長，死」までに及ぶであろう (Watson, 2001, p.80)。

　地域という考えは共有という言葉に由来し，同じ地理的条件の場所で共に暮らし，共通の価値観を分かち合う人々を指す。目的や価値観，信念，期待について全般的に合意が得られている場合，地域はうまく機能する。人々はこれらが人生に趣を添えることを知っているので，互いの固有の特徴を尊重する。そしてそこには，私たちはすべて「ここに」一緒にいるのだ，つまり誰一人孤立した人はいないという信念がある。

　地域のこの意味は，夫と私がテロ攻撃から1か月後にニューヨーク市を訪れたときに痛感した。私たちの旅行計画はすべて9月11日以前に「固まって」おり，ニューヨーク市に引越した友人からは，攻撃の1週間後に私たちが予定通り来るつもりなのかを確認する電話があった。彼は本当に私たちの訪問を望んでいた。何よりも友人と不安を分かち合い，コンフォートになる助けを求めていたのだ。

　ニューヨーク市での1週間は，私に地域の強さを痛烈に思い起こさせた。旅人としての私たちは感謝され，助けられ，歓迎された。住民は私たちと一緒に回り，タクシーの運転手は語り，レストラン従業員とは攻撃によって自分たちの生活がどのように変わったかを分かち合った。英雄と生存者を尊重するかのように，犯罪は見られず，回避されたかのようであった。個々人の違いは，私たち全員が米国人だという最も重要な感覚と，国家的な悲劇を分かち合っていることによって目立たなかった。星条旗は文字通り至る所に掲げられ，自由の女神は誇り高く港に立ち続けていた。これらは共通のシンボルであり，これまでの境界を消し去った。ニューヨーク市民の痛みは私たちの痛みであり，再建

のための苦闘は私たちの苦闘だった。さらなるテロ攻撃を予期した身の安全への不安が認識され，経験され，克服された。自分たちの安全がもろいという意識が常につきまとったが，私たちはやろうと計画していたことのほとんどを実行した。

そのとき私は，自分のコンフォートについて考えた。不安からの緩和という私のコンフォートニードは，誰によっても完全に満たされることはなかった。私はまったく安心することができなかった。しかし攻撃後のニューヨーク市において，超越的な感覚を得た。不安と精神的な痛みにさらされながらも，旅行の計画を続行できたのである。ニューヨーク市という地域の明白な地元意識と，Guiliani市長のコンフォートな風格とリーダーシップによって，私は超越を経験することができた。あらゆる階層のあらゆる肌の色や言語を持つ人々によって，米国の愛と米国での人生が，マンハッタンの至る所で表現されていた。超越はすべてを一変させた。私は疲れて家に帰ってきたが，ニューヨーク市のパワーと人間愛に感動を覚えた。21世紀に向けてのビジョンは，ニューヨーク市がそうであったように，私たちが生活し，働くすべての地域で育まれ，強められたヒューマン・スピリッツなのである。

国家レベルのコンフォート

国家レベルのコンフォートに関する私の神話的ビジョンには，前述した費用を抑えた地域のサービスのようなものを，身分証明書があれば利用できる合理的(国家的？)保健医療計画のようなものが確実になければならない。政治的判断は，特定の関心事や選挙資金によって行われるよりも，平等と一貫性という利他的な理想によって行われなければならない。個人の権利は，米国人と世界中の人々が互いに尊敬し，尊重し合うバランスの良いものでなければならない。国家の政策は，私たちの最高の利益以上のことに責任を負わなければならない。米国人は政治のビジョンと政策化を自分のものとしなければならない。この点において私たちはすべて皆1つなのだ！

Watsonは看護師を癒しの環境と言っている。また癒しの環境を「Haelan*効果の出現，つまり癒しと全体性へ向けた，人間全体の相乗的，有機的，多次元

---

*訳者注：Haelanはヘイリンと発音し，古いゲール語で全体を作るとか，全体性といった意味を持つ言葉

的な反応の出現を促進するもの」であると述べた(1992, p.28)。さらに彼女は看護師を，クライエントの環境の中に存在することに加えて，クライエントの環境として考えるよう私たちを導いた。そこで私たちは「看護師がクライエントにとって環境であるなら，どうすればさらに癒せる環境になれるだろうか」そして「看護師は意識や存在，声，タッチ，表情を癒しのためにどのように用いればよいのだろうか」と問いかけることができる(1992, p.27)。個人や集団を癒しの環境とする考えは興味深い考えであり，私がニューヨーク市でコンフォート食堂を訪れた際に，その考えは強まった。

コンフォート食堂のコンセプト

　昨年，ニューヨーク市内を歩き回っていた初日の夜に，「コンフォート食堂」と書かれた店先の矢印のネオンサインに気づいた。このネオンサインの色は青緑色，赤，緑，青で，それは快活なアール・デコ調にデザインされていた。とても大きな筆記体の文字は，見落とすことができなかった。ネオンサインは意図的に郷愁を誘い，歓迎の意を示しており，食堂そのものはメインストリートに面した小さな店を改装したものだった。堅苦しさがなく温かみが感じられた。
　当然のこと，私はコンフォート食堂に入り，もちろん気に入った！　メニューは「食堂の黄金時代へお帰りなさい。おいしい家庭料理，すばやいサービス，手ごろなお値段。古くて新しい，コンフォートな食事を味わってください」というメッセージと共に始まっていた。料理の名前も同様に，素朴で昔ながらのものだった。例えば，おばあちゃんのチキンスープ，おいしいグリーンサラダ，コンフォートバーガー，ヘルシーチキン料理，毎日が感謝祭，お母さんのミートローフ(お母さんの最高の日に)，コンフォートになるチキンパイなどであった。本当にこれらの料理は，魂のためのコンフォートフードとなることを示していた。
　さらにコンフォート食堂には，多くのエスニック料理も揃っていた。それは，南部のフライドチキン，ベジタリアンチリ，コンフォートケサディヤ[*]，ポテトのパンケーキなどであった。そこは「いつでも」朝ごはんと，子ども向けの小さなサイズもあった。食堂には，祖父母と孫が幸せそうに一緒に食事をしている写真があった。これらのメッセージと雰囲気は，明らかにとても意図的に

---

[*]訳者注：ケサディアとはメキシコ料理で，トルティーヤを2つ折りにして中に肉などを詰めて揚げ，チーズを乗せたもの

作られていた。そして，客の気分を良くしてコンフォートになれる場所であるというイメージを作り出すよう，うまく作られていた。誰が反論できよう？

　私はこれらの細部に思いをめぐらせつつ，人々が集まる社会的背景の豊かな親しみを持てる場としての食堂を体験し始めた。食堂は客のニードを重視し，勧めたり提供できることに誇りを持っていた。コンフォート食堂は，信頼されるホリズムで昔ながらの環境であり，誰もが気楽で魅力的なメニューの中から自由に選ぶことができる。心地良い食堂は入りやすく，そのボックス席やイス，テーブルは，客のコンフォートのために捧げられているようだった。ウェイターは愉快で融通がきき，せっせと働き，彼らの役割はコンフォート食堂のミッションに必要不可欠であった（1つの重要なミッションは収益を維持することであった）。どんなリクエストでも，嫌な顔をされなかった。例えば，私はコンフォート食堂のロゴが前面についたマグカップを2つ売ってもらった。誰もが「あなたの名前を知っており」，あなたのコンフォートを気遣うようであり，とりわけストレスフルな時期のニューヨーク市で，まさに安息の地のようだった。

　私の米国のためのビジョンは，すべての人のためのコンフォート食堂になれること，であった。つまり，誰もが疎外されることなく歓迎され，サービスを受け，まさにコンフォートになる場所である。私はコンフォート食堂を，公平なアクセスと費用，プロ意識，思いやり，テクノロジー，支援，尊重を通じて，市民のコンフォートと健康を意図的に尊重して促進する，国家的な人間環境と定義する。食堂のウェイターは，専門的，非専門的なヘルスケア提供者や介護職者と類似し，政府関係者も然りで，すべての人に対し自分自身が癒しの環境になっている。米国はこのようにすべての市民のコンフォートと健康のために時間や精力を捧げるであろう。緩和や安心が完全に実現しない場合には，絶望の代わりに希望を，無力感の代わりに強さを，孤立の代わりに支持を浸透させる指導者によって，超越が促進される。治癒が困難であっても，米国人はヘルスケアに対する要求について，尊厳と誇りが保証された選択が支持される。彼らは新たな癒しに向かいながら，支えられるのである。

世界レベルのコンフォート

　もしも，米国がコンフォート食堂なら，世界中の人々もまたコンフォートとなり得るだろう。ドアの中に足を踏み入れたすべての人をもてなす，五番街のユニークな人間味溢れる食堂*を思い描いてご覧なさい。食堂ではメニューが

どこの国の料理かわかるようになっているし，メニューを試食したい人にも配慮されている。食堂は，成功するビジネス戦略を分かち合い，自分の食堂が他の食堂より重要だと信じる人は誰もいない。各々が他の食堂の独自性と長所を尊重している。ある食堂は他よりも経験豊富で規模が大きく，他の食堂のモデルとなったり，参考となったりするかもしれない。必要であればスタッフや物品を共同で活用し，コンフォート食堂協会を通じて連携を取り合う。五番街のビジネスルールは，顧客や従業員，管理者らから自由に選ばれた食堂協会の代表者たちによって決められる。また，それぞれの食堂は収入に応じて，自然災害や火災などの非常事態に利用される五番街基金に寄付する。

　五番街の活力は，すべての食堂の協力体制や通りの安全と清潔への心がけ，コンフォートにするサービスを誰にでも提供するというミッションにかかっている。これは五番街に来ることができない客に対しても役立っている。それぞれの食堂は自由に管理様式を選択し，自治であり，自警であり…。言い出したら切りがないくらいほかにもたくさんある。遊び心で想像するのは楽しいメタファー**だ。このような本でこうしたビジョンをあれこれじっくり考えることは，人類が調和と価値を今よりも重要視することができるかを問うステップにすぎない。

　母国語で書かれた独自のカラフルな看板とぴったり合ったコンフォート食堂のイメージを想像することができる。例えば，Conforto da Pranzo（イタリア語），Confortar Comensal（スペイン語），Ytewenne Pectopah（ロシア語），Dineur à Confort（フランス語），Utecha Jidelna（チェコ語），Komfort Speisewagen（ドイツ語）などである。この五番街のイメージは，コンフォートという言葉をとても普遍的なものとして描きやすくする。少なくともコンフォートは，私が翻訳可能な語源として存在している（これらのインド＝ヨーロッパ語族の国々に加えて，ノルウェー，ポルトガル，タイ，中国，トルコ，スリランカの看護師から，コンフォート理論についての問い合わせを受けてきた）。これにより私は，コンフォートはどんな言語であっても，少なくとも患者のケアにおいては基本的には同じゲシュタルト（第3章参照）を示すと確信した。

　コンフォートは私たちを看護師として，また幅広いヘルスケア提供システム

---

*訳者注：食堂（Diner）　ここでの食堂は飲食店を指し，そこで食事をしている人を指すのではない。
**訳者注：メタファー（metaphor）　あるものを，他のものにたとえる方法

で不可欠なものとして，世界的規模で1つに結びつけられる概念だと私は信じている。科学的な用語としてコンフォートが探求されたのは，看護学では初めてだったが，この探求の成果はすべて，それが学際的な概念であることを指し示している。このようにコンフォートは，患者や家族が望み，成し遂げようと努める現実的な目標を目指した介入を計画するために，一体化した枠組みとしてあらゆる学問領域で役に立つ。ここでは，看護師や他のチームのメンバーがコンフォートケアの枠組みを用いるとき，ヘルスケア提供施設はさらに力強いものになることを前提としてきた。世界中のさらに多くのヘルスケア専門職が，クリニックや病院に行けない人々のヘルスケアニードに対して何らかのことをしたら，その効果がいかに大きくなり得るかを考えてみよう。世界キリスト教会によって運営されているHOPE(Helping Other People Everywhere)保健団体のような組織の中に，チャンスは溢れている(Pohlkotte, 2001)。

異文化間のコンフォート

コンフォート理論，そして本書を他言語に翻訳するには，膨大な作業を要するが，それによって，ヘルスケアにおける測定可能なアウトカムとしてのコンフォートは，系統だった価値あるものとなる。一方で，ほとんどのウェブページには，特定の言語に変換できるウェブ上のプログラムがあるので，World Wide Webで容易に翻訳できるだろう。インターネットプログラムのように，母国語でアクセスする国々がますます増えるにつれて，コンフォートライン(The Comfort Line)(Kolcaba, K., 1997)は，さまざまな文化の中で活用されるようになるだろう。

健康

世界保健機関(WHO)は，健康を「身体的，精神的，社会的に完全に良好な状態をいうのであって，単に病気や虚弱でない状態をいうのではない」として，標準となる健康の定義を明確にした(1974, p.1)。Pender(1996)は，健康の多次元性だけでなく，個人同様に特定集団にも適用可能なものであることを指摘した。健康は，家族，地域，国家の，生きるという経験に特有のダイナミックなプロセスである。

私のウェブページのFAQ(よくある質問コーナー)で，私は健康をコンフォートの増進によって促進される患者，家族，地域の至適機能と定義している(Kolcaba, K., 1997)。コンフォート理論は増進したコンフォートが，患者，家

族，地域の健康探索行動への取り組みに関与することを，はっきり述べている。このように健康は，自発的な参加型のプロセスである。私たちは自分たちの健康維持に努めなければならず，また，地域や国，地球の健康維持に取り組まなければならないことを知っている。私たち各自が，まずは，影響力を及ぼすことのできる活動領域で，コンフォート増進のため，他者指向の責務を果たす役割を担っているのである。

平和

私のお気に入りの古い賛美歌は，平和についてこう語っている。

この地球を平和にしよう，そして私から始めよう。
この地球を平和にしよう，平和になるはずなんだ。

けれどこの賛美歌を改めて歌ったとき，この賛美歌は，どのようにすれば「完全なるハーモニー」と言えるところまで踏み込めるのかを教えてはいないことに気づいた。自分自身の平穏な感覚に働きかけ，他者のコンフォートに気づくことで，平和という目的に沿った援助ができると私は思う。それは私たちの個人的な自由と権利だけを促進するのでは十分ではない。つまり，私たちは他人の自由，権利そしてコンフォートのために働きかけなければならない。私たちのこのような視点は，人類に生来備わっているコンフォートニードをじっくり考え，取り組むことから始めることができる。他者志向の視点は，貪欲さを排除し，平等を擁護する。多くの人たちはすでにそのような生き方を実践している。自分の会社や国家に対しても同じことが言えるだろうか。

しかしながら，企業や国家は個人や株主によって成り立っているのは承知の通りである。個人個人が自分たちの価値をわかっているのである。コンフォートを測定し，評価することによって，少しずつでもさらに平和な地球にすることができる。もし，他者のコンフォートが価値あるものだと同意するのであれば，周囲の人々にコンフォートを広げていこうではないか。

平和の本質

平和はテロや恐怖の産物ではありません。
平和は墓地の静けさではありません。
平和は暴力的な抑圧の結果ではありません。
平和はすべての人の善のために，すべての人が寛大かつ無言で行う貢献なのです。
平和は力強いものです。平和は寛容です。それは権利と義務なのです。

大司教 Oscar Romero, 1984, "The Church Is All of You"

将来に向けたコンフォートの働き

　私たちは教区や地域で，私たち自身をコンフォートの道具として自ら進んで活動することができる。自分が属する小さな世界でコンフォートニードに取り組むことができるのだ。それならば，多くの人がこのように取り組めば，コンフォートの輪は重なり，大きくなっていくだろう。私たちは「平和がすべての人の善のために，すべての人が寛大かつ無言で行う貢献である」（大司教 Romero）かをいかに示すかによって，他のコンフォートの輪やコンフォート食堂を擁護することができる。平和は他者志向で意図的でなければならず，他者のホリスティックなコンフォートニードについて考えることで促進される。つい最近，俳優の Martin Sheen が提言したように，「私は自国の汚点に注意を呼びかけ，異議を唱えてきました。なぜなら，私はアメリカをとても愛しているからです。自分たちの人生が自己満足だけの無益なものとならないためには，他人の痛みを感じ，彼らを助けるために行動しなければならないことを私は学びました。信仰と愛とはまさにそのことなのです」（D. Rader とのインタビュー，2001）。

　他者のコンフォートはさほど利他的ではなくとも，自分と同程度の重要性を持つ。他者のコンフォートへのアプローチが，施設や諸機関，政府にいかに具体的利益をもたらすかを私たちが実証すれば，この資本主義社会で，より価値あるものとされるだろう。**表 10-1** は，私が 21 世紀のコンフォートケアを促進するために探求した，実際的な優先順位を表している。もし，あなたやあなたの同僚が，これらの場所やこのリスト以外の場所で活動しているのならば，ポ

表10-1 コンフォートケアの今後の方向性

実践	・個人単位の実践の枠組みとしてのコンフォートケアの導入 　（実践の状況にコンフォートケアを適合させたボトムアップ式経営モデルの遂行．ACE[高齢者急性期ケア]病棟のような学際的なモデル，もしくは看護モデルとして，コンフォートケアを試みることが可能である） ・コンフォートを増進する介入に関するクリニカルラダー研究 ・コンフォートがいかに健康探索行動や施設のアウトカムに関連しているかを示すためのクリニカルラダー研究 ・関与するヘルスケア組織が人を惹きつけるものであると明示する働きかけ（American Nurses Association, 2001）
教育	・コンフォートケアの技術をあらゆるレベルの学生に教える ・学生に患者や，患者/家族のケアプラン（図10-1，10-2参照）を完成するよう求める ・継続教育クラスでスタッフナースや他の専門職に対してしモデルを提示する ・異文化看護経験（Pohlkotte, 2001）に参加する
研究	・小規模のパイロット研究から開始して，コンフォートケアの枠組みを用いない病棟と比較した費用対効果を実証する ・コンフォートを増進する介入について実地調査を行う ・コンフォートがいかに健康探索行動や施設のアウトカムに関連しているかを示すための実地調査を行う ・一般コンフォート質問票を他言語に翻訳し，それらの測定用具の心理測定特性（信頼性と妥当性）を検証する ・研究のための共通データベースを活用する（例：看護介入[NIC]/看護成果[NOC]）（Iowa Intervention Project, 1996；Iowa Outcomes Project, 1997） ・看護行為のきっかけとなるコンフォートのカットオフ値の基準を考え開発する ・小児や発達障害の成人，その他特有の母集団のコンフォートを測定する

ジティブ，ネガティブを問わず，その知見を公表していただきたい．新しい知識は今ある知識に統合されるので，あなたの有用な発見をコンフォートラインに（私に連絡することで）公表し，加えることもまた，重要なのである．私はあなたからの情報や質問を高く評価し，あなたのフィードバックからたくさんのことを学ぶだろう．

　患者のコンフォートはとても複雑なため，基礎的要素の多くはいまだに発見されておらず，ヘルスケアに関する知識構造の中に組み込まれていない（Kolcaba & Wykle, 1997）．この構造に細目を加えるためには，多くの人たちの関心，スキル，連携を必要とするだろう．そう，私たちのコンフォートの輪に入り，あなたのコンフォートの輪を作り，一緒にコンフォートの輪を大きくしていきましょう！

患者名　　　　　　　診断名　　　　　　　看護師/学生

コンフォートニード	介入	介入変数	患者のコンフォートの知覚	次は何？	健康探索行動	施設のアウトカム
身体的	看護師は…する		客観的		患者は…する 内的	
サイコスピリット的			主観的		外的	
環境的						
社会文化的			支援		平穏な死	

図10-1　患者コンフォートケアプラン

ケア提供者/家族 _____　　　患者名 _____　　　診断名 _____

看護師/学生 _____

家族の コンフォート ニード	患者の コンフォート ニード	介入	介入変数	患者の コンフォート の知覚	家族の コンフォート の知覚	次は 何？	健康探索行動	施設のアウトカム
身体的	身体的	看護師は …する		客観的	客観的		患者/家族は …する	
サイコスピリッ ト的	サイコスピリッ ト的			主観的	主観的		内的行動	
社会文化的	社会文化的			支援	支援		外的行動	
環境的	環境的						平穏な死	

図10-2　家族/患者コンフォートケアプラン

コンフォートの引用をめぐる考察(第10章)

> 国民の祈りの日の金曜日(2001年9月14日),人々は互いにコンフォートを求めて全国に集まった…。参加者は手を握り合い黙祷を捧げた。
>
> Brazaitis, T., "The Survivors need help too."
> *Cleveland Plain Dealer*, Sunday, September 16, 2001. p.H-3

　この引用文はコンフォートの共通点,つまり自分がコンフォートを必要とするとき,他人を探し求めるという,生まれながらの傾向を表現している。この引用文は,私たちがコンフォートという共通のニードを認知して行動するとき,なぜだかわからないが,私たちがコンフォートを与えている人からコンフォートを受け取るということを示している。ホスピス患者へのハンドマッサージの研究事例から,私はこのことに気づいた。つまり,患者をマッサージすることで自分が強められ,希望を与えられて,ハンドマッサージのセッションを終えるのだ。このように他人のコンフォートニードへの寄与は,win-winの関係なのである

> 「愛しているよ,と私たちは何度も何度も繰り返しました。それはまさしく,とても大きな平安を私たちにもたらしました」とLyzは話す [2001年9月11日ペンシルバニアで墜落したニューアーク発93便の英雄,Jeremy Glickの妻]。「私はあのときの感覚を感じ取りました。彼は私に言いました。『愛しているよ,Emmy(私たちの娘です)。彼女をよろしく頼むよ。』それから,『君が人生でどんな決断をしても,僕は君に幸せであって欲しい。そして,君が決めたことは何でも尊重するよ。』それは彼が私に言ったことの中で,最も大きなコンフォートを与えてくれています。彼の声は力強く聞こえました。彼はパニックになることなく,とても冷静であるように聞こえました。私は彼に,

Chapter 10　将来へのコンフォートのビジョン

　　　　私と Emmy の姿を頭の中にしっかり思い浮かべるよう言いました…。すると彼は言いました。『少し助言して欲しい…。今，この男たちを攻撃しようと話しているところなんだ。僕はどうしたらいいと思う？』そしてその瞬間，私はまさに最後の決断を下しました。『あなた，あなたはそれをするべきよ。』」

　　　　　　Elyzbeth Glick（Jeremy Glick の妻）　2001 年 9 月 18 日，
　　　　　　　　NBC, デートラインで Jane Pauley によるインタビュー

　この心にしみる引用文は，他者をコンフォートにするときに，相手を尊重することの重要性を表している。人はコンフォートに加え，尊重されることもまた必要なのである。私たちはコンフォートを必要とするとき，傷つきやすくなっているので，コンフォートを与えようとする人は，敬意を持って接しなければならない。コンフォートを与えることは，また，無条件であるべきなのだ。これらの側面は，コンフォートに備わる，私たちを強める力の一部なのである。

　　　　「私は家族や子どもたちのことを思う。」大統領は心を落ち着かせるためにしばらく顔を逸らしながら，大統領執務室に集まった記者たちに言った。「愛情で結ばれ生きてきた，1 つひとつの家族すべてをコンフォートにできるよう願う。」

　　　　　　　　　　George W. Bush, Bob Kemper による報告，
　　　　　　　　　　2001 年 9 月 14 日, Chicago Tribune, pp.1-3

　3 つ目の引用文は，私たちが他者をコンフォートにしなければならない立場に立ったときの，他者をコンフォートにさせたいという，人間の本能的な能力と願望について語っている。コンフォートの輪やコンフォート食堂を作るとき，私たちはこの能力を最大限に活用することができる。21 世紀のヘルスケアや生きるために復活させた価値として，私たちはコンフォートを語ることができる。

　Dzemila Spahovic は，被災者のメンタルヘルスプログラムのケースマネジャーであるが，アメリカへの襲撃後，火

曜の夜の悪夢について報告している。「私はここに来たとき，とにかく安全でいられることを望みました。」彼女は混乱し，眠れず，突然の騒音に恐れおののいているボスニア人をカウンセリングしたときのことを語った。Spahovicは，自分自身が恐れにとりつかれている間は，他者にコンフォートを提供することは難しいと言った。「だけど」，彼女は笑いながら言った。「誰かがやらなければならないのよ。」

Dzemila Spahovic, J. Lieblich and S. Franklin による報告, 2001年9月14日, Chicago Tribune, pp.1-11

どうか，覚えておいて下さい。私たちは皆，家族としての責務を果たしているときや疲れきっているときに，コンフォートを提供することが難しいことはわかっている。しかし，「誰かがそれをやらなければならない」のであり，これらすべての誰かたちが，結局は活力や絶えず広がり続けていくコンフォートの輪，コンフォート食堂，国際的なコンフォート食堂の並ぶ五番街ということになるのである。どうぞ私たちと一緒に，コンフォートチームの一員となって下さい！ 私たちにはあなたが必要なのです。

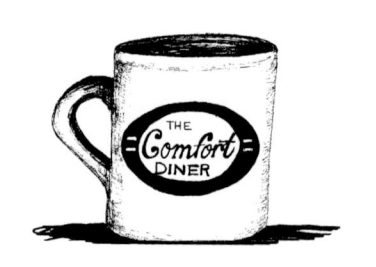

文献

Aikens, C. (1908). Making the patient comfortable. *Canadian Nurse and Hospital Review, 4*(9), 422–424.

Ambuel, B., Hamlett, K., Marx, C., & Blumer, J. (1992). Assessing distress in pediatric intensive care environments: The COMFORT scale. *Journal of Pediatric Psychology, 17*(1), 95–109.

American Nurses Association. (1991). *Position statement for promotion of comfort and relief of pain in dying patients.* Washington, DC: Author.

American Nurses Association. (1994). *Position statement against assisted suicide* Washington, DC: Author.

American Nurses Association. (2001). Mandatory overtime bill caps off successful legislative year. *The American Nurse, 33*(6), 3, 17.

American Nurses Association and Health Ministries Association, Inc. (1998). *Scope and standards of parish nursing practice.* New York: American Nurses Association Publishing.

Andrews, C., & Chrzanowski, M. (1990). Maternal position, labor, and comfort. *Applied Nursing Research, 3*(1), 7–13.

Arrington, D., & Walborn, K. (1989). The comfort caregiver concept. *Caring, 8*(12), 24–27.

Benner, P. (1984). *From novice to expert.* Reading, MA: Addison-Wesley Publishing Co.

Berry, T. (1988). *The dream of the earth.* San Francisco: Sierra Club Books.

Bishop, S. (1998). Logical reasoning. In A. Tomey & M. Alligood (Eds.), *Nursing theorists and their work* (pp. 25–34). St. Louis, MO: Mosby.

Blum, L. (1992). Care. In L. Becker & C. Becker (Eds.), *Encyclopedia of ethics* (Vol. I, A-K; pp. 125–126). New York: Garland Publishing Co.

Buerhaus, P., & Needleman, J. (2000). Policy implication of research on nurse staffing and quality of care. *Policy, Politics, & Nursing Practice, 1,* 5–16.

Buerhaus, P., & Norman, L. (2001). It's time to require theory and methods of quality improvement in basic and graduate nursing education. *Nursing Outlook, 49,* 67–69.

Burns, R. (1838). The tree of liberty. In W. Henley & T. Henderson (Eds.),

The poetry of Robert Burns. Scotland: Edinburgh Press.

Brazaitis, T. (2001). September 16, p. H-3. The survivors need help too. The Plain Dealer (Cleveland, OH).

Carpenito, L. (1987). *Nursing diagnosis: Application to clinical practice.* Philadelphia: J. B. Lippincott.

Chinn, P. (1992). From the editor. *Advances in Nursing Science, 15*(1), vii.

Coile, Z. (2001, Sept. 23). "Giuliani gains popularity in the aftermath of tragedy." *The Plain Dealer.* Cleveland, OH, p. A9.

Cook, J. (2000). Caregiver's Comfort. Caregivers' Comfort Creations, LLC, P.O. Box 6323. Evanston, IL 60204.

Council of Nurses. (1973). Center for Study of Ethics in the Professions [On-line]. International Council of Nurses, Code for Nurses. http://csep.iit.edu/Codes/coe/International.

Cox, J. (1996). Assessing patient comfort in radiation therapy. *Radiation Therapist, 5*(2), 119–125.

Craik, D. (1969). *Friendship.* Norwalk, CT: C. R. Gibson Co.

Daily Word. (2001). Presence. *Daily Word,* July, p. 45.

Derman, M., & Huber, D. (1999). Patient outcomes: A measure of nursing's value. *American Journal of Nursing, 99*(9), 40–48.

Donahue, M. P. (1989). *Nursing: The finest art.* St. Louis: Mosby.

Dowd, T. (2001). Katharine Kolcaba: Theory of Comfort Theory. In A. Tomey & M. Alligood (Eds.), *Nursing theorists and their work* (5th ed., pp. 430–442). St. Louis: Mosby.

Dowd, T., & Dowd, E. T. (1995). Cognitive therapy in the management of urinary incontinence. *Complessita & Cambiamento (Complexity and Change), 4*(2), 11–15.

Dowd, T., Kolcaba, K., & Steiner, R. (2000). Using cognitive strategies to enhance bladder control and comfort. *Holistic Nursing Practice, 14*(2), 91–103.

Dowd, T., Kolcaba, K., & Steiner, R. (2002). Correlations among measures of bladder function and comfort. *Journal of Nursing Measurement, 10*(1), 27–38.

Downing, J. C. (2000). *Caregivers' Comfort Creations, LLC.* P.O. Box 6323, Evanston, IL, 60204.

Dozor, R., & Addison, R. (1992). Toward a good death: An interpretive investigation of family practice residents' practices with dying patients. *Family Medicine, 24,* 538–543.

Dretske, F. (1988). *Explaining behavior: Reasons in a world of causes.* Cambridge, MA: MIT Press.

Family Circle. (2001). Comfort is the key to looking good. August, p. 73.

Fawcett, J. (1984). The metaparadigm of nursing: Present status and future refinements. *Image: The Journal of Nursing Scholarship, 16*(2), 84–89.

Ferguson, V. (1989). The nurse executive: Comfort and presence. *Journal of Professional Nursing, 5*(6), 289.

Foley, M. (2001). Staffing: The ANA's primary concern. *American Journal of Nursing, 101*(1), 88.

Fortin, J. (1999). Human needs and nursing theory. In H. Kim & I. Kollak (Eds.), *Nursing theories: Conceptual and philosophical foundations* (pp. 23–54). New York: Springer Publishing.

Fox, C., & Kolcaba, K. (1995). Unsafe practice: A lack of strategies for effective decision making. (News, notes, and tips). *Nurse Educator, 20*(5), 3–4.

Fuller, S. (1978). Holistic man and the science of nursing. *Nursing Outlook, 26*, 700–704.

Funk, S., Tornquist, E., Champagne, M., Copp, L., & Wiese, R. (1989). *Key aspects of comfort: Management of pain, fatigue, and nausea*. New York: Springer Publishing.

Glaser, C., & Strauss, A. (1965). *Awareness of dying*. Chicago: Aldine.

Goodnow, M. (1935). *The technic of nursing*. Philadelphia: W. B. Saunders.

Goodwin, L., & Goodwin, W. (1991). Focus on psychometrics: Estimating construct validity. *Research in Nursing and Health, 14*, 235–243.

Gropper, E. (1992). Promoting health by promoting comfort. *Nursing Forum, 27*(2), 5–8.

Halloway, T. (2001). A day in the life of a nurse. *Registered Nursing, 64*(7), 54.

Hamilton, J. (1989). Comfort and the hospitalized chronically ill. *Journal of Gerontological Nursing, 15*(4), 28–33.

Harmer, B. (1926). *Methods and principles of teaching the principles and practice of nursing*. New York: MacMillan.

Harmer, B. (1931). *Textbook of the principles and practice of nursing* (2nd ed.). New York: MacMillan.

Health Information Policy Council. (1985). 1984 revision of the uniform hospital discharge data set. *Federal Register, 50*(147), 31038–31040.

Henderson, V. (1978). *Principles and practice of nursing*. New York: Macmillan.

Hinds, P. (1984). Inducing a definition of "hope" through the use of grounded theory methodology. *Journal of Advanced Nursing, 9*, 357–362.

Hogan-Miller, E., Rustad, D., Sendelbach, S., & Goldenberg, I. (1995). Effects of three methods of femoral site immobilization on bleeding and comfort after coronary angiogram. *American Journal of Critical Care, 4*(2), 143–148.

Howarth, F. (1982). A holistic view of middle management. *Nursing Outlook,*

30, 522–552.

HRSA (2001, April 20). HHS study finds strong link between patient outcomes and nurse staffing in hospitals. *Health Resources and Services Administration Report* [On-line]. http://www.hrsa.gov/Newsroom/releases/2001%20Releases/nursestudy.htm/.

Humphreys, G. (1989). Dear nurse. *American Journal of Nursing*, Nov.

Hurley, A., Volicer, B., Hanrahan, S., & Volicer, L. (1992). Assessment of discomfort in advanced Alzheimer patient. *Research in Nursing & Health, 15*, 369–377.

International Council of Nurses (ICN), Geneva. (2000). *Code for nurses.* Geneva: Imprimeries Populaires. Online: http://www.icn.ch/icncode.pdf

International Parish Nurse Resource Center. (1999). On-line: www.advocatehealth.com/sites/pnursctr.html/.

Iowa Intervention Project. (1996). *Nursing interventions classification (NOC)* (J. McCloskey & G. Bulechek, Eds., 2nd ed.). St. Louis: Mosby.

Iowa Outcomes Project. (1997). *Nursing outcomes classification (NOC)* (M. Johnson & M. Maas, Eds.). St. Louis: Mosby.

Jenkins, G., & Taber, T. (1977). A Monte Carlo study of factors affecting three indices of composite scale reliability. *Journal of Applied Psychology, 62*, 392–398.

Jennings, B., Staggers, N., & Brosch, L. (1999). A classification scheme for outcome indicators. *Image: Journal of Nursing Scholarship, 31*(4), 381–388.

Johnson, M., & Maas, M. (1999). Nursing-sensitive patient outcomes. In E. Cohen & V. DeBack (Eds.), *The outcomes mandate* (pp. 37–48). St. Louis: Mosby.

Johnson, S. (1750). The Rambler #21. In *A Johnson Reader.* New York: Pantheon Books, 1964, p. 172.

Karnofsky, D., & Burchenal, J. (1949). The clinical evaluation of chemotherapeutic agents against cancer. In N. McLeod (Ed.), *Evaluation of chemotherapeutic agents* (pp. 191–205). New York: Columbia University Press.

Keeling, A., Knight, E., Taylor, V., & Nordt, L. (1994). Postcardiac catheterization time-in-bed study: Enhancing patient comfort through nursing research. *Applied Nursing Research, 7*(1), 14–17.

Kemper, B. (2001). "I wish I could comfort every..." President Bush quote, *Chicago Tribune,* pp. 1–3.

Kendall, G., Hrycaiko, D., & Martino, G. (1990). The effects of an imagery rehearsal, relaxation, and self-talk package on basketball game performance. *Journal of Sport and Exercise Psychology, 12*, 157–166.

Kim, H. (1999). Introduction. In H. Kim & I. Kollak (Eds.), *Nursing theories:*

Conceptual and philosophical foundations (pp. 1–7). New York: Springer Publishing.
Knapp, T., Kimble, L., & Dunbar, S. (1998). Distinguishing between the stability of a construct and the stability of an instrument in trait/state measurement. Nursing Research, 47, 60–61.
Koff, S. (2001, Jan. 21). He calls for building character, banishing hidden prejudices. The Plain Dealer. Cleveland, OH, p. A1.
Kolcaba, K. (1987). Reaching optimum function is realistic goal for elderly. (Letter to the Editor). Journal of Gerontological Nursing, 13(12), 36.
Kolcaba, K. (1988). A framework for the nursing care of demented patients. Mainlines, 9(6), 12–13.
Kolcaba, K. (1991). A taxonomic structure for the concept comfort. Image: Journal of Nursing Scholarship, 23(4), 237–239.
Kolcaba, K. (1992a). The concept of comfort in an environmental framework. Journal of Gerontological Nursing, 18(6), 33–38.
Kolcaba, K. (1992b). Holistic comfort: Operationalizing the construct as a nurse-sensitive outcome. Advances in Nursing Science, 15(1), 1–10.
Kolcaba, K. (1994). A theory of holistic comfort for nursing. Journal of Advanced Nursing, 19, 1178–1184.
Kolcaba, K. (1994, October). "Give Us Better Advice." Letter to the editor. The American Nurse.
Kolcaba, K. (1995a). The process and product of comfort merged in holistic nursing art. Journal of Holistic Nursing Practice, 13(2), 117–131.
Kolcaba, K. (1995b). The art of comfort care. Image: Journal of Nursing Scholarship, 27(4), 287–289.
Kolcaba, K. (1997). The Comfort Line [On-line]. Available: http://www.uakron.edu/comfort/.
Kolcaba, K. (1998). The effects of guided imagery on comfort in women with breast cancer choosing conservative therapy. (Doctoral dissertation, Case Western Reserve University, 1997). Dissertation Abstracts International, DAI-B 58/07. Jan. p. 3558.
Kolcaba, K. (1998). Comfort. The encyclopedia of nursing research (pp. 102–104). New York: Springer Publishing.
Kolcaba, K. (1998, May). The art of comfort care. Summa Research Progress Newsletter.
Kolcaba, K. (1999, Sept.). Guided imagery study cited in American Health Magazine, p. 47.
Kolcaba, K. (2000). Holistic care: Is it feasible in today's health care environment? [Counterpoint Response]. Nursing Leadership Forum, 4(4), 105–107. [Reprinted in Nursing leaders speak out: Issues and opinions (pp.

49–54). (2001). New York: Springer Publishing.]
Kolcaba, K. (2001). Evolution of the mid-range theory of comfort for outcomes research. *Nursing Outlook, 49*(2), 86–92.
Kolcaba, K. (2001). Kolcaba's Theory of Comfort. *Core concepts for advanced nursing practice* (pp. 418–422). St. Louis: Mosby.
Kolcaba, K. (in review). The Theory of Comfort. Chapter in *Middle Range Theories: Application to Nursing Research*. New York: Lippincott, Williams, & Wilkins.
Kolcaba, K., & Dowd, T. (2000). Kegel exercises: Strengthening the weak pelvic floor muscles that cause urinary incontinence. *American Journal of Nursing, 100*(11), 59.
Kolcaba, K., & Fisher, E. (1996). A holistic perspective on comfort care as an advance directive. *Critical Care Nursing Quarterly, 18*(4), 66–76.
Kolcaba, K., & Fox, C. (1999). The effects of guided imagery on comfort of women with early stage breast cancer undergoing radiation therapy. *Oncology Nursing Forum, 26*(1), 67–72.
Kolcaba, K., & Kolcaba, R. (1991). An analysis of the concept of comfort. *Journal of Advanced Nursing, 16*, 1301–1310.
Kolcaba, K., & Steiner, R. (2000). Empirical evidence for the nature of holistic comfort. *Journal of Holistic Nursing, 18*(1), 46–62.
Kolcaba, K., & Wilson, L. (2002). Comfort Care: A framework for PeriAnesthesia nursing. *Journal of PeriAnesthesia Nursing, 17*(2), 102–114.
Kolcaba, K., & Wykle, M. (1997). Spreading comfort around the world. *Reflections*, 2nd quarter, 12–13.
Kolcaba, R. (1997). The primary holisms in nursing. *Journal of Advanced Nursing, 25*, 290–296.
Kovner, C., Harrington, C., & Mezey, M. (2001). Counting nurses: What is community health-public health nursing? *American Journal of Nursing, 101*(1), 59–60.
Kozier, B., Erb, G., Berman, A., & Burke, K. (2000). Caring, comforting, and communicating. *Fundamentals of nursing: Concepts, process, and practice* (6th ed., pp. 430–431). New York: Prentice Hall.
Krueger, B. (2001, June 16). Dear Abby. *The Plain Dealer*, p. 10-E.
Labun, E. (1988). Spiritual care: An element in nursing care planning. *Journal of Advanced Nursing, 13*, 314–320.
Landefeld, S., Palmer, R., Kresevic, D., Fortinsky, R., & Kowal, J. (1995). A randomized trail of care in a hospital medical unit especially designed to improve the functional outcomes of acutely ill older patients. *New England Journal of Medicine, 332*(29), 1338–1344.
Laurie, R. (2001, July 1). "We must educate . . . " Letter to the editor: Do doctors owe patients optimism, or the truth? *The Plain Dealer*, p. 4-G.

Lee, C. (1990). Psyching up for a muscular endurance task: Effects of image content on performance and mood state. *Journal of Sport and Exercise Psychology, 12,* 66–73.

Lehman, D. (2001, July 22). *Jacobs Field, Game Face.* Dennis Lehman, Indians VP of Business, p. 24.

Levine, M. (1967). The four conservation principles of nursing. *Nursing Forum, 6,* 45–49.

Lieblick, J., & Franklin, S. (2001, Sept. 14). "Somebody has to do it." Article "Refugees relive homeland terror, comfort U.S. natives." *Chicago Tribune.* Section 1, p. 11.

Lipsey, M. (1990). *Design sensitivity.* Newbury Park, CA: Sage.

Louden, J. (1992). *The woman's comfort book.* San Francisco: Harper.

Lynn, M. (1986). Determination and quantification of content validity. *Nursing Research, 35,* 352–385.

Mallison, M. (1990). Editorial. *American Journal of Nursing* (Oct.), p. 15.

Malone, B. N. (1999). All I want for Christmas. *The American Nurse* (Nov./Dec.), p. 4.

McClelland, D. (1988). The effect of motivational arousal through films on salivary immunoglobulin A. *Psychological Health, 2,* 31–52.

McIlveen, K., & Morse, J. (1995). The role of comfort in nursing care: 1900–1980. *Clinical Nursing Research, 4*(2), 127–148.

Melzak, R., & Wall, P. (1982). *The challenge of pain.* New York: Basic Books.

MetroHealth System. (1999). *Pain management: Comfort with caring* [Brochure #44109-1998]. Cleveland, OH: Author.

Miller, C. (1999). (Contributor, Chapters 1, 2, 22). *Nursing care of older adults* (3rd ed.). New York: J. B. Lippincott.

Morse, J. (1983). An ethnoscientific analysis of comfort: A preliminary investigation. *Nursing Papers, 15,* 6–20.

Morse, J. (1992). Comfort: The refocusing of nursing care. *Clinical Nursing Research, 1*(1), 91–106.

Murray, H. (1938). *Explorations in personality.* New York: Oxford Press.

National Committee on Vital and Health Statistics. (1980). *Long-term health care: Minimum data set* (No. PHS 80-1158). Washington, DC: U.S. Department of Health and Human Services.

National Committee on Vital and Health Statistics. (1981). *Uniform ambulatory medical care: Minimum data set* (No. PHS 81-1161). Washington, DC: U.S. Department of Health and Human Services.

National Hospice Organization. (1994). Standards of a hospice program of care. *The Hospice Journal, 9*(4), 39–74.

Neves-Arruda, E., Larson, P., & Meleis, A. (1992). Comfort: Immigrant Hispanic cancer patients' views. *Cancer Nursing, 15*(6), 387–394.

Nightingale, F. (1859). *Notes on nursing*. London: Harrison.
Nolan, M., & Grant, G. (1992). Mid-range theory building and the nursing theory-practice gap: A respite care case study. *Journal of Advanced Nursing, 17*, 217–223.
Novak, B., Kolcaba, K., Steiner, R., & Dowd, T. (2001). Measuring comfort in caregivers and patients during late end-of-life care. *American Journal of Hospice & Palliative Care, 18*(3), 170–180.
Nowotny, M. (1989). Assessment of hope in patients with cancer: Development of an instrument. *Oncology Nursing Forum, 16*(1), 57–61.
Nursing Outcomes Classification. (2000). M. Johnson, M. Maas, & S. Moorhead (Eds.), 2nd Ed. St. Louis: Mosby.
Oaster, T. (1989). Number of alternative per choice point and stability of Likert-type scales. *Perceptual and Motor Skills, 68*, 549–550.
Oerlemans, M. (1972). Eli. *American Journal of Nursing, 72*, 1440–1441.
Orlando, I. (1961/1990). *The dynamic nurse-patient relationship*. New York: National League for Nursing.
Orr, R., Paris, J., & Siegler, M. (1991). Caring for the terminally ill: Resolving conflicting objectives between patient, physician, family, and institution. *Journal of Family Practice, 33*, 500–504.
Palmer, R., Landefeld, S., Kresevic, D., & Kowal, J. (1994). A medical unit for the acute care of the elderly. *Journal of the American Geriatric Society, 42*(5), 545–552.
Panno, J., Kolcaba, K., & Holder, C. (2000). Acute Care for Elders (ACE): A holistic model for geriatric orthopaedic nursing care. *Orthopaedic Nursing, 19*(6), 1–9.
Paterson, J., & Zderad, L. (1976/1988). *Humanistic nursing*. New York: National League for Nursing.
Pender, N. (1996). *Health promotion in nursing practice* (3rd ed.). Stamford, CT: Appleton & Lange.
Peplau, H. (1952). The art and science of nursing: Similarities, differences, and relations. *Nursing Science Quarterly, 1*(1), 5–15.
Phillips, L., & Ayres, M. (1999). Supportive and nonsupportive care environments for the elderly. In A. Hinshaw, S. Feetham, & J. Shaver (Eds.), *Handbook of clinical nursing research* (pp. 600–603). Thousand Oaks, CA: Sage.
Pohlkotte, A. (2001). The ultimate nursing adventure: Student discovers a passion for transcultural nursing. *Excellence in clinical practice, 4th quarter, 2*(4), 1–4. (Published by Sigma Theta Tau International.)
Rader, D. (2001, Dec. 2). I discovered what faith and love are really about. *Parade Magazine, The Sunday Newspaper Magazine* (pp. 4–6). New York: Parade Publications.

Rankin-Box, D. (1986). Comfort. *Nursing (London): The Journal of Clinical Practice, Education, and Management, 3*(9), 340–342.
Rasmussen, J. (1989). Analysis of Likert-scale data: A reinterpretation of Gregoire and Driver. *Psychological Bulletin, 105* 167–170.
Reed, P. (1987). Spirituality and well-being in terminally ill hospitalized adults. *Research in Nursing and Health, 10,* 335–344.
Robinson, D., & Kish, C. (2001). Core Concepts in Advanced Practice Nursing. Section VI, Theoretical Foundations. *Kolcaba's Theory of Comfort,* pp. 418–422. St. Louis: Mosby.
Robinson, E. (2001). Ethical issues: Caring for incompetent patients and their surrogates. *American Journal of Nursing, 101*(7), 75–76.
Romero, O. (1984). The church is all of you. In J. Brockman (Ed.), *The nature of peace* (p. 24). Minneapolis, MN: Winston Press.
Roy, C., & Roberts, S. (1981). *Theory construction in nursing: An adaptation model.* Englewood Cliffs, NJ: Prentice Hall.
Saltus, R. (2001, April 27). Number of nurses affects patient health. *Cleveland Plain Dealer, Health Section.*
Schlotfeldt, R. (1975). The need for a conceptual framework. In P. Verhonic (Ed.), *Nursing research* (pp. 3–25). Boston: Little & Brown.
Schoener, C., & Krysan, L. (1996). The comfort and discomfort of infertility. *JOGNN, 25*(2), 167–172.
Schuiling, K., & Sampselle, C. (1999). Comfort in labor and midwifery art. *Image: Journal of Nursing Scholarship, 31*(1), 77–81.
Schwab, M., Rader, J., & Doan, J. (1985). Relieving the anxiety and fear in dementia. *Journal of Gerontological Nursing, 11*(5), 8–15.
Shakespeare, W. (~1598). King Henry the Fifth. Act II. Scene III. In P. Alexander (Ed.), *The complete works of Shakespeare* (p. 561). London: Collins.
Shrout, P., & Fleiss, J. (1979). Intraclass correlations: Uses in assessing rater reliability. *Psychological Bulletin, 86,* 420–428.
Simon, E. (1999, Dec. 3). Bottom-up management no longer on the fringe. *The Plain Dealer,* p. 3-H.
Spielberger, C. (1983). *Manual for the State-Trait Anxiety Inventory.* Palo Alto, CA: Consulting Psychologists Press, Inc.
Stegner, W. (1988). *Crossing to safety.* New York: Penguin Books.
Stevens, J. (1992). *Applied multivariate statistics for the social sciences* (2nd ed.). Hillsdale, NJ: Lawrence Erlbaum Associates.
Suin, R. (1972). Removing emotional obstacles to learning and performance by visuo-motor behavior rehearsal. *Behavior Therapy, 3U,* 308–310.

Tabachnick, B., & Fidell, L. (1989). *Using multivariate statistics* (2nd ed.). New York: Harper & Row.

Tomey, A., & Alligood, M. (Eds.). (2001). *Nursing theorists and their work* (5th ed.). St. Louis: Mosby.

United Nations. (2000). *The universal declaration of human rights.* New York: Author.

U.S. Department of Health and Human Services. (2000). *Healthy people 2010: Understanding and improving health* (2nd ed.). Washington, DC: U.S. Government Printing Office. Also on-line at http://www.health.gov/healthypeople/.

Van Dijk, M., De Boer, J., Koot, H., Tibboel, D., Passchier, J., & Duivenvoorden, H. (2000). The reliability and validity of the comfort scale as a postoperative pain instrument in 0–3-year-old infants. *Pain, 84*(2–3), 367–377.

Vendlinski, S., & Kolcaba, K. (1997). Comfort care: A framework for hospice nursing. *The American Journal of Hospice & Palliative Care, 14*(6), 1–6.

Vullo-Navich, K., Smith, S., Andrews, M., Levine, A., Tischler, J., & Veglis, J. (1998). Comfort and incidence of abnormal serum sodium, BUN, creatinine and osmolality in dehydration of terminal illness. *The American Journal of Hospice & Palliative Care, 15*(2), 77–84.

Walker, L., & Avant, K. (1988). *Strategies for theory construction in nursing* (2nd ed.). Norwalk, CT: Appleton & Lange.

Walker, L., & Avant, K. (1995). *Strategies for theory construction in nursing* (3rd ed.). Norwalk, CT: Appleton & Lange.

Watson, J. (1979). *Nursing: The philosophy and science of caring.* Boulder, CO: Colorado Associated University Press.

Watson, J. (1992). Holding sacred space: The nurse as healing environment. *Holistic Nursing Practice, 6*(4), 26–36.

Watson, J. (2001). Post-hospital nursing: Shortage, shifts, and scripts. *Nursing Administration Quarterly, 25*(3), 77–82.

Webster's New Universal Unabridged Dictionary. (1979). Deluxe Second Edition. J. McHechne (Editor). New York: Simon & Shuster.

Webster's New World Dictionary. (1995). V. Neufeldt & A. Sparks (Eds.). New York: Simon & Schuster, Pocket Books Division.

Westberg, G. (1990). *The parish nurse: Providing a minister of health for your congregation.* Minneapolis: Augsburg Press.

Whall, A. (1996). The structure of nursing knowledge: Analysis and evaluation of practice, middle-range, and grand theory. In J. Fitzpatrick & A. Whall (Eds.), *Conceptual models of nursing: Analysis and application* (3rd ed., pp. 13–24). Stanford, CT: Appleton & Lange.

Wharton, E. (1904). The descent of man. From the *Oxford dictionary of 20th-century quotations* (p. 325). New York: Oxford University Press.

Wolanin, M., & Phillips, L. (1981). *Confusion: Prevention and care.* St. Louis: Mosby.

World Health Organization. (1974). *Chronicle of WHO, 1,* 1–2.

Yancey, P., & Brand, P. (1993). *The gift of pain.* Grand Rapids, MI: Zondervan Publishing (Previously titled *The Gift Nobody Wants.*)

Youngblut, J., & Casper, G. (1993). Single-item indicators in nursing research. *Research in Nursing and Health, 16,* 459–465.

Zerwekh, J. (1997). Do dying patients really need IV fluids? *American Journal of Nursing, 97*(3), 26–30.

付録 A

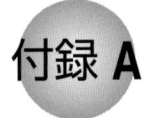

一般コンフォート質問票

日付 _____

番号 _____

あなたのコンフォートを理解させていただくにあたり，ご協力下さいましたことに心より感謝申し上げます。

あなたが現在感じているコンフォートに関する状態を以下に示しています。それぞれの質問には6つの選択肢があります。あなたが<u>今現在</u>感じていることに，最も近いと思う数字に○をつけて下さい。

		非常にそう思う					まったくそう思わない
1	私の体は今，リラックスしている	6	5	4	3	2	1
2	私はよく働いているので役に立っていると思う	6	5	4	3	2	1
3	プライバシーが十分守られている	6	5	4	3	2	1
4	必要なときには頼れる人がいる	6	5	4	3	2	1
5	運動をしたいとは思わない	6	5	4	3	2	1
6	気が滅入っている	6	5	4	3	2	1
7	自分に自信がある	6	5	4	3	2	1

(つづく)

		非常にそう思う					まったくそう思わない
8	誰かに依存していると思う	6	5	4	3	2	1
9	今の私の人生は価値あるものだと思う	6	5	4	3	2	1
10	愛されているとわかることで元気が出る	6	5	4	3	2	1
11	周囲の状況は心地良い	6	5	4	3	2	1
12	騒音で休めない	6	5	4	3	2	1
13	誰も私をわかってくれない	6	5	4	3	2	1
14	痛みに耐えられない	6	5	4	3	2	1
15	ベストを尽くそうという気持ちでいる	6	5	4	3	2	1
16	1人でいると，悲しい	6	5	4	3	2	1
17	信仰（信頼）によって不安がなくなった	6	5	4	3	2	1
18	ここにいることが好きではない	6	5	4	3	2	1
19	活気を奪われている	6	5	4	3	2	1
20	自分が今，健康だとは思わない	6	5	4	3	2	1
21	この部屋にいるのが怖い	6	5	4	3	2	1
22	次に何が起こるか不安である	6	5	4	3	2	1
23	公平に扱われている	6	5	4	3	2	1
24	気がかりな変化を体験している	6	5	4	3	2	1
25	空腹である	6	5	4	3	2	1
26	もっと医師に診てもらいたい	6	5	4	3	2	1
27	室温はちょうど良い	6	5	4	3	2	1
28	とても疲れている	6	5	4	3	2	1
29	痛みを乗り越えることができる	6	5	4	3	2	1
30	周りの雰囲気は気分を高めてくれる	6	5	4	3	2	1
31	満足している	6	5	4	3	2	1
32	このいす(ベッド)は苦痛である	6	5	4	3	2	1
33	私個人に合ったケアを受けている	6	5	4	3	2	1
34	私個人の所持品がここにはない	6	5	4	3	2	1
35	居場所がないと感じる	6	5	4	3	2	1
36	歩く元気が十分ある	6	5	4	3	2	1
37	友人や家族はカードや電話で私のことを気にかけてくれている	6	5	4	3	2	1
38	信念（信仰）によって心の平安が与えられる	6	5	4	3	2	1

		非常にそう思う					まったくそう思わない
39	健康についてもっと情報が欲しい	6	5	4	3	2	1
40	管理されているとは感じない	6	5	4	3	2	1
41	安全だと感じる	6	5	4	3	2	1
42	この部屋はひどい臭いがする	6	5	4	3	2	1
43	助けを得るのにいつも時間がかかる	6	5	4	3	2	1
44	平和であると感じる	6	5	4	3	2	1
45	気持ちが落ち込んでいる	6	5	4	3	2	1
46	自分の人生に意味を見出している	6	5	4	3	2	1
47	周囲を歩き回るのは容易である	6	5	4	3	2	1
48	回復する必要がある	6	5	4	3	2	1

付録 B

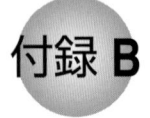

放射線療法コンフォート質問票

日付 ＿＿＿＿＿＿＿＿
番号 ＿＿＿＿＿＿＿＿

　コンフォートの概念に関する研究にご協力下さり，ありがとうございます。あなたが現在感じているコンフォートに関する状態を，以下に示しています。各質問には6つの番号が付されています。<u>質問に回答している瞬間の</u>あなたに，最も近いと思う数字に〇をつけて下さい。

		非常にそう思う					まったくそう思わない
1	今まさに，ひどい気分である	6	5	4	3	2	1
2	気分が良いと感じる	6	5	4	3	2	1
3	自分のがんについて語ることは人の役に立つ	6	5	4	3	2	1
4	以前のように，私の体は魅力的である	6	5	4	3	2	1
5	疲れている	6	5	4	3	2	1
6	放射線療法部門の対応は気に入っている	6	5	4	3	2	1
7	自分のがんについて，情報が不十分である	6	5	4	3	2	1
8	私の乳房はいつも通りだと思う	6	5	4	3	2	1

		非常にそう思う					まったくそう思わない
9	正しい治療法を決定したのかわからない	6	5	4	3	2	1
10	食欲がない	6	5	4	3	2	1
11	放射線療法部門にある装置について心配はしていない	6	5	4	3	2	1
12	治療室では1人になりたくない	6	5	4	3	2	1
13	よく眠れる	6	5	4	3	2	1
14	今の人生には価値がある	6	5	4	3	2	1
15	放射線機器の出す音で不安になる	6	5	4	3	2	1
16	助けが必要なときに頼れる人々がいる	6	5	4	3	2	1
17	乳房に痛みを感じる	6	5	4	3	2	1
18	自分ががんであることを受け入れるのは難しい	6	5	4	3	2	1
19	放射線療法室は居心地が悪い	6	5	4	3	2	1
20	誰も私をわかってくれない	6	5	4	3	2	1
21	私の乳房と腕の周りの皮膚は丈夫で健康的である	6	5	4	3	2	1
22	管理されているという感じはしない	6	5	4	3	2	1
23	友人はカードや電話, 手紙をくれて私を気にかけてくれている	6	5	4	3	2	1
24	次に何が起こるか不安である	6	5	4	3	2	1
25	治療台は固くて冷たいと感じる	6	5	4	3	2	1
26	放射線療法を受けるという決断を支持されていると感じる	6	5	4	3	2	1

付録 C

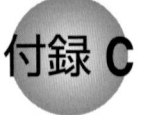

コンフォートライン

番号 _____

　以下のそれぞれ4つの線上で，線の横に書かれた内容について，今あなたが感じている状態と一致する高さに印（●）をつけて下さい。

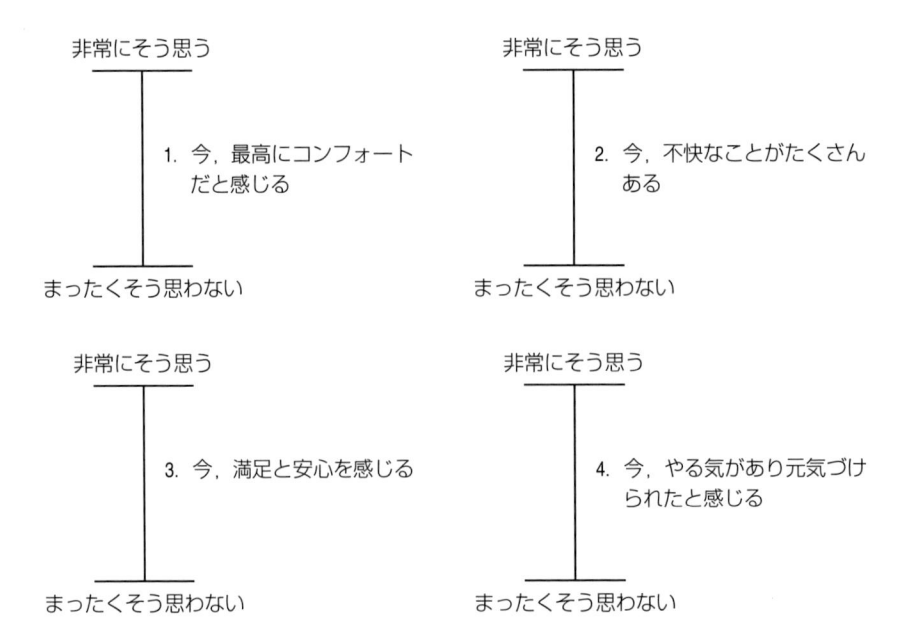

非常にそう思う

1. 今，最高にコンフォートだと感じる

まったくそう思わない

非常にそう思う

2. 今，不快なことがたくさんある

まったくそう思わない

非常にそう思う

3. 今，満足と安心を感じる

まったくそう思わない

非常にそう思う

4. 今，やる気があり元気づけられたと感じる

まったくそう思わない

注：このビジュアル・アナログスケールを複写する際は，線の長さをそれぞれ 10 cm にすること。

付録 D

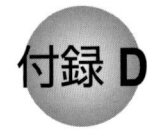

周手術期コンフォート質問票

番号 _____

コンフォート研究へのご協力ありがとうございます。あなたの手術に関係するコンフォートの状態を以下に示しています。各質問項目には6つの数字があります。あなたに最も近いと思う数字に○をつけて下さい。

		非常にそう思う				まったくそう思わない	
1	私は落ち着いていられた	6	5	4	3	2	1
2	寒かった	6	5	4	3	2	1
3	人間的な温かさのない環境だった	6	5	4	3	2	1
4	気が滅入るような状況だった	6	5	4	3	2	1
5	家族や友人が私を助けてくれた	6	5	4	3	2	1
6	手術前に麻酔科医と話す機会があった	6	5	4	3	2	1
7	私の肌の露出に対して気遣ってもらえた	6	5	4	3	2	1
8	不安が大きかった	6	5	4	3	2	1
9	麻酔スタッフは私の気持ちを気遣ってくれなかった	6	5	4	3	2	1
10	雑音が不快だった	6	5	4	3	2	1

(つづく)

		非常にそう思う					まったくそう思わない
11	麻酔科医はやさしかった	6	5	4	3	2	1
12	麻酔についてもっと情報が欲しかった	6	5	4	3	2	1
13	自分の手に負えないと感じた	6	5	4	3	2	1
14	周囲から元気づけられている雰囲気だった	6	5	4	3	2	1
15	ケアの質は良くなかった	6	5	4	3	2	1
16	私の希望がかなった	6	5	4	3	2	1
17	私の自尊心は保たれなかった	6	5	4	3	2	1
18	手術が成功し回復できた姿を思い描くことができた	6	5	4	3	2	1
19	ここは安全な環境だと感じた	6	5	4	3	2	1
20	ケアによって自信を持つことができた	6	5	4	3	2	1
21	眠ることが怖くなかった	6	5	4	3	2	1
22	点滴部位に痛みがあった	6	5	4	3	2	1
23	ここで受けたケアに満足している	6	5	4	3	2	1
24	麻酔科医はよくケアしてくれた	6	5	4	3	2	1

研究者の方へ：ベースラインのコンフォートをアセスメントする際には，現在のこととして変換できます。また，この測定用具はまだ検証されておりません。

付録 E

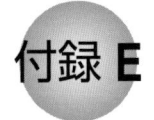

修正版 Karnofsky 一般状態スケール

100 - 正常，臨床症状なし
 90 - 軽い臨床症状あるが，通常の仕事や活動は可能
 80 - 臨床症状あるが，努力すれば通常の活動可能
 70 - 臨床症状あるが，通常の活動は不可能
 60 - 日常生活動作は自立しているが，生活上のことでときどき(30〜40%)介助が必要
 50 - 日常生活でかなりの介助と医療行為が必要
 40 - ほとんど動けず，特別な医療および看護と日常生活動作の多く(80%)で介助が必要
 30 - まったく動けず，嚥下困難だが死は差し迫っていない
 20 - かなりの重症，嚥下困難ですべてをほかに依存している
 10 - 死期が近く迫っている
  0 - 死

出典：Karnofsky, D., & Burchenal, J.(1949). The clinical evaluation of chemotherapeutic agents against cancer. In N. McLeod(Ed.), *Evaluation of chemotherapeutic agents*(pp.191-205). New York : Columbia University Press.

付録 F

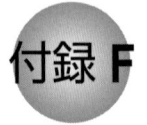

ホスピスコンフォート質問票(患者様用)

日付 _____
番号 _____

ホスピス看護の研究にご協力いただき,まことにありがとうございます。あなたが現在感じているコンフォートに関する状態を,以下に示しています。それぞれの質問には6つの選択肢があります。あなたの気持ちに最も近いと思う数字に○をつけて下さい。質問に回答している瞬間のあなたのコンフォートについて示して下さい。

		非常にそう思う					まったくそう思わない
*1	私の体は今リラックスしている	6	5	4	3	2	1
*2	息苦しさを感じている	6	5	4	3	2	1
3	プライバシーが十分守られている	6	5	4	3	2	1
*4	必要なときには頼れる人がいる	6	5	4	3	2	1
5	お腹が張っている感じがする	6	5	4	3	2	1
*6	家族のことが心配である	6	5	4	3	2	1
7	信仰が平穏を与えてくれる	6	5	4	3	2	1
8	看護師は希望を与えてくれる	6	5	4	3	2	1

		非常にそう思う					まったくそう思わない
9	私の人生は今まさに，価値がある	6	5	4	3	2	1
*10	自分が愛されていることがわかる	6	5	4	3	2	1
*11	周囲の環境が心地良い	6	5	4	3	2	1
*12	休養をとりにくい	6	5	4	3	2	1
13	誰も私をわかってくれない	6	5	4	3	2	1
14	耐え難い苦痛がある	6	5	4	3	2	1
*15	平和だと感じる	6	5	4	3	2	1
*16	熟睡できる	6	5	4	3	2	1
17	罪悪感を覚える	6	5	4	3	2	1
*18	ここにいることが好きである	6	5	4	3	2	1
*19	吐き気がする	6	5	4	3	2	1
*20	愛する人とコミュニケーションをとることができる	6	5	4	3	2	1
21	この部屋にいるのが怖い	6	5	4	3	2	1
*22	次に何が起こるのか不安である	6	5	4	3	2	1
23	私を気遣ってくれる特別な人がいる	6	5	4	3	2	1
*24	私を不安にさせる変化を体験している	6	5	4	3	2	1
25	静かな部屋が好きである	6	5	4	3	2	1
26	もっと医師に診てもらいたい	6	5	4	3	2	1
*27	口と肌がとても乾いている	6	5	4	3	2	1
*28	人間関係はうまくいっている	6	5	4	3	2	1
*29	苦痛を乗り越えることができる	6	5	4	3	2	1
*30	ここの雰囲気は気が滅入る	6	5	4	3	2	1
31	身体的にくつろいでいる	6	5	4	3	2	1
*32	このイス/ベッドは苦痛である	6	5	4	3	2	1
33	ここからの眺めは元気を与えてくれる	6	5	4	3	2	1
34	いつも嫌なことが気にかかっている	6	5	4	3	2	1
*35	霊的な確信がある	6	5	4	3	2	1

(つづく)

		非常にそう思う					まったくそう思わない
*36	身の回りのことが何かできるくらい調子がいい	6	5	4	3	2	1
37	友人はカードや電話で私のことを気にかけてくれている	6	5	4	3	2	1
38	ここは居心地が悪い	6	5	4	3	2	1
39	自分の状態についてもっと説明が欲しい	6	5	4	3	2	1
*40	無力感を感じる	6	5	4	3	2	1
41	神様が私を助けてくれている	6	5	4	3	2	1
42	この部屋はさわやかな香りがする	6	5	4	3	2	1
*43	孤独を感じる	6	5	4	3	2	1
44	必要なことを人に話すことができる	6	5	4	3	2	1
45	気分が滅入っている	6	5	4	3	2	1
46	自分の人生に意味を見出している	6	5	4	3	2	1
*47	自分の人生を振り返ってみると良いものだった	6	5	4	3	2	1
48	愛する人の精神状態を思うと悲しくなる	6	5	4	3	2	1
49	この部屋の室温はちょうどいい	6	5	4	3	2	1

*短い質問票にはこの印のついた太字の項目のみを用いてください。

付録 G

アメリカ看護師協会 看護のための倫理綱領

1. 看護師は，患者の人間としての尊厳と個別性を尊重したサービスを提供し，社会的・経済的状況や個人の属性，健康問題の特性を理由に活動を制約することはありません。
2. 看護師は，守秘義務を固く守り，患者のプライバシーの権利を守ります。
3. 看護師は，無資格や非倫理的，非合法的な何者かの行為によって，健康と安全が脅かされるとき，患者と公衆を守るために行動します。
4. 看護師は，個人の看護判断と看護行為に伴う義務と責任を果たします。
5. 看護師は，看護に必要な能力を保持し続けます。
6. 看護師は，相談を受け，責任を果たし，看護行為を任される基準として，情報に基づいた判断を遂行し，個人の能力や適性を活用します。
7. 看護師は，現在も発展し続ける専門職としての知識体系に貢献する活動を行います。
8. 看護師は，看護の標準を遂行し改善するために，専門職としての活動を行います。
9. 看護師は，質の高い看護ケアに必要な雇用条件を確立し，それを維持するために，専門職としての活動を行います。
10. 看護師は，国民を誤報や虚偽から守り，看護の誠実さを維持するために，専門職としての活動を行います。
11. 看護師は，国民のヘルスニーズを満たすために，コミュニティや国家の活動を促進し，他のヘルスケア専門家や他の住民と協同します。

(American Nurses Assosiation(1985)の好意による，Publication #G-56)

付録 H

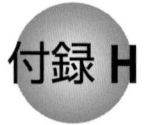

国際看護師協会(ICN)
看護師の倫理綱領(2005年)*

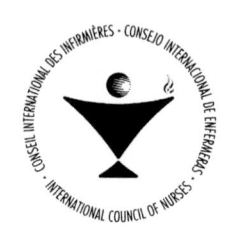

前文

看護師には4つの基本的責任がある。すなわち健康を増進し，疾病を予防し，健康を回復し，苦痛を緩和することである。看護のニーズはあらゆる人々に普遍的である。

看護には，文化的権利，自ら選択し生きる権利，尊厳を保つ権利，そして敬意のこもった対応を受ける権利などの人権を尊重することが，その本質として備わっている。看護ケアは年齢，皮膚の色，信条，文化，障害や疾病，ジェンダー，国籍，政治，人種，社会的地位を尊重するものであり，これらを理由に制約されるものではない。

看護師は個人，家族，地域社会にヘルスサービスを提供し，自己が提供する

---

*訳者注：原書では2000年改訂版が収載されているが，本書では2005年改訂版を収載する。

サービスと関連グループが提供するサービスの調整をはかる。

倫理綱領

「ICN 看護師の倫理綱領」には，4 つの基本領域が設けられており，それぞれにおいて倫理的行為の基準が示されている。

倫理綱領の基本領域

1．看護師と人々
・看護師の専門職としての第一義的な責任は，看護を必要とする人々に対して存在する。
・看護師は，看護を提供するに際し，個人，家族および地域社会の人権や価値観，習慣および精神的信念が尊重されるような環境の実現を促す。
・看護師は，個人がケアや治療に同意する上で，十分な情報を確実に得られるようにする。
・看護師は，他人の個人情報を守秘し，これを共有する場合には適切な判断に基づいて行う。
・看護師は，一般社会の人々（とくに弱い立場にある人々）の健康上のニーズおよび社会的ニーズを満たすための行動を起こし，支援する責任を社会と分かち合う。
・看護師はさらに，自然環境を枯渇，汚染，劣化および破壊から保護し，維持する責任を，社会と分かち合う。

2．看護師と実践
・看護師は，看護業務および継続的学習による能力の維持に関して，個人として責任と責務を有する。
・看護師は，自己の健康を維持し，ケアを提供する能力が損なわれないようにする。
・看護師は，責任を引き受け，または他へ委譲する場合，自己および相手の能力を正しく判断する。
・看護師はいかなるときも，看護職の信望を高めて社会の信頼を得るように，個人としての品行を常に高く維持する。
・看護師は，ケアを提供する際に，テクノロジーと科学の進歩が人々の安全，

尊厳および権利を脅かすことなく，これらと共存することを保証する。

3．看護師と看護専門職
・看護師は，看護実践，看護管理，看護研究および看護教育の望ましい基準を設定し実施することに主要な役割を果たす。
・看護師は，研究に基づき，看護の中核となる専門的知識の開発に積極的に取り組む。
・看護師は，その専門職組織を通じて活動することにより，看護における正当な社会的経済的労働条件の確立と維持に参画する。

4．看護師と協働者
・看護師は，看護および他分野の協働者と協力関係を維持する。
・看護師は，個人，家族および地域社会の健康が協働者あるいは他の者によって危険にさらされているときは，それらの人々や地域社会を安全に保護するために適切な処置をとる。

（日本看護協会訳）

付録 I

ウェブサイト「コンフォートライン」の「よくある質問」

　下記は，学生や電子メールでの問い合わせが多い質問である。この付録は私のウェブサイト「コンフォートライン」www.uacron.edu/comfort/ の「よくある質問コーナー」を更新後に書き下ろしたものである。これらの質問の多くは本書でさらに詳しく回答しているが，該当箇所を見つけにくいかもしれない（私の回答の背景を知りたい方は，該当する章を参照のこと）。

理論の開発

1. 看護研究をするにあたり，コンフォートをどのように定義しているのか
　　ホリスティックなコンフォートは，4つの経験のコンテクスト（身体的，サイコスピリット的，社会的，環境的）の中で，緩和，安心，超越へのニードが満たされることによって強化される，即時的な経験と定義される（第1章）。
2. コンフォートのタイプとコンテクストをどのように定義しているのか
　　コンフォートのタイプ：コンフォートの3つの構成要素（下位尺度の因子）
　　　緩和（relief）：具体的なニードを満たすことのできた受け手の状態
　　　安心（ease）：平静あるいは満足した受け手の状態
　　　超越（transcendence）：問題あるいは苦痛を克服した受け手の状態
　　コンフォートを経験するコンテクスト：コンフォートはどのように経

験され，または知覚されるのか。コンフォートをもたらすもの，あるいはコンフォートを妨げるものとはどんなものか。

<u>身体的</u>：身体感覚やホメオスタシスの機構に関係するもの
<u>サイコスピリット的</u>：自尊心，自己概念，セクシュアリティ，人生の意味などの自己の内的認識に関係するもの，高次の秩序や存在と関係するもの
<u>環境的</u>：外的な環境や条件，影響力に関係するもの
<u>社会文化的</u>：対人関係，家族関係，社会的関係に関するもの。家族の伝統，しきたり，宗教活動なども含まれる。

3. なぜサイコロジカル(精神的)なコンフォートと，スピリチュアル(霊的)なコンフォートを，「サイコスピリット(精神霊的な)」と呼ばれる1つの経験のコンテクストにまとめるのか

それぞれの指標が重複しており，いくつかはまったく同じなので，まとめられる(例えば意味深さ，信仰，アイデンティティ，自尊心など)。Judith Spross は苦悩に関する研究で，独自に精神的なコンテクストと霊的なコンテクストを同様な方法でまとめ，経験の同じコンテクストであることを述べている(第1章)。

4. コンフォートと苦痛にはどんな関係があるのか

コンフォートは苦痛よりも大きな包括的用語である。前述したように，緩和，安心，超越の3つのタイプがある。緩和はそれまでの具体的な不快がなくなることであり，緩和の一般的な例としては，強さに変化を持つ苦痛の存在がある。身体に由来する苦痛もまた，サイコスピリット的，社会文化的，環境的な要因に影響を受ける。

苦痛とは知覚，認識，情緒的な構成要素を含む多次元的な不快と定義される(Melzac & Wall, 1982)。身体に感じる具体的な感覚とは，強さの度合いが変わる「痛み」である(例えば，軽い痛みから強い痛みまでや，1〜10 までなど)。苦痛の不快の多くは，明らかにコンフォートを妨げるものとなる(コンフォート，不快，苦痛は用語解説で定義している)。

5. コンフォートの概念化に組み入れたのはどのような看護理論家のものか

<u>緩和</u>(relief)：Orlando(1961/1990)
<u>安心</u>(ease)：Henderson(1978)
<u>超越</u>(transcendence)：Paterson と Zderad(1976/1988)

コンフォートのコンテクストは，ホリズムに関する看護の文献をもと

にしている(第1章)。
6. コンフォートの定義はどうしてそんなに複雑なのか
　　コンフォートは複雑な概念であるにもかかわらず，この研究以前には，疼痛や吐き気，かゆみなどの不快な状態がないこととして，ネガティブに定義されていた(Funk, Tornquist, Champagne, Copp & Wies, 1989)。私の定義ではコンフォートをポジティブな概念としたことが特徴的であり，身体的なコンフォートを超えた多くの側面から説明している。分類的構造によってコンフォートニードを確認し，それらのコンフォートニードをターゲットとした介入(コンフォートを与える手段)を計画し，その介入の効果を測定することができる(第1章)。
7. コンフォートの研究をどのようにして始めたのか
　　修士課程に入って早々に，(Rosemary Ellis先生から)自分の看護実践を図式化するという課題を与えられた。当時，アルツハイマー病棟の主任看護師をしていた私は，コンフォートの概念を，なすべきことをしようとしない患者に対する，私自身がそうあって欲しいと患者に望んでいる状態として図式化した。老年学の学会で私の「枠組み」を発表したところ，コンフォートの概念分析をしたのかと問われた。私は「いいえ，でも次の段階としてするつもりです」と答えた。実際には，それまでそんなことを考えたことはなかったが，次の段階としてやるべきだと了解した(このことはあなたに，自分の考えを発表したり，フィードバックを得るために開示したりすることは，価値があることを示している)。その後，私は自分が公言したことへの責任から，概念分析をする義務を負ったと感じた(15年前のことだ!)(第1章)。
8. あなたの理論をコンフォートの「中範囲」理論としたのはなぜか
　　この理論は広がりのある包括的な理論ではない。理論の及ぶ範囲は，概念の間で測定が可能で定義づけされた関係性を示した，概念枠組みそれぞれの最終ライン全体に見出されている(図5-2, 図9-1)。また，この理論はその時々の状況に合わせて簡単に操作できる。各概念が操作されたそれぞれの概念は，実践レベルの理論となる(第5章，第7章，第9章)。
9. メタパラダイム概念をどのように定義づけたのか
　　看護(nursing):コンフォートニードに対する意図的なアセスメント，これらのニードに対処するためのコンフォートを与える手段の計画，

ならびにコンフォートを与える手段の実践前のベースラインと実践後を比較して，患者やコミュニティのコンフォートレベルを再アセスメントすること

患者(patient)：ヘルスケアニードのある，個人，家族，コミュニティ，国

環境(environment)：コンフォートを増進させるために操作可能な，患者，家族のコンフォートの側面

健康(health)：コンフォートの増進によって患者，家族，コミュニティ，国の至適機能が促進されること(第4章)

10. コンフォート理論は，何がほかから取り入れられたもので，何が独自のものなのか

質問5で回答したように，緩和，安心，超越の考えについてはほかから取り入れたものである．その後，ホリズムに関する文献検討から，経験のコンテクストを取り入れた．私はこれらの考えを独自の方法で組み立てた．さらにその後，Henry Murrayからコンフォート理論の第1と第2の部分の枠組みを取り入れた(コンフォート理論の論文を参照のこと)．しかし私は，彼の抽象的な枠組みに，看護概念を独自の方法で付け足した．施設の統合性という考えは独自のものであり(私が作り上げた！)，TomeyとAlligoodが遡及法と呼んだプロセスを経て追加されたものである(第4章，第9章)．

11. コンフォート理論は，異文化においても活用できるのか

患者のコンフォートは，カナダ，スペイン，オーストラリアの文化でも記述されてきた．さらに，イラン，トルコ，タイ，中国，南米，ノルウェー，他の国々から問い合わせがあった．私はコンフォートを，ユニバーサルな概念であると結論づけた．異文化でコンフォート理論を検証する最初のステップは，測定用具をその国の言葉に翻訳することだ．ボランティア募集中！(第10章)

12. コンフォートの連続体としての反対語は何か

コンフォートの反対は，苦痛であると私は考えている(第6章)．

13. コンフォート理論での最近の進展は何か

理論に施設のアウトカムという概念と定義を加えた．それは看護ケアのアウトカムを測定する看護研究や実践がなされている動向に対応させるためである．また，社会的コンフォートを社会文化的コンフォートに

変更した(第9章)。

教育と実践

1. <u>人員削減の状況では，コンフォートケアは非現実的ではないか</u>

   コンフォートケアは患者と看護師にとって，効率的で満足を与えるものである。つまり，限られた資源である時間の中で，より重要とされる。さらに，コンフォートケアは看護師のすることを確認し，必要不可欠とする枠組みを提供する。患者や家族がコンフォートの増進と登録看護師を結びつけて考えるなら，登録看護師を気軽に利用できるよう<u>要求する</u>だろう(第9章)。

   また，コンフォートケアは患者に焦点を当てているため，学際的なヘルスケアの枠組みでもある。将来に向けてケアの枠組みを統一するものである。

   注意：2,3年前，学生にコンフォートケアを提示したところ，以前ナーシングホームで働いていた1人のまじめな若い男子学生が手を上げてこう質問した。「それは新しい概念ですか。私はそれが実践されているのを見たことがありません！」。彼の疑問は，看護実践と看護教育において，基本に立ち返れという警鐘だと私は思う。

2. <u>コンフォートケアを学ぶことは難しいか</u>

   いいえ。私たちは皆，自分のコンフォートについてよくわかっているので，コンフォートケアは直観的なものなのである。コンフォートケアの雛型は，ほとんどの患者に繰り返して適用できるが，必然的で綿密な満足の得られるものなので個別的にも適用できる(第9章，第10章)。

3. <u>コンフォートケアの枠組みは，患者が経験した医学的問題や苦痛の原因を説明するものなのか</u>

   はい。身体的コンフォートは酸素化のバランス，排泄，可動性，認知能力，電解質バランス，疼痛管理，輸液，その他の医学的な問題すべての側面を含んでいる(第5章)。

4. <u>ケアプランが時代遅れとなっている。学生が(自ら解法を見出すような)他の教育や学習の方策はあるか</u>

   あります。学生は臨床用予習シートで，身体的(前述の質問3を参照)，サイコスピリット的，社会文化的，環境的という4つのコンテクストで

コンフォートニードを確認することができる。学生はそれぞれの患者の全体像が明らかになるように，異なる領域での介入変数を挙げるべきである。そうすれば，介入内容，介入後に患者が知覚したコンフォート，次に看護師がすべきこと，現実的な健康探索行動，期待される施設のアウトカムも挙げることができる（患者の満足が最も簡単である）（第9章，第10章）。

研究

1. 博士論文での話題は何か

　　大学院在学中に，一般コンフォート質問票のパイロット研究を行った。すでに述べたように，それはケース・ウェスタン・リザーブ大学（CWRU）を修了するには不十分なものだった。そして指導教官は，本当にコンフォートは測定可能なのかを調べるための介入研究をするよう「ほのめかした」。そこで，急性期のコンフォートニードのある人たち（初期の乳がん患者の女性）を調査対象とすることと，実践で役立つホリスティックな介入（イメージ誘導法の録音テープ）をすること，そしてもし何らかの傾向が見られれば，それをはっきりさせておくために，3回繰り返して測定することを選択した。私はフランシス・ペイン・ボルトン大学の博士課程を，入学から11年後の1996年11月に修了した（11年とは聞こえが悪いが，アクロン大学で常勤で働き，家事育児をしながら課程を取得したのだ）。私の博士論文は，CWRU（Kolcaba, 1998）や，『*Oncology Nursing Forum*』誌に発表した論文（Kolcaba & Fox, 1998）から入手できる。

2. コンフォート研究ではどんな統計学的手法を推奨するか

　　理論的にはコンフォートは状況特異的なので，ある介入の前と介入後に，少なくとも2回測定することが望ましい。従属変数（各時点でのコンフォートの測定値）の平均値と対比させるものとして時間が用いられるため，統計的分析にはMANCOVAの反復測定が推奨される。さらに対象者介入群は自らがその対照群となる。傾向分析は，介入群と対照群の経時的なコンフォートの違いのモデルを示すために用いることができる。

　　ビジュアル・アナログスケールのデータは，同様の方法で算出できる。

私たちのビジュアル・アナログスケール（コンフォートライン）は，長さが 10 cm（100 mm）であり，総コンフォート，緩和，安心，超越を測定するために，4 つのビジュアル・アナログスケールを用いることができる。緩和の符号を逆転させた後に，各スケールの下からの長さ mm を測定する（例えば 6.4 cm，または 64 mm）。信頼係数を得るために，テスト - 再テスト法を 10 分間隔で行う（とくにストレスフルなヘルスケア場面では，コンフォートの状態は変化しやすいので，考慮すべき時期が過ぎてしまうと，テスト - 再テスト信頼係数は不適切になる）。

3. 現在どのような研究に取り組んでいるのか

　共同研究者の Therese Dowd 博士は，長年，尿失禁（urinary incontinence；UI）と頻尿（urinary frequency；UF）に関心を持ってきた（私たちは膀胱障害症候群［compromised urinary bladder syndrome；CUBS］と呼んでいる）。彼女はそのような状態に対して，私の理論に適合性はあるか尋ねた。私は成人や小児の尿失禁と頻尿は，コンフォートを妨げていると考えたので，「もちろん！」と答えた。そうして私たちは，尿失禁と頻尿のある人々の多面的なヘルスケアニードに焦点を当てた研究計画に没頭した。膀胱に関する健康情報や認識への対応策など，ニードを満たす介入を計画し，後に続くアウトカム（健康であるという感覚，QOL，UI と UF に関するエピソード）として，いくつかの他の健康探索行動を伴った即時的で望ましいアウトカムとしてのコンフォートを測定した（尿失禁・頻尿コンフォート質問票［Dowd, Kolcaba, & Steiner, 2000］）。現在，私たちは生活に援助を要する人々に，そしていずれは長期療養の場で，自分たちの知見を適用しようとしている。

　そのほかの研究計画は，人生の終焉でのコンフォートである。人生の終焉が近い人々のコンフォートと関連したアウトカムに対して，ハンドマッサージの有効性を研究し始めたばかりである。人生の終焉コンフォート質問票を用いるつもりである（Novak, Kolcaba, Steiner, & Dowd, 2001）。難しい場面設定ではあるが，以前にこのような方を対象に研究したことがあり，生じる問題をわかっているので，そのときの恩に報いるよう懸命に取り組んでいる（第 9 章）。

　3 つ目に関心のある話題は，調査し始めたところであるが，教区看護師に関するアウトカムである。

　私の業績はすべて，Springer 社や私のウェブサイトから入手できる。

4. 私個人の研究計画立案のために質問できるのか

　　はい。頻繁にチェックしている私の電子メールアドレスを利用すること(kolcaba@uakron.edu.)。たとえあなたがコンフォート理論を使わないと決めても，あなたの関心事，質問，フィードバックを私はいつでも歓迎する。

付録 J

コンフォート理論の評価

TomeyとAlligoodによる『Nursing Theorists and Their Work, 5th ed.』(2002)［邦訳『看護理論家とその業績』第3版，医学書院，2004］から，看護理論の評価基準を以下に示す。基準に対するこれらの反応は，私の共同研究者であるTherese Dowdによって書かれ，Mosby社の許可を得て掲載した。

明晰さ

概念分析などの初期の論文のいくつかは難解であったが，定義，起源，前提ならびに命題に関しては一貫していた。コンフォート理論を解説したセミナー論文は読みやすく，その後の論文で，Kolcabaは理解可能な専門用語を用いて，具体的実践にコンフォート理論を適用している。すべての研究概念は，理論的にも操作的にも，きちんと定義されている。

簡明性

基本的な看護ケアや従来からの看護の使命に立ち戻るものであるので，コンフォート理論は簡明である。使われている言葉も応用もローテクであるが，ハイテクを用いることを否定しているわけではない。理論の変数が少なく，研究や教育プロジェクトにすべての変数を使わなければならないとは限らない。この理論が主に押し進めているものは，施設の内側であろうと外側であろうと，患者のニーズに焦点を当てた看護実践に回帰させることである。この理論は簡

明であるため，看護学生や看護師がこの理論を容易に学習し，実践することが可能である．

一般性

Kolcaba の理論は，多数の研究状況，文化ならびに年齢群に対して応用されている．応用の制限となる唯一の因子は，患者のコンフォートニードを満たすため，看護師や管理者がどの程度コミットするかである．看護師も施設や地域でも，このタイプの看護ケアを行えば，コンフォート理論を応用することで，効率的，個別的，ホリスティックなパターンで，看護実践を行うことが可能である．コンフォートが分類的構造をしていることから，研究者は新しい状況で独自のコンフォート尺度を開発することが可能である．

経験的精密性

有効な看護介入を長期間行うことで，コンフォートが増強されることを予測している理論の第1部については，乳がんの女性患者ならびに尿失禁(UI)患者で検証され，理論が支持されている．UI 患者での研究では，コンフォートの増進が健康探索行動の増加と関係しており，これはコンフォート理論の第2部を支持するものであった．コンフォートと施設の統合性との関係については，今後さらに検証する必要がある．

乳がん患者や UI 患者，ならびに終末期の患者については，そこで使用されたコンフォート尺度が，精神状態の測定にとくに有用であることが実証されており，これは質問票がコンフォートを的確に測定し，コンフォートの時間的変遷を明らかにできることを意味している．これらの知見は，コンフォートの分類的構造に理論的基盤があることを支持するものである．

帰結

コンフォート理論は，患者を中心にした実践を記述することが可能であり，コンフォートを与える手段が患者，患者の健康ならびに，施設の存続性にとって重要かどうかを判定する方法を示すものである　この理論からは，コンフォートの増進と健康探索行動への参加に対して，有効なコンフォートを与える手段

(介入)がどのような利益をもたらすかを予測することができる。コンフォート理論は看護理論をその根元まで引き戻しながら，看護実践を強化することに貢献している。しかしそれは，医師，ソーシャルワーカー，心理士，聖職者，看護助手，ヘルパーのような，看護職以外のヘルスケア専門職によって活用できるものである*。

　さらに，コンフォート理論には，<u>中範囲理論</u>を評価する特定の基準が適用された。それは，次のようなことである。(1)その概念や主張が看護に特有である，(2)容易に操作可能である，(3)多様な状況に応用可能である，(4)主張はその適用状況に応じて，因果的なものから結合的なものまでカバーできる，(5)前提と理論が適合する。これらは，Whall(1996)の述べた優れた中範囲理論の特徴である。NolanとGrant(1992)は，理論が実践の場で実際的となるために2つの基準の追加を提案した。その基準とは次の通りである。(6)理論の潜在的ユーザー，すなわち看護師にとって，実際的な価値を持つべきである，(7)単に看護師のすることを記述するのではなく，患者にとって重要なことをアウトカムとすることを重視するべきである。コンフォートの中範囲理論はこれら7つの基準を満たす。

---

* 訳者注：この付録Jは，TomeyとAlligood，都留伸子監訳『看護理論家とその業績』，第3版，医学書院，第24章「キャサリン・コルカバ」，太田喜久子訳(448頁)を引用。ただし，最後の「帰結」の項の6行目「しかしそれは…」以降は，TomeyとAlligoodにはなく，訳者の翻訳による。

用語解説

αプレス(Alpha Press)　ネガティブな(妨害)力と，ポジティブな(促進)力と，それらの相互作用力の総和(「Murrayのヒューマン・プレス理論」参照)

βプレス(Beta Press)　患者が満足を得るために求める援助である。ヘルスケア場面で生じるニード(妨害力)に対して，介入(促進力)がいかに効果的だったかという患者の知覚；αプレスにおける力の総効果としての，患者の知覚(「Murrayのヒューマン・プレス理論」参照)

CINAHL：Cumulative Index of Nursing and Allied Health Literature(シナール：看護と健康に関連した文献を累積した索引)　大学図書館のインターネット環境を通して利用できる，健康関連の研究者のための大規模研究データベース

Murray(1938)のヒューマン・プレス理論(Murray's [1938] Theory of Human Press)　コルカバのコンフォートの中範囲理論の基盤となった枠組みを支えている，人間の人格やニードに関する一般的な理論

Post-Hoc検査(Post-Hoc Tests)　第一統計的検査法の後に行う第二の統計的検査法，第一検査法が優位の場合に限り行う

t検定(T test)　グループ間でのコンフォートのような選択されたアウトカムの違いを決定づける統計的テスト

アウトカム(Outcames)　ヘルスケア介入の結果

　アウトカム研究(outcomes research)　特有の施設や専門分野に関与する，ポジティブなアウトカムとネガティブなアウトカムの数を明らかにする，大規模なデータセットの統計学的分析

　看護を反映するアウトカム(Nursing sensitive outcomes)　コンフォートのよ

うな，優れた看護ケアに関与し得る患者ケアの結果（専門分野特異的アウトカムの1つ）

グローバルなアウトカム(global outcomes)　健康状態や患者の満足度のような，ある1つの専門分野にだけ関与しているとは言い難い患者ケアの広範囲な結果

システム特異的アウトカム(system specific outcomes)　組織的な因子や地理的な状況を反映する患者ケアの結果

診断特異的アウトカム(diagnosis specific outcomes)　診断名，年齢，入院時の機能的レベルなどに関与する患者ケアの結果(Johnson & Maas, 1999)

専門分野特異的アウトカム(discipline specific outcomes)　医療ケアのような特定のヘルスケア専門職に関与する患者ケアの結果(Johnson & Maas, 1999)

ネガティブなアウトカム(negative outcomes)　院内感染のような望ましくない患者ケアの結果

ポジティブなアウトカム(positive outcomes)　早期退院のような望ましい患者ケアの結果

アウトカム研究(Outcomes Research)　ある1つの施設や地理的に限定された地域における，ヘルスケア供給のパターンや結果に関する大規模なデータベースの分析

痛み(Pain)　感覚，認識，感情的要素を含む多次元の不快(Melzak & Wall, 1982)；多様な強さで痛む身体に特有の感覚（例えば，軽度～重度，1～10）／痛みの不快さは多くの場合，コンフォートを著しく減ずる。

　痛みの増強因子(pain intensifiers)　意識の中で痛みの知覚が高められる反応(Yancey & Brand, 1997)

　局所痛(focal pain)　外科的処置，その他の病状，分娩や出産に関連した，特異的で激しく，予期された比較的限局した痛み

癒し(Healing)　患者が平穏な死を迎えたり，人が愛する人を逝かせる力を与えられたと感じるような，患者や愛するものにとっていかなるときも与えられる必要なもの(Kolcaba)／あらゆる段階の人間の間でのふさわしい関係として出現するもの(Watson, 1992, p.28)

癒しの環境(Healing Environment)　「癒しや完全を目指した全人的な，相乗的，有機的，多次元的な Haelan 効果の出現」を促進する環境(Watson, 1992, p.28)

エコロジー(Ecology)　生存する有機体の反応や相互作用による領域の階層（種，地域，生態系，生活圏）

演繹法(Deduction)　論理的推論形式であり，一般的な前提あるいは原理から具体的結論を推論するもの／一般から具体へと進む論究である(Bishop, 1998)。

介入変数(Intervening Variables)　看護師や機関はほとんどコントロールできないが，コンフォートケアの計画やコンフォート研究の方向性や成功に影響を及ぼす因子

概念的定義(Conceptual Definition)　簡潔な言語による言葉の意味についての言明；専門的定義ともなり得る(より明確で複雑で，ときに専門職に特異的である)。

概念分析(Concept Analysis)　専門用語や言葉の部分部分が，いかに相互作用し，組織化されているかを決めるために考察すること／専門用語の明確な定義づけを含む。

仮説(Assumptions)　現実についての著者の見解

患者(Patient)　ヘルスケアを必要とした個人，家族，コミュニティ(Kolcaba, K., 1997)

環境(Environment)　コンフォートに影響を与え，コンフォートを増進させるために操作することのできる，患者，家族，地域を取り巻く側面

環境的コンフォート(Environmental Comfort)　「コンフォートのコンテクスト」参照

看護(Nursing)　コンフォートニードを意図的にアセスメントし，それらのニードに対処するためのコンフォートを与える手段(介入)を計画し，その実践後に元のベースラインと比較して患者や地域のコンフォートを再評価すること(Kolcaba, K., 1997)

看護を反映するアウトカム(Nursing-Sensitive Outcomes)　看護師の介入に直接関係し得るヘルスケアの結果

緩和(Ease)　平静あるいは満足した状態

緩和(Relief)　具体的なコンフォートニードが満たされた患者の経験

帰納法(Induction)　いくつかの観察された具体例から一般化を行う過程(Bishop, 1998)

希望(Hope)　人がより良い未来が本当に可能であり，重要であるという明日を期待する思い

義務以上の仕事(Supererogation)　専門職として規程された職責を超えた行為

客観的データ(Objective Data)　ヘルスケアチームが患者の状態を判断するために行った観察

救出の失敗(Failure to Rescue)　敗血症，肺炎，ショック，上部消化管出血，深部静脈血栓症または，入院によるその他の合併症によって引き起こされた患者の死(HRSA, 2001)

クリニカルラダー(Clinical Ladders)　キャリア開発のシステムの一部であり，小規模な研究やプロジェクトがうまく行われている施設において，看護師が利用できる過程

傾向分析(Trend analysis)　グループ間の違いにパターンがあるかどうかを示すPost-Hoc の 1 つの統計検査法／コンフォート研究で私たちが発見したパターンは，時点 1 ではグループ間の違いは無視できるものだったが，時点 2 ではその違いはより大きくなり，時点 3 では大きかった。それぞれのグループをグラフ上にプロットしたとき，治療グループのラインが上昇している一方で，対照群は相対的に平行なままであった。

健康(Health)　コンフォートの増進によって促進される患者，家族，地域，国の至適機能(Kolcaba, K., 1997)

健康探索行動(Health Seeking Behaviors ; HSBs)　患者が意識的もしくは無意識に良好な状態へ向けて取り組む行動／健康探索行動には，内的なもの，外的なもの，平穏な死がある。

構成概念(Construct)　いくつかの概念の包括／コンフォートは緩和，安心，超越の概念から成るので，構成概念と呼ぶことが可能である(しかしながら，私は単純にその用語を概念として用いた)。

幸福(Well-being)　生活の質の程度や知覚

心に残る看護師(Memorable Nurses)　コンフォートを与える手段の提供が義務の範囲を超えており，ヘルスケアのエピソードの完了後，患者や家族が大きな尊敬と感謝の意を抱く，きわだった徳のある看護師

コーチング(Coaching)　「コンフォートを与える手段」参照

コンフォート(Comfort)　4 つのコンテクスト(身体的，サイコスピリット的，社会的，環境的)において，緩和，安心，超越のニードが満たされることによって強められる即時的な経験／苦痛の消失をはるかに超えたもの(Kolcaba)

コンフォートケア(Comfort Care)　患者の身体的(感覚だけでなく，ホメオスタシス機構なども含む)，サイコスピリット的，社会文化的，環境的なコンフォートニードの対処に焦点を当てたヘルスケアの観点。コンフォートケアは 3 つの構成要素を持つ：(a)適切で適時な介入，(b)思いやりと共感のプロジェクトを提供する方法，(c)コンフォートにするという意図(Kolcaba, 1995a)

コンフォート食堂(Comfort Diner)　アクセスする権利や費用，専門的技術，ケアリング，科学技術，サポート，尊敬や尊厳などを通して，国民のコンフォートや健康を意図的に尊重し，促進する国家的な人間味のある環境を目指したビジョン(Kolcaba)

コンフォートニード(Comfort Needs)　人間の経験の身体的，サイコスピリット的，社会文化的，環境的コンテクストにおける，緩和・安心・超越への要求もしくはその不足

コンフォートの格子(Comfort Grid)　「分類的構造」参照

コンフォートのコンテクスト(Contexts of Comfort)　コンフォートがどのように経験され，知覚されるかということ／コンフォートの理由

　環境的コンフォート(environmental comfort)　周囲の状態や影響力など，外的環境に関係するもの

　サイコスピリット的コンフォート(psychospiritual comfort)　自尊心，自己概念，セクシュアリティ，人生の意味などの個人に必然的に伴い，人生に意味を与える高次の状態や存在に関係するもの

　社会文化的コンフォート(sociocultual comfort)　財政，教育，サポートや，家族歴，伝統，言語，衣類，習慣などの個人間，家族，社会関係に付随するもの

　身体的コンフォート(physical comfort)　特異的な診断との関連を問わない身体的な感覚とホメオスタシス機構に関するもの

コンフォートのタイプ(Type of comfort)　コンフォートの3つの要素(要因または下位尺度)，緩和，安心，超越であり，それは同時に存在したり，しなかったりする。

コンフォートライン(Comfort Line)　コルカバのウェブサイト：www.uakron.edu/comfort

コンフォートを与える手段(Comfort Measures)　患者のコンフォートを増進させるために意図的に計画された介入

　コーチング(coaching)　不安の除去，安心や情報の提供，希望の付与，傾聴，そして回復，統一，文化に合った方法でなされる死のための実際的な援助計画による介入／通常は能動的傾聴，タッチング，ポジティブな反応の強化から成る。

　専門技術的なコンフォートを与える手段(technical comfort measure)　血液生化学のモニタリングやバイタルサイン，鎮痛薬の投与などのように，ホメオ

スタシスや疼痛管理を維持するために計画された介入

魂のためのコンフォートフード(comfort food for the soul)　患者が無形の個別的な方法(背部マッサージなど)によって，強められたと感じられるような，期待されるでもなく，技術的でもない，ことによると「時代遅れの」介入

サイコスピリット的コンフォート(Psychospiritual Comfort)　「コンフォートのコンテクスト」参照

再生(Renewal)　「超越」参照

最大の関心の原則(Best Interest Principle)　健康を奪われた患者が望む治療について代理人と話し合っていなかったとき，代理人は治療決定に関する患者の価値観を一般的な知識に当てはめて考えなければならないと提言した倫理規則 (Robinson, 2001)

支持データ(Supporting Data)　検査データ，経過記録，バイタルサイン，健康状態の手がかりとなる報告のような患者のカルテに記載された事実

施設の統合性(Institutional Integrity ; InI)　ヘルスケア組織が備えるヘルスケア提供者の完全で全人的，健全，公正，専門的，倫理的な質や状態

刺激状況(Stimulus Situation)　ヘルスケア場面で生じるαプレスとβプレス(「Murrayのヒューマン・プレス理論」参照)

至適機能(Optimum Function)　特有な，あるいはやりがいのある活動に従事するための能力 (Wolanin & Phillips, 1981)

自律性(Autonomy)　自分自身で選択する行動や意思

社会文化的コンフォート(Sociocultural Comfort)　「コンフォートのコンテクスト」参照

主観的データ(Subjective Data)　健康状態を示す患者の発言，ボディ・ランゲージ，行動

障害の助長(Excess Disabilities ; EDs)　認知症での望ましくない可逆的な症状や，本来の特有の障害の一時的な拡大 (Schwab, Rader, & Doan, 1985)

　身体的(physical)　感染，痛み，不快，ホメオスタシスの喪失，その他の医学的問題によってもたらされた不穏，恐れ，異常行動

　心理的(psychological)　精神的あるいは感情的不快によってもたらされた不穏，恐れ，異常行動

身体的コンフォート(Physical Comfort)　「コンフォートのコンテクスト」参照

心理測定特性(Psychometric properties)　パイロットテストや使用の繰り返しによって確立された，研究用具の信頼性と妥当性

神話のようなビジョン(Mythic Vision)　人のコミュニティがいかにして存続できるかという究極的な目標／神話のようなビジョンは一般的な目的や価値に向けた取り組みを支持するのに必要なエネルギーを引き起こす．あまりにも度が過ぎると，文字通り空想になってしまうが，より良い世界背景を提供するために必要である(Berry, 1988)．

成果(Product)　プロセスの成り行きか，またはプロセスの産物(Webster, 1995)

生活の質(Quality of life ; QOL)　一般に患者の社会での位置づけや，求められた役割を果たす能力についての満足を示したケアのアウトカム／幸福な気持ちの程度

成功した退院(Successful Discharge)　入院の最初の原因となった健康状態に関連した問題による6か月以内の再入院のない患者

生産性［看護］(Productivity［nursing］)　コンフォートや早期治癒，早期歩行，機能回復，リハビリテーション計画の遵守(同じ医学的問題での早期の再入院がない)，患者満足のような，患者のポジティブなアウトカムをある看護師または看護チームが達成する程度

専門的なコンフォートを与える手段(Technical Comfort Measures)　「コンフォートを与える手段」参照

専門的定義(Technical Definition)　ある言葉の意味をわかりやすい言い方で表したものだが，たいていは正確であるというよりも専門職に特異的である．

善行(Beneficence)　すべきであるが故に行う"善い行い"の倫理

操作的定義(Operational Definition)　研究者がある概念を測定する方法．通常は質問票やインタビュー，スケールの様式

遡及法(Retroduction)　観念を生み出す推論の一形式

促進環境(Facilitative Environment)　弱い患者のニードに対処するのに適した治療的な環境(Wolanin & Phillips, 1981)

促進力(Facilitating Rescue)　個人の予備力が妨害する力によって消耗させられた後，残されたニードを満たすために計画された看護介入(「Murrayのヒューマン・プレス理論」参照)

タイプⅠエラー(Type I error)　有意差がないであろうとき，有意差があると示してしまう可能性

タイプⅡエラー(Type II error)　有意差があるであろうとき，有意差を見つけられない失敗をしてしまう可能性

代理人による判断(Substituted Judgment)　文書による指示がないときに決め手

となる倫理的基本方針，代理人は患者の能力が奪われていない場合に行うであろう決定をすることができる(Robinson, 2001)。

大理論(Grand Theories)　即座に測定できない多くの概念を伴った，抽象度の高い概念枠組み

魂のためのコンフォートフード(Comfort Food for the Soul)　「コンフォートを与える手段」参照

単一の方向性(Unitary Trend)　与えられた状況におけるアウトカムの自己評価。蓄積され，他の状況でも同様の結果になるという予測の助けとなる。

中範囲理論(Mid-Range；MR Theories)　少数の予測可能な概念や関係性から成る抽象度の低い概念枠組み／幅広い実践と経験に適応可能であり，多くの資源から構築され，十分検討された具体的なものである(Whall, 1996)。

超越(Transcendence)　人が問題や痛みを克服した状態

テーマ(Thema)　その後の行動の傾向を示す，好結果を生む習慣という行動様式や目標

データセット(Data Sets)　通常はヘルスケア特有の実践に特化した介入やアウトカムに関する研究に用いられる，集約され，コンピュータ化された臨床情報システム

　看護介入分類(nursing intervention classification；NIC)　一般的な看護介入の体系的リスト

　看護成果分類(nursing outcomes classification；NOC)　看護介入の効果を測定するアウトカムの体系的リスト

ニード(Needs)　意欲を満たすために計画した行動を促進する力が，妨害されることで起こった原動力(Murray, 1938)

パラダイム(Paradigm)　世界観，現実についての一般的，哲学的な見方

反復測定多変量共分散分析(Repeated Measures Multivariate Analyses of Covariance；RM MANCOVA)　異なるグループで経過を追い，時間とグループ間の相互作用効果を調べる統計手法／対照データは，各対象者の基本データ

ビジュアル・アナログ スケール(Visual Analog Scale)　通常 10 cm の長さのラインで，その両端の一方には "非常にそう思う"，反対側は "まったくそう思わない" とあるようなタイプの質問票(例：付録 C，240 頁)。ラインは縦線でも横線でもできるが，終末期の患者には縦線のほうが，体温計の見方に似ているので(高いコンフォートは高い位置)より良いことがわかった。

ヒューマン・プレス(Human Press)　「Murray のヒューマン・プレス理論」参照

不快(Discomfort)　コンフォートを阻害する身体的，サイコスピリット的，社会文化的，環境的な因子

プロセス(Process)　何かをするとき，すべてのステップに含まれる方法／成果やアウトカムを規程する(Webster, 1995)

分類的構造(Taxonomic Structure；TS)　コンフォートの内容領域の中身を表した12個の格子。12個のセルはコンフォートのタイプ(緩和，安心，超越〔上段横並び〕)が，コンフォートのコンテクスト(身体的，サイコスピリット的，社会文化的，環境的)と並列するとき，結果として生じる。分類的構造は与えられた患者の母集団のコンフォートニードを特定するため，またそれらのニードに合った介入をデザインするため，そして時間を追ってコンフォートの変化を測定するコンフォート質問票(介入に合致したもの)を作るために用いられる／コンフォートの属性を含む。

平穏な死(Peaceful Death)　葛藤が解決され，症状がよくコントロールされた死であり，患者や家族に受け入れられた平穏で尊厳ある「解放」

並存的妥当性(Concurrent Validity)　ある測定用具が他の測定用具においても同時に同様の特徴や状態の程度で得られる相互関係を示す範囲

妨害力(Obstructing Force)　疾患や治療の副作用，有害もしくは脅威的な環境や社会での体験，恐怖や不安，無力感，孤独などのような感情的な感覚を含むヘルスケア場面から生じるネガティブな刺激のすべて(「Murrayのヒューマン・プレス理論」参照)

ホリズム(Holism)　精神的，スピリチュアル的，感情的生活からなる全人格は身体と密接につながっているという考え／人の体は自然な境界を持つ(Kolcaba, R., 1997)。

マグネット(人を惹きつける)施設(Magnet Organizations)　看護師や他のヘルスケアチームのメンバーにとって，創造的でポジティブな職場環境のもとで最善の実践をしているヘルスケア施設や機関(American Nurses Association, 2001)

メタパラダイム(Metaparadigm)　看護学の最も重要な概念(Fawcett, 1984)；フォーセットが解明したのは人間，健康，環境，看護である。

委ねられたケア(Entrusted Care)　治療に関する大小の意思決定が代理人によってなされるヘルスケア

良い死(Good Death)　「平穏な死」参照

理論的定義(Theoretical Definition)　「概念的定義」参照

倫理学(Ethics)　行為および選択された態度に関する学問

義務の倫理(ethics of obligation)　人が意思決定するとき，行為の基準として用いるもの／一般的な道徳／善悪の違い／知的および感情的な要素／規則や規範など

結果主義の倫理(consequentialist ethics)　人がとろうとする行為を比較して選択するとき，その成り行きを推測するために活用するもの／最も良い結果（アウトカム）を約束し，正当であることを判断する行動

徳の倫理(ethics of virtue)　人が物事を論理的に考えたり，行為を動機づけられるときそれを支持して活用される自分自身の性格的物性

訳者あとがき

　本書の上梓にあたり，見守り支えてくださったすべての方々に感謝を捧げます。

　私たちとコンフォート理論との出会いは，大学院の授業でした。翻訳者のひとりである髙橋が，『看護理論家とその業績』（医学書院，2004年）に掲載されていたコンフォート理論に着目し，認知症患者のコンフォートについて分析した内容をゼミで報告したときのことでした。髙橋は大学病院から老人病院に移り，加齢や認知症に伴う生活の不自由さをもつ患者らに大事なことを模索していた頃で，なんらかの手応えを感じ始めながら，それを裏づけるものを求めていました。

　苦痛や不快，危険の除去・回避はコンフォートにつながり，それを目的としたケアは，施設内や在宅などの多様な看護の場で，日常的に行われています。けれど，それだけではありません。自尊心を満足させ，その人らしくいることができ，生活環境をより良くする，つまり，苦痛や不快というマイナス要因がない状態よりも，いっそうプラスの状態をもたらすケアが，必要であり実践が試みられています。そのようなケアの提供は，家族への満足感や安心感にもつながります。何よりもそのようなケアを提供できることは，看護職者にとって一番うれしいことです。

　私たちはこのような，日本語で広く知られている「安楽」以上の状態をもたらすケアを知り，ぜひ，日本に紹介したいと思いました。

　本書の中で，コンフォート理論の開発過程とそこにまつわる思いなどを，コルカバ博士は実直に明かしています。これは理論開発の方法を理解する助けにもなるでしょう。また，本書は主たる読者を臨床看護師としていますが，誰もが実践や研究に活用可能な質問票も提示しています。専門性の高い理論書でありながら，看護の実践者や教育研究者，理論の初学者から開発者まで，幅広い層の看護職者に親しみやすく活用しやすい点も特徴のひとつです。そして，ケアの受け手のコンフォートだけでなく，ケア提供者のコンフォート，施設のコ

ンフォート，地域社会や国家，世界レベルのコンフォートも視野に入れて論じています。本文中のコンフォート食堂の例示にみられるように，保健医療分野に限らず，「だれもがいつでもどこでもコンフォートでいられるように」という願いの強さが，ひしひしと伝わってきました。このことは，さまざまな産業分野への適用可能性も秘めているのではないでしょうか。コンフォート理論との出会いをきっかけに，患者・家族はもちろん，協働する仲間や社会のコンフォートを目指した実践が，看護職者持ち前のネットワーク力，リーダーシップ力によって，日本中に広く深く浸透していくことを，訳者として心より願っています。

　翻訳作業には，三者三様の思いを抱きながら取り組んで参りました。川崎は連日連夜スキンケアに関する動物実験を行いながら，基本的な看護技術が患者のコンフォートを増進させることを実証するための研究手法として，このコンフォート理論に期待を膨らませ，心躍る気持ちで臨んでいました。認知症の父の介護に関わっていた丸谷は，昭和を支えてきた年代の方々が，身体機能が低下しても認知症になっても，心穏やかに日々を過ごせるためのケアについて考えていました。私たちに共通していたことは，とても楽しかったということです。訳しているとなぜだか心が満たされ，勇気づけられました。そして，コルカバ博士のお人柄，コンフォート理論の幅広さ，奥深さにますます引き寄せられました。このような素晴らしい理論を開発されたコルカバ博士に改めて敬意を表し，今後はこの理論を活用して，ホリスティックなケアの提供に貢献したいと新たな夢を抱いております。

　この翻訳作業は私たち3人の奮闘だけでは成し得ませんでした。翻訳すべきかどうか悩んでいたときに背中を押して下さった都留伸子先生，監訳を快くお引き受け下さった太田喜久子先生，支え続けてくれた家族，励ましや助言を下さった千葉大学の恩師や友人，職場の上司や同僚に深く感謝申し上げます。最後になりましたが，ご支援下さいました医学書院の北原拓也氏，筒井進氏，医学書院を定年退職された横川明夫氏に感謝申し上げます。

2008年10月

本書を手にされたすべての方のコンフォートを祈り…

　　　　　　　川崎由理・髙橋香代子・丸谷美紀

索引

和文索引

【あ】

アウトカム　59, 165, 263
　——, アウトカム, 看護を反映する　170
　——のカテゴリー　170
アウトカム研究　167, 263, 264
アウトカム測定法　171
アドバンス・ディレクティブ　16, 148
アメリカ看護師協会　看護のための倫理綱領　251
あわれみ　158
安心　9, 15, 17, 35, 75, 210, 257
安静臥床　53

【い】

5つのコンフォートのテーマ, Hamiltonによる　34
イメージ誘導法　42, 54, 59
インフォームドコンセント　49
医師の指示　24
医療費削減　186
異文化間のコンフォート　214
痛み　48, 264
　——の増強因子　176, 264
一般コンフォート質問票 (GCQ)　41, 42, 47, 61, 120, 235
　——の因子構造　52
　——の心理特性　50
　——の適用　63
　——の予備調査　49
一般性　266

一般道徳　142
意味論的バリエーション, コンフォートの　23
癒し　264
　——の環境　264
因子分析　49, 50

【え】

エコロジー　264
エネルギーの場　64
エンパワメント　145
援助役割に伴う8つの能力, Bennerによる　29
演繹法　88, 265

【か】

カットオフ値　138
がん看護　54
仮説　265
家具や身の周りの私物　34
家族/患者コンフォートケアプラン　219
家族の同意　149
介入　59
　——に伴うリスク　138
介入変数　96, 265
回答選択肢　45
回答のバイアス　45
概念　103
　——の実例　103, 104
　——の範囲　102
　——を定義づける属性　108
概念間の関係　102

概念的定義　124, 265
概念分析　7, 101, 102, 265
概念枠組み　88
革新的モデル，コンフォートケアの　179
看護　76, 259, 265
　——，標準化された　171
　——における理論構築の方法　102
　——の本質　75
　——の有効性　171
　——の倫理綱領　158
　——を反映するアウトカム　170, 263, 265
看護介入分類　172, 270
看護ケアの焦点　39
看護師
　——，心に残る　159
　——，模範的な　143
　——のコンフォート　186, 195
　——の人員　165
　——の生産性　178
看護師主導型のガイドライン　184
看護成果分類　171, 270
患者　76, 260, 265
　——が看護師に望んでいるもの　39
患者/家族レベルのコンフォート　204
患者ケアのアウトカム　39
患者コンフォートケアプラン　218
感度　45, 58
関連例　114
緩和　9, 15, 17, 35, 74, 257, 265
環境　64, 76, 77, 260, 271
環境的コンフォート　13, 15, 17, 258, 265, 267
　——の定義　14
簡明性　265

【き】

希望　155, 265
帰結　266
帰結主義　142
帰納法　87, 265

基本的ニード　73
義務　144
　——の倫理　142, 272
義務以上の仕事　144, 158, 265
客観的データ　265
救急部　53
救出の失敗　266
共変数　138
教区看護　186, 187
　——におけるコンフォートケア　189
教区看護ケア提供のための一般モデル　188
境界例　114
局所痛　175, 264

【く】

クリティカルケア　53
クリニカルラダー　266
グローバルなアウトカム　264
苦痛　258

【け】

ケア計画，地域のコンフォートケアの　194
ケアの枠組み，老年看護における　6
ケアリング　39
ゲシュタルト　46
外科　53
計量心理学的研究，測定用具の　49
経験的指示対象　120
経験的精密性　266
経験の4つのコンテクスト　11, 15
傾向分析　266
芸術療法　59
結果　118
結果主義の倫理　143, 272
研究疑問　80
研究対象者の募集　49
健康　76, 77, 214, 260, 266
健康探索行動　90, 119, 266
検定統計量　138

言語的歴史，コンフォートの　101

【こ】

コーチング　95, 178, 267
コンテクスト，コンフォートを経験する　257
コンフォート　38, 48, 174, 257, 266
　――, Gropper による　35
　――, Hamilton による　34
　――, Hogan-Miller らの　126
　――, Morse による　25
　――, Neves-Arruda による　36
　――, Nightingale による　22
　――, Rankin-Box による　29
　――, 異文化間の　214
　――, 看護師の　186, 195
　――, 患者/家族レベルの　204
　――, 国家レベルの　210
　――, 世界レベルの　212
　――, 地域レベルの　208
　――, 病院/施設レベルの　205
　――, ホリスティックなアウトカムとしての　72
　――が生じるコンテクスト　17
　――な状態，療養者にとっての　4
　――に関する洞察　37
　――について述べた理論家　75
　――の3つの下位尺度　56, 58
　――の3つの阻害要因　7
　――の3つのタイプ　9
　――の5つのレベル　203
　――のアウトカム　111
　――のアセスメント　123
　――の意味論的バリエーション　23
　――の概念　101
　――の概念的定義　124
　――のコンテクスト　52, 267
　――の語形の違い　111
　――の格子状分類　11
　――の使用に関する歴史的記録　7
　――の使用例　105
　――の生じる状況　52

　――の状態　17
　――の数量化　81
　――の成果　27
　――の専門的定義　15
　――の操作的定義　124
　――のタイプ　17, 52, 267
　――の程度　58
　――の哲学的観点　68
　――の特性　16
　――の特徴　108
　――の内容領域　63
　――の品詞　8
　――のプロセス　27
　――の分類的構造　15, 17, 63
　――の本質に関する2つの理論上の命題　78
　――の量　79
　――の例　100, 109
　――を与えようとする意図　38
　――を与える言葉　38
　――を与える手段　95, 178, 267
　――を強化する　7
　――を経験するコンテクスト　257
　――を増進させる介入　28
　――を損なう要因　12
コンフォート・クレジット　208
コンフォート・スケール　61
コンフォートケア　38, 39, 91, 95, 145, 266
　――, 教区看護における　189
　――, 健康分野全体としての　145
　――, 終末期の　153
　――, 地域の　191
　――の革新的モデル　179
　――の今後の方向性　217
　――の優れた点，倫理的原則としての　151
　――の倫理　144
　――のための理論的枠組み　168
コンフォートケア提供者　31
「コンフォートケアのみ」という希望　153
コンフォート研究　123

コンフォート研究,最初の 125
コンフォート研究方法 59
コンフォート質問票 62
コンフォート食堂 210, 267
コンフォート増進,看護師による 92
コンフォートニード 53, 54, 119, 267
「コンフォートの赤十字」 31
コンフォート用ビジュアル・アナログスケール 79
コンフォートライン 241, 257, 267
コンフォート理論 28, 65, 87, 94, 178
── ,ヒューマン・プレス理論を基礎とした 90
── に関するコメント 93
── の結果 119
── の先行要件 118
── の提言 167, 168
── の哲学的観点 68
── の評価 265
── の有効性 135
── の予測特性 135
固定状態 48
誤用例 117
考案例 115
幸福 266
高齢者急性期ケア 14, 53, 182
構成概念 266
国際看護師協会 看護師の倫理綱領 253
心に残る看護師 159, 266
国家レベルのコンフォート 210

【さ】

サイコスピリット的 110
サイコスピリット的コンフォート 13, 15, 17, 258, 267, 268
── の定義 13
サブストラクション 74
再帰関係,コンフォートと健康探索行動との 135
再生 9, 274
最善 143
── の基準 150
── の結末 143
最大の関心の原則 268
最大利益 149
在院日数 169
財政面の安定,病院や機関の 169
産科 53
産婦用コンフォートアセスメントツール 33

【し】

12 の碁盤状の格子(セル) 15
システム特異的アウトカム 264
支持データ 274
至適機能 4, 87, 268
刺激状況 268
施設 164
── の責任 178
── の統合性 163, 169, 179, 268
施設管理者 147
施設内倫理委員会 49
自己犠牲 144
自己決定法 148
自尊心 13, 34
自律 147
── を抑止するもの 148
自律性 268
事後テスト 57, 60
事例の展開 112
識別,概念と属性,実例の間での 103
疾患の経過 12, 34
実践的レベルの理論 93
質問の語調 45
質問の時点 43
社会的コンフォート 15, 37
社会文化的コンフォート 14, 17, 258, 274
── の定義 15
主観的データ 274
周手術期コンフォート質問票 243
修正版 Karnofsky 一般状態スケール 245
終末期のコンフォートケア 153

小児のコンフォート行動　62
障害の助長　3, 87, 268
状況特異的　78, 80
状態不安　44
職責　144, 158
心理測定特性　268
身体的感覚　12
身体的健康　73
身体的コンフォート　11, 15, 17, 258, 267, 268
──の定義　13
身体的コンフォート測定　48
身体的コンフォートニード　145
信仰心　13
神話のようなビジョン　269
診断特異的アウトカム　264
新生児室　53
人員削減された病院　165
人員配置　196
人員配置条件　166

【す】

スタッフの接し方と心がけ　35
すべての語法の確認　105
数量化，コンフォートの　81

【せ】

セラピューティック・タッチ　59
セルフコンフォート　100
世界レベルのコンフォート　212
正当性　108
生活の質　269
生産性　269
成果　26, 269
成功した退院　169, 269
精神科　53
精神的コンフォート　13
先行要件　118
専門職
　──としての義務　143
　──としての労働環境　166, 196
　──の行為規約　142
専門的定義　269
専門的なコンフォートを与える手段　269
専門分野特異的アウトカム　264
全人的なアウトカム　69
全人的な反応　69
善行　146, 269

【そ】

遡及法　167, 269
相反例　116
総コンフォート　58, 78, 80, 119
操作的定義　124, 269
即時的な経験　16
促進(的)環境　4, 87, 269
促進力　275
測定時点　59, 139
属性　104

【た】

タイプⅠエラー　59, 138, 269
タイプⅡエラー　59, 138, 269
多変量共分散分析　57, 60
大理論　87, 270
代理人による判断　149, 269
魂のためのコンフォートフード　71, 95, 178, 270
単一の方向性　270

【ち】

地域のコンフォートケア　191
地域レベルのコンフォート　208
中範囲理論　87, 89, 125, 259, 267, 270
抽象度　88
長期療養ケア施設　53
超越　9, 15, 17, 35, 75, 112, 210, 257, 270
調査企画書作成　49

【て】

テーマ　270
データセット　270
デザイナー・メッド　15
適合性　137
哲学的観点　67
　　──，コンフォート理論の　68
　　──の階層　68

【と】

トライアンギュレーション　82
疼痛緩和　175
疼痛とコンフォートのための臨床実践ガイドライン　176
疼痛とコンフォートの臨床実践ガイドライン　173
特性特異的　78, 80
特性不安　44
得点の設定　45
徳　143
　　──の倫理　143, 158, 272

【な】

内科　53
内的/外的ニード　52
内容領域　16

【に】

ニード　15, 270
乳がんの乳房温存治療　54
尿失禁　53
尿失禁・頻尿コンフォート質問票（UIOCQ）　62
人間　76
　　──のニード　68
妊婦のコンフォート評価用具　61
認識への働きかけ　59

認知症のコンフォートチェックリスト　61
認知的ストラテジー　133

【ね】

ネガティブ
　　──な(妨害)力　89
　　──なアウトカム　264
　　──な項目　63, 64
熱傷ユニット　53

【は】

バイアス　139
　　──，回答の　45
　　──，対象者の自己選択による　139
パラダイム　276
反復測定多変量共分散分析　57, 138, 270
反復測定多変量分散分析　138

【ひ】

ヒューマン・ニード　72
ヒューマン・プレス　89, 270
ヒューマン・プレス理論　73
ビジュアル・アナログスケール　56, 270
標準化された看護　171
病院看護師の不足　196
病院/施設レベルのコンフォート　205
病院船　53

【ふ】

プロセス　26, 271
不快　12, 271
　　──の発生原因　12
不妊症　53
婦人科検診　53
分析, モデル事列の　118
分類的構造　10, 46, 52, 109, 120, 271

索引 *281*

【へ】

ヘイリン（Haelan） 210
ベッド上安静でのコンフォート測定 61
平穏な死 119, 271
平和 215
並存的妥当性 56, 58, 271

【ほ】

ホスピス 53
ホスピスケア 179
ホスピスコンフォート質問票（HCQ） 62
ホスピスコンフォート質問票（患者様用） 247
ホメオスタシス 75
ホリスティックなアウトカム 70
ホリスティックな介入 59, 69
ホリスティックな枠組み 13
ホリズム 13, 68, 271
　——, 人間を基盤とした 68
ポジショニング 12
ポジティブな(促進)力 89
ポジティブなアウトカム 264
ポジティブな項目 63
母集団 60, 63
　—— のコンフォート測定 60
放射線療法 53
　—— でのコンフォート 61
放射線療法コンフォート質問票（RTCQ） 55, 62, 78, 239
法的義務 143
妨害力 271

【ま】

マグネット（人を惹きつける）施設 172, 271
マッサージ 59
マネジド・ケア 164
満足度, 患者や家族の 169

満足のいく死 154

【み】

満たされない/満たされたコンフォートニードの強さ 52

【め】

メタパラダイム 271
メタパラダイム概念 76, 259
メタファー 213
明晰さ 265

【も】

モデル事例 113
　—— の分析 118

【ゆ】

有意水準 59, 60
有機体論 73
委ねられたケア 148, 271
　——, 終末期での 154

【よ】

4つのメタパラダイム概念 76
よくある質問, コンフォートに関する 257
予備調査 63
　——, 一般コンフォート質問票（GCQ）の 49
良い死 271

【り】

利他的な性質 146
理論構築 85
理論的定義 271
理論的枠組み 86, 127, 129, 134, 136, 137, 180, 190

──，コンフォートケアのための 168
倫理 142
倫理学 271
倫理規定 144
倫理綱領
──，アメリカ看護師協会 看護のための 251
──，国際看護師協会 看護師の 235, 253

倫理的義務 146

【れ・ろ】

霊性 13
霊的概念 13
霊的コンフォート 13
労働環境，専門職としての 166

欧文索引

【A】

α（アルファ）係数 137
α プレス 74, 89, 263
ACE 病棟 14
acute care for elders 14, 182
advance directive 16
Andrews & Chrzanowski 32
Arrington & Walborn 32

【B】

β プレス 74, 263
Benner 28

【C】

Chinn 39
CINAHL 64, 263
conceptual framework 88
Contexts in Which Comfort Occurs 52

【D】

designer meds 15
discomfort 12, 271
Donahue 30
Dowd らの研究 133
Dretske 26

【E】

ease 9, 75, 257, 265
entrusted care 148
environment 77, 260
ethics 142
excess disability 3

【F】

facilitative environment 4
Fawcett 76

【G】

General Comfort Questionnaire ; GCQ 41
Gropper 35, 39
guided imagery ; GI 42

【H】

Haelan 210
Hamilton 12, 34, 43
health 77, 260
「Healthy People 2010」 191
Henderson 75
Hogan-Miller らの研究 125
holism 68

Human Press   73

【I】

Institutional Integrity；InI   163
Institutional Reiew Board；IRB   49
Intensity of Unmet/Met Comfort Needs   52
Internal/External Needs   52

【K・L】

Kolcaba & Fox らの研究   128
length of stay；LOS   169
line 1   90
line 2   90
line 3   90
line 4   90, 123, 125
line 5   90, 93, 125
line 6   125

【M】

managed care   164
MANCOVA   57
metaphor   213
Morse   25, 39, 43
Murray   68, 88
―― のヒューマン・プレス理論   263

【N】

Nightingale   22
nurse productivity   178
nursing   76, 259
Nursing Intervention Classification；NIC   172
Nursing Outcomes Classification；NOC   172

【O】

optimum function   4

organismic   73
Orlando   10, 74

【P】

parish nursing   186
Paterson   75
patient   76, 260
Patient Self-Determination Act   148
Physical Bedrest Comfort Measure   48
physical comfort   11
Post-Hoc Tests（検査）   57, 263
psychospiritual comfort   13

【R】

Radiation Therapy Comfort Questionnaire；RTCQ   55, 78
Rankin-Box   30
relief   9, 74, 257, 265
renewal   9
Repeated Measures Multivariate Analyses of Covariance；RM MANCOVA   57
retroduction   167

【S】

Schuiling の研究   135
self-esteem   13
spirituality   13
state anxiety   44
"Strategies for Theory Construction in Nursing"   102
substraction   74

【T】

taxonomic structure；TS   10, 271
The Comfort Line   53
Theory of Holistic Comfort   28
Theory of Human Press   68
total comfort；TC   58

trait anxiety 44
transcendence 9, 75, 257, 270
Types of Comfort 52
t 検定 60, 263

【V】

virtue 143
visual analog scale；VAS 56

【略歴】

Katharine Kolcaba, PhD, RN, C
アクロン大学でさまざまな教育段階の学生に対してコンフォートケアの教鞭を執る准教授。理論の教授に加え，老年学，研究，地域看護にも精通している。さらに，自身の地域の教区看護(parish nurse)プログラム(9章参照)のコーディネイターでもあり，アメリカ看護大学協会連盟とハートフォード(Hartford)優良老年学基金による競争的資金を初めて取得したアクロン大学の老年看護ケアコースの展開にリーダシップを発揮した。コルカバは，受賞歴のあるウェブサイト「コンフォートライン」を含め，ホリスティックなコンフォートの患者のアウトカムを幅広く公にしている(参考文献参照)。
(原書著者紹介より)

太田喜久子　日本赤十字看護大学特任教授
1994年聖路加看護大学大学院看護学研究科博士課程修了，博士(看護学)取得。聖路加看護大学教授，宮城大学教授を経て，2001年より現職。主な著書に『せん妄─すぐに見つけて！すぐに対応！』(共著，照林社，2002年)，『グラウンデッドセオリー法を用いた看護研究のプロセス』(共著，文光堂，2002年)，『フォーセット　看護理論の分析と評価 新訂版』(監訳，2008年)ほか多数。

髙橋香代子　社会医療法人財団慈泉会　相澤病院看護部副部長，老人看護専門看護師
1988年国立音楽大学教育音楽学科卒業，2003年千葉大学看護学部卒業。2007年千葉大学大学院看護学研究科博士前期課程修了，看護学修士取得。青梅慶友病院等を経て，2019年より現職。

川崎由理　愛媛大学医学部附属病院看護師
1995年愛媛県立医療技術短期大学地域看護学専攻科卒業後，外科病棟，救命救急センターに勤務。2007年千葉大学大学院看護学研究科博士前期課程修了，看護学修士取得。

丸谷美紀　国立保健医療科学院特任研究官
1985年千葉県市川市役所入職，保健師として主に生活習慣病予防の保健指導に従事。2006年千葉大学大学院看護学研究科博士後期課程修了，看護学博士取得。千葉県立衛生短期大学，千葉県立保健医療大学，鹿児島大学教授，国立保健医療科学院統括研究官を経て，2023年より現職。